The End of My Addiction

最後の一杯
依存症を克服した医師の手記

Olivier Ameisen
オリビエ・アメイセン
橋本望＋橋本信子 訳

青土社

The End of My Addiction

最後の一杯
依存症を克服した医師の手記

Olivier Ameisen
オリビエ・アメイセン
橋本望＋橋本信子 訳

青土社

The End of My Addiction

最後の
依存症を克服
医師の手記

Olivier Ameisen
オリビエ・アメイセン
橋本望＋橋本信子 訳

青土社

The End of My Addiction

最後の一杯
依存症を克服した
医師の手記

Olivier Ameisen
オリビエ・ア

The End of My Addiction

最後の一杯
依存症を克服した
医師の手記

Olivier Ameisen
オリビエ・アメイセン
橋本望＋橋本信子 訳

青土社

最後の一杯

目次

補遺　(1)

バクロフェンとアルコールの完全抑制

低用量バクロフェンと渇望の抑制

バクロフェンと不安

動物実験におけるバクロフェン：用量依存的効果

神経学における緩和ケアのためのバクロフェン使用

依存症と既存の不安障害および気分障害

アルコール依存症におけるＧＨＢ欠乏

最後の一杯

依存症を克服した医師の手記

両親の思い出に

偏見を打ち破ることは、原子を壊すより難しい。

アルバート・アインシュタイン

奇跡は、それを求める人の心にのみ起きる。

シュテファン・ツヴァイク

前書き

本書がアメリカ、フランス、イギリスで初めて出版されてから数か月の間に、バクロフェンへの支持は高まりました。これは、私が願いながらも、とても期待はできなかったことでした。患者たちは自分の担当医たちに、医師たちは自分の患者たちに私の本を見せ、私の発見を役立て始める依存症の専門家や総合診療医たちが増えてきました。

依存症はまだ公式には「不治」とされていますが、ヨーロッパやアメリカの何百人もの患者たちが、既に直接私に宛てた手紙や、ブログやインターネット掲示板に、アルコール依存症やその他の依存症が今では治ったと書いています。依存症に苦しんでいる患者たちに提供可能な信頼できる好成績の治療法を手にして、どれほど喜んでいるかを伝えるために、私に連絡してきた医師たちもいます。パリ近くのヴィルジュイのポール・ギロー病院で治療を受けた一三五人のほぼすべてが、ジュネーブの大学病院で治療を受けた六七人のほぼすべてが、スコットランドのグラスゴーのヴィクトリア診療所で治療を受けた五三人のほぼすべてが、そして、アメリカの主要な医学部と附属の大学病院に所属する医師たちの治療を受けた七八人の患者のほぼすべてが治ったという、多数の治癒例と非常に高い成功率が、依存症の専門家たちによって報告されてきました。

依存症の分野で最も重要な医学誌の一つである『アルコールとアルコール依存症』誌の共同編集長で

あるジョナサン・チック博士は、私が発見した治療法の使用を公に支持してくれています。これは医学誌の編集者としては異例のことです。チック博士は、「私たちはかなり確信しているのですが……バクロフェンは細胞内での依存作用を修正することが出来ます……危険な副作用はないようです」と、メディアに語ってきました。

したがって、本書は、もはや個人的経験だけを反映しているのではありません。本書は今では、私の場合と同じように治療が成功して完璧に治癒した、急激に数が増加してきている多数の患者たちを代弁しているのです。

オリビエ・アメイセン

二〇〇九年　七月一日

読者のみなさまへ

アルコール依存症との絶望的苦闘の深みで、私はバクロフェンという薬を見つけました。それは、アルコールへの渇望から私を完全に解放してくれただけでなく、私を依存症に罹りやすくさせていた根底にある疾患である、極度の不安を取り除いてくれました。

私の依存症を完全に抑制することによって、バクロフェンは私の命を救ってくれました。依存症を完全に抑制することによって、バクロフェンは他の多くの人たちの命を救い、生活を改善できると私は信じて、その目的のために、私は本書を書きました。本書は、実質的には、私の病気の原因と経過に関するより詳細な自己症例報告ですが、それには、子供時代の早い時期から私を苦しめてきたひどい不安、ニューヨークとパリでの私のアルコール依存症への転落、アルコール依存症が取り返しのつかないほど私の健康を損ねたり、あるいは私の命を奪ってしまう前にバクロフェンに気付かせてくれた幸運な状況、バクロフェンを自分に試し、それから、依存症の医師として名前を公けにしてその結果を発表するという私の決断、何人かの世界的な依存症研究者と協力や衝突をしながら、この貴重な薬への理解促進とこの薬が他の人たちに入手できるようにするための私の努力が含まれています。

本書では、依存症の経験と治療の両方における共通のテーマを明らかにする目的で、私の個人的経験を記載しています。プライバシー保護のために、名称や身元が判明するような詳細については変更したところがあります。

本書は自助の手引きでもなければ、ましてや、自己治療の指導書を意図したものでもありません。依存症は深刻な病気で、依存症を抱える人は誰でも資格を持った人の医療的助言とケアを求めるべきです。同様に、処方薬であるバクロフェンは、必ず免許を持つ医師によって処方され、しっかりとした監督のもとで服用されるべきです。

オリビエ・アメイセン

第一章　真実のあらわれるとき

意識が戻って、いったいどこにいるのだろうかと思った。私はタクシーの中で顔から血を流していて、その血はトレンチコートにも飛び散っていた。窓の外を見ると、街灯に照らされて、タクシーはマンハッタンのレキシントン街で、七六丁目の信号が変わるのを待っているのだと分かった。角の教会が、今日が日曜日だったことを思い出させてくれた。時計を見ると、真夜中近かった。通りにいるわずかな人たちは、晩冬の寒さにコートのボタンを上までしっかりととめていたが、私の乗っているタクシーの中は暖かかった。

私の住むアパートはヨーク街と一番街の間の東六三丁目にあって、ここからそれほど遠くはなかったが、まずは傷の手当てをしてもらわなければならなかった。私は運転手にヨーク街六八丁目のニューヨーク病院の救急に行ってくれるように頼んだ。運転手は私の状態に気づいていないようだった。いったい何が起きたのだろうか。タクシーが急ブレーキをかけたから頭を打ったのだろうか。それとも、タクシーを呼び止める前に、何らかの理由で怪我をしたのだろうか。自分がお酒を飲んでいたことは分かっていたが、どこで飲んだのかも、どのくらい飲んだのかも分からなかった。

タクシーが病院の救急の入口の前に止まったとき、その夜の記憶がまとまり始めた。二年半前に始めた循環器内科クリニックの経営に関して助言を求めるために、八時半頃、フェアーチャイルド社のＣＥ

0である友人のジェフ・スタイナーを訪ねたのだ。ジェフには一九八〇年代後半に、共通の友人のある医者から紹介されたのだ。

その夜は飲まないつもりだったのだが、ジェフの家の執事がお茶は何にしましょうかと言ったとき、私は侮辱されたように感じた。「こんな時間なのになぜお酒も勧めないのだろう？ これは批判的なメッセージなのだろうか？」と思った。

私はスコッチウイスキーを頼んでグラスを空け、これ見よがしにお代わりを断った。私が酒浸りだったことにジェフは気づいていなかったのを、私はずっと後になって知った。彼は何年もの間に、大きなパーティーで私が二、三杯程度飲むのを何度か見かけたことがあるだけだった。しかし、私のクリニックの財務状況についての心配が増して、私の飲み方が変わったのだ。

標準的な予想では、新たなクリニックの収支が五分五分になるには二年かかる。私のクリニックは四か月しかかからなかったが、それから三年近く経った一九九七年三月、ごくわずかの黒字がやっとという状態のままだった。

救急治療室によろめいて入りながら、「酔っているのがばれてしまう。まずいな。だが、この病院は経営がしっかりしているのは知っているから、ちゃんと治療してくれるだろう」と私は思った。一九八三年の秋に、循環器の研究と臨床のためにフランスからやってきて以来、私はニューヨーク病院とその提携機関であるコーネル大学医学部との関係を続けてきた。* それから一三年半後、私は個人クリニックを経営する傍ら、コーネル大学医学部の臨床准教授であり、ニューヨーク病院の准指導医だった。

私は救急治療室で再び意識を失った。気が付くと、元教え子の一人で、現在は研修医のマットが私の方にかがみこんで、額の傷を縫う準備をしていた。傷跡が残らないように、皮膚接合用テープを使ってくれるように頼むと、彼はそうしてくれた。そのあと、安全に歩いて帰宅できるくらいまで酔いを醒ませるように、二、三時間静かに横になったままにさせてくれた。彼は私が治療を必要としていることよりも、酔った状態の私を治療することの方に明らかにもっと当惑していた。救急で治療を受けたことが病院中で噂されると考えると私は身がすくむ思いがしたが、その考えを頭から振り払った。マットはそんなことを喋るような人間ではなかった。それは幾分か慰めになった。

そこに横になったまま、私はその夜のことを順番に思い出した。お酒を飲んだときに起きることを順に思い出しなさい」というのは、まだ参加して日も浅いAA〔アルコホーリクス・アノニマス。直訳は、「匿名のアルコール依存症者たち」。一九三五年に米国で始まり世界に広がった、飲酒問題を解決したい人たちの自助グループ。グループ内では、本名でなくニックネームで呼び合う〕で聞かされ続けてきた言葉だった。

ジェフ・スタイナーとの会話は、私たちの双方ともを苛立たせるものだった。彼は熱心に私の役に立とうとしてくれたが、彼の専門家としての意見と私の抱える問題はかみ合わなかった。私に本当に必要だったのは小企業向けの相談相手であって、大会社を動かすような人ではなかった。

ジェフのアパートを出たとき、私の心では相反する思いが渦巻いていた。私のコストを無視した診療スタイルは、アメリカでよりもフランスの国民皆保険制度での方がうまく機能するのかもしれないと思

＊　当時は、このような二つの医療機関として知られていた。一九九八年にニューヨーク・プレスビテリアン病院とワイル・コーネル医科大学になった。

い、出身地であるパリに戻るべきだろうかと考えた。しかし、私はニューヨークでの暮らしがとても気に入っていた。一九九一年にアメリカの市民権を得ていて、自分の出身国と非常に多くの理想を共有する国の市民であることが嬉しかった。儲からないにしても、少なくとも診療は忙しく、仕事は非常にやりがいがあった。私の患者名簿には裕福で高名な人々や、メディケア〔一九六六年から実施のアメリカの公的保険、六五歳以上の高齢者や身体障害者、慢性腎臓病患者が対象〕やメディケイド〔二〇〇三年に導入の公的医療扶助制度で、生活保護受給者や低所得者、身体障害者が対象〕を利用しているハーレムの教会の女性たち、そして貧困層の人たちが含まれており、そのように様々な患者がいるのを、私は気に入っていた。ここでの人とのつきあいは素晴らしく刺激的で、他の場所で得られるとは考えられないほどだった。やはり、ここを去るのは気が進まなかった。

しかし、こんな風に診療をいつまでも続けることはできなかった。経済的な心配から生じる絶え間ない不安は増大して、本格的なパニックの原因にまでなっていた。私は深い挫折感と格闘し、自分の業績は偽物で、一瞬で崩れ去る砂上の楼閣に過ぎないことを世間に知られるのを恐れて暮らしていた。

これは私にとって新しい感情ではなかった。人生を通して、力量不足であること、正体を暴かれる瀬戸際のペテン師であることへの不安な気持ちに苦しめられてきた。飲酒を始めるまでに、長い間セラピストの治療を受けてきた。正直に言って、セラピストたちも彼らが処方してくれたザナックス〔米国で使用されているベンゾジアゼピン系抗不安薬の一つ。日本での商品名はソラナックス、コンスタン〕も、私の不安感にはたいして役には立たなかった。

ジェフの家で飲んだ一杯のウイスキーで、私はどんなに喉が渇いていたかに気づいた。中華料理店に行って、食事もするつもりだったのに、結局何も食べないで、ダブルウォッカを次々に飲んでしまった。そしてそれから…気づいたら、タクシーの中で血を流していたのだ。

お酒を飲んでブラックアウト〔酔って記憶を喪失すること。短時間で多量飲酒すれば依存症に限らず誰にでも起こりうる〕したのは初めてではなかった。そのうちブラックアウトすることが次第に増え、その夜全体の記憶が消えるようになった。しかし、ブラックアウトから戻った時に怪我をしていたのは、今回が初めてだった。それまでは、どんな恥ずかしいことを言ったりしたりしただろうかと思って、ブラックアウトは強烈な屈辱感の原因になっていただけだった。

翌朝、額の包帯を説明するための面白い話を作り上げようと、しばらく考えた。二日酔いがひどくて仕事には行けないと判断して、クリニックの助手にその日の患者の予定を延期してもらった。飲酒が増えていたので、私は医師としての第一の義務である「何よりも害を成すなかれ」を厳守していた。運転を止めたし、完全にしらふでない限り、私のクリニックにも病院にも決して足を踏み入れることはなかった。

それでもなお、私は自分を問題飲酒者としてみることに抵抗があった。私に本当に必要なのは、もっと上手なお酒の飲み方を学ぶことだけだと思っていたのだ。この思い違いは、善意の友人と同じように善意だが、私には一層見当違いに思えたセラピストによって助長された。友人もセラピストもウイスキーやウォッカを浴びるほど飲むのでなく、適度な量のワインを飲むようにどうやったらなれるかを、私に教えようとした。完全な断酒ではなくて、飲み方をうまく管理することへの助言を与えてくれるかもしれないと考えて、私はＡＡへの参加を始めさえした。

誰もが私が節度を守った飲み方ができるようになると思ったわけではない。初めてのＡＡミーティングに付き添ってくれた二人の友人は、そうは思っていなかった。一人はＡＡの長年のメンバーで、詩人で作家でもあり、キャサリン・ヘップバーンに少し似たとても美しい女性だった。彼女は常々「美しさを失う前に私を見てほしい」と言っていたが、彼女は今もまだあの美しさを保っている。私たちが出会ったとき、彼女は何年も断酒していたにもかかわらず、「私はアル中よ」と言った。その言葉はとても奇妙な感じがして、彼女がそういうのを聞いて私は当惑した。糖尿病や高血圧の人は病名で名乗ったりしない。アルコール依存症の人はなぜそうしないといけないのだろうか？

当惑したのは、もちろん、自分自身に対しても、他の誰に対しても、自分がアルコール依存症であるかもしれないと認めたくないからだと思った。だから、私はミーティングに行くのが怖かった。だが、二人の友人はそれぞれ私の腕をとって、東六三丁目の私のアパートから近所の主要なＡＡミーティングの場所である、ヨーク街と一番街の間の七九丁目にある聖モニカカトリック教会の地下まで付き添ってくれた。それは渋々にではあったが、私が病気に向き合う第一歩だった。しかし、非常に重要な一歩だった。

ＡＡに参加している人は誰でも、アルコール依存症と見られるかもしれない恥ずかしさを克服することに困難を感じている。私が初めてＡＡに行く少し前に、私の精神科医がそこへ行くように勧め始めた。「匿名性はどうなのですか？　私のクリニックと私のアパートはすぐ近くですよ。患者や知り合いに見られたらどうするのですか？」と私が言うと、「心配いりません。中にいる人はみんなアルコール依存症なのですから、何も言わないでしょう」と彼は言った。

「私がＡＡに出入りしているのを同僚が見たらどうするのですか？」

「そんなことは起きませんよ」

ところが、それは実際に起きた。ＡＡに行き始めた後に、「ＡＡは素晴らしいところですよ。ミーティングに行かれたことはありますか？」と精神科医に言うと、

「いえ、ありません」との答えだった。

「あなたが患者を送りこんでいるのですよ。どんなものか知っておいた方がいいかもしれません。オープンミーティングに一緒に行きませんか？」

「いいえ」

「なぜ駄目なのですか？」

「誰かに見られるかもしれませんから」


依存症には道徳的不名誉の問題がつきまとう。味わうことになるだろう恥辱感こそが、問題を抱えていると認めることに抵抗するよう人々を駆り立てるのだ。それは、医師が依存症と診断できなかったり、依存症と診断するのが遅れたりする原因にもなっている。ほんの二、三か月前に、私は精神科医の診察で、ＡＡのことを話題にした。「あなたはアルコール依存症ではありません。そうなる可能性はありますが」と彼はそっけなく言って、アルコールや飲酒から話題をそらした。

アルコール依存症になって時が経ち、その病気の経過についてもっと知るようになって、私の精神科

の主治医は一体どうして、私のアルコール依存症の始まりの兆候を見逃したのだろうか、それ以上に、一体どうして助けを求める私の最初の率直な呼びかけに全く耳を貸さないなどということができたのだろうかと思った。ニューヨーク病院やコーネル大学の医師の同僚たちの反応も、私を当惑させた。飲酒問題を抱える人を助ける方法についてさりげなく訊いて回ったとき、彼らは「その人はあなたの親しい人ですか?」と私に尋ねた。

私の返事が「いいえ」なら、

「巻き込まれたくないでしょう。難題ですから」と言い、

私が親しい人だと言うと、

「なんと言ったらいいのか分かりません。とても複雑で…」と答えるのだった。

少なくともその分野の専門家でない医師の間では、依存症の症例において、依存症であることを発見できなかったり、依存症の診断が遅れたりすることは、例外というよりは普通であることが、最近の研究により明らかになった。ある研究では医師や患者たちのビデオ撮影を行い、患者が依存症の問題に言及すると、医師たちはできる限り急いで話題を変える傾向があることが分かった。[1]

この現象に初めて出会ったときには、どう理解したらいいのか分からなかったが、医師たちには、実行したり推奨すべき確かな治療法がないので、その話題が不快なのだということが、次第に私には分かってきた。

信頼できる治療法がないことが、依存症に道徳的解釈がなされやすい理由である。医学が病気を治す手段を欠いているときにはいつでも、医学は患者に道徳的高潔さ、積極的な考え方、意志力などが欠け

ていると非難してきた。一九世紀には、少なくとも主流派に関する限り、結核は小説やオペラの中で道徳性や正気の疑わしい人物を連想させた。ヴィクトル・ユーゴーの『レ・ミゼラブル』に登場する娼婦になった未婚の母ファンティーヌ、ドストエフスキーの『悪霊』に登場する狂った革命家キリーロフ、ヴェルディの『椿姫』に登場する高級売春婦のヴィオレッタを考えるといい。スーザン・ソンタグは『隠喩としての病い』と『エイズとその隠喩』の作品の中で、それぞれ、癌とエイズに関連して、同様の力が作用していることを明らかにした。

私は自分の飲酒について、道徳的に裁かれることを非常に恐れていた。私ほど自分を厳しく裁いている者はいなかった。「私は意志の力を持った知的な人間のはずだ。飲みたい欲望を抑えることができるはずだ。私の飲酒がばれたら、最終的には私の偽者ぶりもばれてしまうだろう」と自分に言い聞かせていた。

この状況をさらに複雑にさせているのは、AAのような一二ステップのプログラムやレビア、カンプラル、アンタビュースのような一般的に処方される薬の助けで、強迫的な行動を止めることができる人がいるという事実だった。依存症の大多数の人にとっては、これだけでは十分ではなかった。私にとってもそうだった。AAが助けにならなかったと言っているのではない。助けにはなった。バクロフェンという効果的な薬を見つけるまで、AAがなければ生き残れなかったかもしれないほど、AAは重要な頼みの綱だった。AAは、自分の病気を受け入れることについて、また依存症に苦しむ仲間たちや私自身について、多くのことを私に教えてくれた。しかし、AAはお酒を飲みたい渇望や、飲む原因となる抑制できない不安感を止めることはできなかった。

私はアルコールなしで暮らすのを恐れていた。アルコールがなければ、私は不安で打ちのめされてしまう。大多数の友人や同僚たちに、自分の問題ある飲酒を認めることも怖かった。私は仲間はずれにされることを恐れていた。飲酒は自分で管理すべきだと感じていたので、仲間はずれは正当化されると思った。(無知なことに、飲酒問題を抱えている医師はほとんどいないと私は決めてかかっていた。一般の人たちでは約一〇%であるのと同様に、医師の約一〇%が人生のある時点でアルコールに依存するようになること、医師も一般の人も一〇%よりずっと多くの人が問題飲酒者であること、英国医師会によると、医師はアルコール過剰摂取による肝硬変の発症が一般の人の三倍だということを、まだ私は知らなかった。[2])

救急治療室に行ってからの二か月間、私は必死で断酒した。定期的にAAの新しいスポンサー〔AAメンバーはより経験のあるメンバーに相談に乗ってもらったり、助言や提案をもらったりするが、その助言者のこと〕に電話をし、空いた時間ができてお酒を飲むことがないように、時間を延長して診療した。そして六月には、子供の頃から私にとっては魔法の場所であったスイスアルプスに出かけた。しかし、山でのハイキングや美味しい夕食を食べた後の静かな夜も、いつものように私の気力を回復させてはくれなかった。六三日間断酒していたが、心に平穏はなかった。私の飲酒は、私のキャリア、さらに人生さえ脅かしていた。誰かにこのことを相談する必要があった。

アンドレ・ガドーに電話することにした。出会ったのは、彼が一九八四年にニューヨークのフランス総領事になったときだった。外交官として、その後、他の高官の地位をいくつか経て、在スイスフランス大使に就任していた。彼は、AAでいうところの「一般人」、つまり問題のない飲酒者でもあった。私たちはいつも意気投合していたので、彼に秘密を打ち明ければ、私の助けになるかもしれないと思ったのだ。

アンドレはベルンの大使館から車で行くので、温泉のある最高級のリゾート・タウンであるバート・ラガッツにあるホテル・ケレンホフで、昼食を一緒にしようと快く言ってくれた。ランチのテーブルに座ると、「会うのは数年ぶりなんだから、シャンパンを注文して乾杯しよう」とアンドレが言った。

「シャンパンは遠慮したいんだ」

「どうして？　久しぶりじゃないか」

どうやって断っていいか分からなくて、私は負けた。フランス大使に乾杯を提案されてシャンパンを断るのは不可能に感じたし、私の飲酒が深刻な問題になっていることを明かすことも同じように不可能に感じた。アンドレは私が意志の力を十分働かせていないと決めてかかって、私への敬意を失うのではないかと心配だった。せっかく会えたことを台無しにしたり、場合によっては私たちの友情さえ壊れたりすることがないように、黙っていた方が良いように思えた。

昼食の間、シャンパンは一杯飲むだけにとどめ、食後、アンドレと私は、彼がベルンに車を運転して戻らなければならなくなるまで、山の中を何時間も歩きながら、私の問題を除くありとあらゆることを話し合った。その夜、私は夕食を食べにピザ屋に行った。ウェイターが飲み物の注文を訊きに来て、その途端にアルコールへの渇望が始まった。昼食時の一杯のシャンパンがこのサイクル全体を活性化させていたのだ。それに抵抗するのは難しいことは私には分かっていた。

渇望は一層強くなり、胸の中で、また喉で大きくなっていった。渇望の中には他のものより激しいものがある。渇望には感情的要素があるが、身体的な部分が私には一番我慢するのが難しかった。ＡＡで渇望を誘発するものとしてよく言われていたHALTは、空腹（Hungry）、怒り（Angry）、寂しさ（Loneliness）、疲労（Tiredness）の四つの状態を表す語の頭文字から成っている。私は四つすべてを体験していた。私は時差ボケだったし、なぜ電話したかを友人に話せないままで友人が帰ってしまったので寂しくて腹が立っていたし、料理が運ばれてくるのがとても遅くて空腹だった。

一杯飲むだけで多量飲酒をするようになりはしないと自分を納得させて、ただ不快感を和らげたくて、ウォッカ・トニックをダブルで注文した。それはあらまし有効だった。夕食後、幾分か気持ちが落ち着いた。しかし、歩いてホテルに戻る途中、バーの前を通りかかったときに、再び渇望が抗しがたい強さで襲ってきた。

私はそのバーに入って、ウォッカ・トニックをダブルで注文した。客の一人がやってきて、「昨年の夏、あなたがここでピアノを弾くのを聴きました。素晴らしかったです。また弾いてくれませんか?」と言った。

ピアノの前に座ると、不安の波が押し寄せてきた。上手く弾けなかったらどうしよう? もう一杯ウォッカ・トニックが運ばれてきて、私にピアノを弾いてほしいと言った客からのおごりだと言われた。それを飲み干すと――リラックスして、気さくで、幸せな――最高の気分になった。私は自信を持って演奏し、人々は踊り、拍手してくれた。ウォッカ・トニックをさらに二杯飲んで、ホテルに戻り、穏やかで心地よい眠りについた。

気分良く目覚めたが、午後遅くに出かけてウォッカを一瓶買った。そして、それをむさぼるように飲んだ。

大変な努力をして、飲むのを止め、ニューヨークへの帰国便に間に合うように、何とかアルコールが体から抜けるようにできた。

休暇中、断酒できなかったことで怖くなった私は、クリニックの助手のアーディに電話して、すべての予約をキャンセルするように言った。

「いつまでですか？」とアーディが尋ねた。

「夏の終わりまで」と私は答えた。

「でも、なぜですか、アメイセン先生？」

私は一瞬躊躇してから、「私がアルコール依存症だからだよ、アーディ」と言った。

彼女は笑って言った。「真面目に答えてください。なぜですか、先生？」

「私は真面目だよ、アーディ」

何とかアルコール依存状態が悪化するのを抑え込むか、それができなければ安心のために診療をやめるかのどちらかにしようと、それからの数週間をかけて私は決めた。

それからすぐに、私は毎晩多量のお酒を飲み始めた。最終的に、奈落の底からなんとか這い出す思いで飲むのを止めた。気分が悪くなり、嘔吐し、体中が痛んだが、ビタミンB群、水分補給のための何ガロンもの液体、そしてバリウム〔米国で使用されているベンゾジアゼピン系抗不安薬の一つ〕で、いつものように、急性の離脱をかろうじて食い止めた。私の不安感のために医師が処方してくれて、いつもバリウムは十分あったし、浴びるほどお酒を飲むようになってからは、自分で解毒できるように常に必ず手元にいくらかは持っているようにしていた。

アルコールからの解毒には五日ほどかかる。解毒を始めたある日、私は恋人のジョーンに電話をした。私が長期的な関係を築くことができないことで互いの関係がぎくしゃくしていたにも関わらず、彼女はとても共感して、励ましてくれた。

翌朝の一九九七年八月一九日に、私はバリウムを使い切ったことに気づいた。そのうえ最後の錠剤をいつ飲んだかを思い出せなかった。ジョーンに手伝ってもらって、アパートを何度も探して、少なくとも二、三錠は見つけようと必死だったが、浴室の薬棚にも、ベッドのそばのナイトテーブルにも、キッチンの引き出しにも、その他のどこにも、まったくなかった。私が知っていて、信頼する医師たちは不在だった。他の医師に、緊急に処方箋が必要な理由を説明することは考えられなかった。

ジョーンは私の心配を理解していなかった。「なぜそれほどバリウムが必要なの?」と彼女は訊いた。アルコールからの離脱は、振戦せん妄、発作、意識消失、幻覚、血圧の大幅な急上昇、さらには死さえ伴う、医療上の緊急事態になりやすいことを、私は説明した。重篤で、もしかすると死に至る結果となるリスクは、アルコールからの急性離脱の方が、他のどんな乱用薬物からの離脱よりはるかに高い。

バリウムや類似の薬物がない時代には、人々はアルコールの分量を減らすことによって解毒していたことも説明した。酒屋に出かけることができさえすれば、私は症状の進行を食い止めることができた。しかし、両手両足はゴムでできているように感じられ、私は立っていることもできないほど、疲れ果てていた。これから起きるかもしれないことに怯え、「お願いだから、ウォッカを一瓶買ってきてほしい」と私はジョーンに懇願した。

彼女は拒否した。今思えば、私がジョーンにバリウムの処方箋を書いていれば、彼女は私にバリウムを飲ませることができたかもしれなかった。しかし、私は自分の倫理観を損なうようなことをすると思うと、ぞっとした。

「私は医学的には危機的状況にあるんだ。お酒を飲むか、発作のような、好ましくない神経症状が発症する危険を冒すかの、どちらかなんだ」と私は言った。

ジョーンは私が良い医師であることを知っていたが、私のアルコール依存症の深刻さも知っていた。背が高く、会社の重役であるジョーンは私の目を見て言った。「ごめんなさい、オリビエ。お酒は持ってきてあげられないわ」

私は闘いを諦めた。「私の身に何かが起ころうとしている、起きたら、救急隊に電話して、ニューヨーク病院に運んでもらってほしい。こんな状態で自分の病院に行くのは嫌だけど、そこならちゃんとした処置をしてくれるだろう」

「私たちに、何か他にできることはないのかしら?」

「君がお酒を持ってきてくれるか、悪いことが起きるのを待つかしかないよ」

私たちは待った。

三〇分後、安堵感の混じった妙な興奮の感覚があった。これは発作の「前兆」なのだろうかと思った。そして、それから私は意識を失って、私のアパートの建物のロビーや通りで医療スタッフが右往左往しているのや、しばらく後に、病院で私の周りにプライバシーを守るためのカーテンを誰かが引いて、「彼はここの先生…」と指導医の省略した呼び方をささやかれたのを、ぼんやりとしか覚えていなかった。それから、私はまた意識を失った。

気が付くと、点滴チューブが数本と尿道カテーテルが装着されていた。少し気取っているけれど親切な医学生が現れて、私の「病気」について私に質問した。私は彼の言葉の選択がとても気に入ったので、経験豊富な看護師やインターンに頼む代わりに、彼に動脈血ガスを採取させた。これは長く、とても苦痛な処置だった。彼がその処置を実際の患者にするのは初めてだったからだ。

次にやってきたのはジョン・シェーファー教授だった。オーストラリア出身の優れた神経内科医で、私は彼をよく知っており、大変尊敬していた。当たりまえといったやさしさで、道徳的な判断は一切なく、私が何回もけいれん発作を起こしたので、バリウムを点滴してそれを抑えたと、彼は説明してくれた。二日間は強い鎮静をかけられていて、急性離脱状態の治療のためにバリウムの静脈内投与が続けられた。

けいれん発作があまりにも激しくて、横紋筋融解症を起こしていた。横紋筋融解症とは、筋肉組織が融解することで有害物質が肝臓にダメージを与える疾患で、血液中のＣＰＫ――クレアチン・ホスホキナーゼ・アイソエンザイム――のレベルによって測定される。交通事故での外傷や地震の瓦礫で身動きできなくなったことで起こるクラッシュ・シンドロームとして知られる症状に苦しむ人にも、同じことが起きる可能性がある。最近になって、ある同僚が集中治療室で私のカルテを見て、ＣＰＫが異常に高かったので、大きな交通事故に遭ったに違いないと思ったと私に言った。横紋筋融解症のために、尿道カテーテルと点滴チューブが装着されていることが分かった。それは、腎不全を防ぐために、確実に私が新鮮な液体を得られるようにしているのだった。

「君はもう少しで腎臓を失うところだったんだよ」とジョンが言った。彼独特の「君」という陽気な呼びかけは私を元気づけ、過度な飲酒によって自分の体にこのような傷を与えてしまったという真の問題について、彼に話せるような気持ちにさせてくれた（発作が継続して「死にかけ」の、「てんかん状態」で私が入院したことを、ずっと後になってはじめて彼は教えてくれた。これは、当時の私の精神状態を考えれば幸いだった。）

「私のことを報告するのでしょうね」と私は切り出した。

「その逆で、君のことを称賛したいよ。夏の間中、君が患者を診てないのは知っているよ。アルコール依存症で、しかも自分がそうだと自覚しながらも、何年も診療を続けている医師が多すぎるよ」

「准教授とここの指導医はやめるつもりです」

ジョンは頭を振った。「なにを馬鹿なことを言っているんだ。病気になったからといって、やめたりはしないだろう」

「アルコール依存症が病気なのは知っています。でも私の場合は、違うんです。飲酒をコントロールできなければいけないと分かっているのに、今までは成功しなかったのです。私の弱点です。お分かりですか？」

「違うよ。病気だよ。回復しなければならない病気なんだ。回復したら、戻ってきて普通に働くんだよ。その助けとなるように、この問題の専門家の診察を受け始めなければいけないよ。君の許可があれば、私の友人であるエリザベス・クーリ教授を顧問医として呼びたいと思っている。彼女は病院のすぐ隣のロックフェラー大学にいて、ここにもオフィスを持っているんだ。呼んでもいいだろうか？」

「彼女に話してもいいのですか？……」

「何でも彼女に話したらいい。私を含めてここの病院の誰にも話した内容が漏れることはない」

「それなら、喜んで彼女に会います。何もかも有難うございました」

「君の役に立てて嬉しいよ。朝、様子を見に来るから、今は少し休みなさい」

「ジョン、感染症のリスクを考えると、この尿道カテーテルは今外した方がよくありませんか?」

ジョンは笑った。「それをつけているのを腹立たしく思うエネルギーがあるのなら、きっと気分が良くなったんだね。感染症のリスクについては君の言う通りだ。看護師長にカテーテルのことは言っておくよ。さあ、少し休みなさい。そうしたら、すぐに普通の状態に戻るから」と彼は言った。

物事が再び正常に戻ることなどあるのだろうかと私は思った。一つの事実は明白で、もはや否定はできなかった。私はアルコール依存症になっていたのだ。

第二章　自己治療の逆効果

アルコール依存症は遺伝すると言われることがある。でも、それは私には当てはまらない。他のフランス人家庭と違って、我が家では食事にワインを飲むことはなかったし、両親は家でも休暇中でもほとんど酒を飲まなかった。年に二、三回、両親が夜にスコッチを小さなグラスで飲むのを見かけることがあるか、年に一回、過越祭〔羊の血を戸口に塗って神の裁きを免れたことに由来するユダヤ教の祭日〕のときにワインを一口飲むことがあったくらいだ。ただ、それだけだった。

私は、世代を超えて繰り返されるのは、依存症ではなく、不快感、つまり、程度の差こそあれ、人が依存症やその他の強迫的な行動をとる素地となる、慢性的で根本的な苦痛であると考えるようになった。

依存症医学では、様々な物質や強迫的行動に依存している人が、不安や抑うつ、その他の気分障害やパーソナリティ障害の症状を頻繁に経験していることが、かなり前から認識されている（医学的には、不安障害、気分障害、パーソナリティ障害は、正確な診断のために別々の関連したカテゴリーに分類されるが、私は不安な気分や落ち込んだ気分を表すための一般的な言葉として、広く気分障害という言葉を使うことがある）。重複診断〔dual diagnosis〕や併存疾患〔comorbidity〕（二つ以上の病気や病的状態が同時に存在し、一方を「一次性」、他方を「二次性」と見なすこと）の概念は、治療と研究の両面で重要である。しかし同時に、「二重の〔dual〕」や「共同の〔co-〕」という呼び方は誤解を招く恐れがある。これは、依存症と気分障害が一緒に発生したものである、あるいは——治療手順ではこのことが前提とされることが多いが——原因も結果もなく関連していることを意味している。

この前提は、たとえば、不安障害やうつ病は、依存症よりも人々を治療に導く可能性がはるかに低いという事実に基づいている。したがって、一次診断はほとんどの場合、依存症であり、二次診断は不安障害、うつ病、または他の気分障害である。たとえば、私の場合、医師からは「不安症状を伴うアルコール依存症」と診断された。

確かに、依存症そのものが不安と抑うつのサイクルを生み出しているのは事実である。しかし、私がいつも考えているように、私自身のケースや他の人を観察したことから、また最近の最も優れた科学的証拠によって確認されているように、通常、依存的行動に至るためのお膳立てとなる依存症前の病的状態が存在する。より直接的に言うと、不安、抑うつ、強迫性、または他の基礎となる障害が先行する。[1]わたしは、アルコール依存症になるずっと前から不安に悩まされてきた。しかし、私を治療してくれた医師たちは、私が何度訴えても、その事実に耳を傾けてくれなかった。

これまでのすべての主治医に、「わたしは、精神安定剤としてお酒を飲んでいるので、不安を解消すれば、お酒を飲まずにすむと思います」と伝えてきた。

医師たちは皆、「お酒を飲むから不安になるんですよ。飲むのをやめれば不安も和らぐでしょう」と言った。

＊

ヨーロッパやアメリカの親戚にはアルコール依存症に苦しむ人はいなかったかもしれない。しかし、私の母には（母が経験したことを考えるとそれなりの理由があって）不安と緊張の傾向があり、それが私の生まれと育ちの一部となった。

私の家系は、父方母方ともにポーランド系ユダヤ人だった。父のエマニュエル（母や親しい友人には「マニエク」と呼ばれていた）は、クラクフの出身だった。父が一〇代の頃、ヴァイオリンの先生は、父をベルリンに行かせて、当時の巨匠のもとでコンサート・ヴァイオリニストとしての修行をさせたいと考えていた。しかし、父は、古代ギリシャ語からオペラ、天文学から動物学まで、あらゆることを学びたいという情熱を持った、まさに歩く百科事典のような人だったので、工学を学ぶことを選んだ。

一九三二年、二四歳になった父は、今やマサチューセッツ工科大学に相当すると言われるフランスのグルノーブル工科大学に入学した。彼は一言もフランス語を話せない状態でフランスへ行ったが、すぐに、少しの訛りはあるものの流暢に話せるようになり、優秀な成績で修了した。その後パリに行き、自分の父親の弟を訪ねたところ、エドワード・アメイセンからエドワード・ウイリアム・タイタスに改名していた。エルサレムの神殿を破壊したローマ皇帝タイタスの名前をユダヤ人が名乗るのは奇妙な行為だった。しかし、エドワード・タイタスは、慣習を破ることを習慣としていた。

一九〇八年、エドワード・ウイリアム・タイタスは、ロンドンでヘレナ・ルビンスタインと結婚し、後に化粧品業界の大企業となる彼女の仕事を支援し始めた。身長わずか一四七センチほどのルビンスタインは、専制君主的なやり方で悪名高かった。しかし、父は彼女の下で働くようになってから、エンジニアリングの専門知識と経営手腕で彼女の信頼を得て、フランス事業の上級管理職にまで昇進した（ただし、タイタスの数々の浮気が原因で、彼女は一九三七年に離婚している）。

第二次世界大戦が始まると、父はポーランド人でありながらフランス軍に志願した。北フランスで戦闘に参加した後、一九四〇年にドイツ軍の捕虜となり、ポメラニアの捕虜収容所に送られた。さらに数日のうちに、彼はユダヤ人として認識され、強制労働収容所に送られた。ヨーロッパでの戦争末期に、強制労働収容所が、ジョージ・パットン将軍の軍隊により解放されると、彼はパリに戻り、ヘレナ・ルビンスタイン社のフランス事業の再建に取り組み、同社の常務取締役に就任した。

戦争が始まったとき、私の母、ヤニナ（ヤンカ）・シャンツはまだ一七歳だったが、既にクラクフのヤギェロン大学に入学しており、哲学のクラスでは、後のローマ法王ヨハネ・パウロ二世となるカロル・ヴォイティワと一緒だった。彼女の父親は、ポーランド南部のビエルスコ・ビアラという町で織物工場を経営して成功していた。祖父サミュエル・シャンツは、ナチスドイツのユダヤ人に対する考え方を正確に把握していた。彼の兄はすでにパレスチナに移住していたので、サミュエルはパレスチナに土地を買いに行った。しかし、妻のアンナは慣れ親しんだ環境を離れることを拒んだ。多くの人がそうであったように、他の国でユダヤ人に起こっていることが、まもなくポーランドでも起こるとは信じられなかったのだ。

私の母ヤニナは持ち前の意志の強さで、両親と自分、そして弟のゼブのアルゼンチンへのビザをなんとか取得した。しかし、祖母はやはり「大丈夫だから」と言って出国を再び拒否した。脱出はすぐに不可能になった。ワルシャワの爆撃を生き延びた後、クラクフのゲットー〔ユダヤ人が強制的に住まわされた居住地区〕でドイツ軍に逮捕された母とその家族は、プラズフの強制収容所に送られた。そこには、当時一二歳だった従兄のスティーブ・イスラエルがいたが、彼は捕まる直前に、両親と五人の兄弟姉妹がドイツ軍に殺されるのを目の当たりにしていた。その後すぐ、彼らは別れ別れになった。私の祖父はマウトハウゼンに送られた。母との別れ際に、「私は生き残れないが、お前とお前の母親と弟は必ず生き残れ」と言ったそうだ。

私の母はアウシュビッツ＝ビルケナウ強制収容所を生き延びた。祖母もスカリスコの収容所から出ることができたが、殴られて腰を痛めていた。従兄のスティーブはフローセンブルグで生き延び、叔父のゼブも生き延びた。彼はシンドラーのリストに載っていた。

母、ゼブ、祖母とスティーブはパリに向かい、そこで遠い親戚のヘレナ・ルビンスタインに助けを求めた。

それから間もなくして、私の両親は結婚した。同じ頃、祖母、叔父のゼブ、従兄のスティーブがアメリカに移住した。一九五一年一二月二二日に兄のジャン＝クロードが生まれ、一年半後の一九五三年六月二五日に私が、一九五七年九月八日に妹のエヴァが生まれた。

体育会系のハンサムな父と美人の母の自信に満ちた愛情を見ながら、私や兄、妹はハッピーエンドが間違いないと思っていた。確かに、父は悲しい話を一度もしなかった。雨と泥の中での過酷な夜間行軍、くじ引きのようにおとずれる戦場での死、捕虜としての生活などを、時折、声は激しさを帯びながらも、まるで冒険小説のように語った。また、独学でアコーディオンの演奏を習得したことで、他の囚人や看守が父の演奏を楽しみにしていたため、ジャガイモの皮むきから解放されたというエピソードで、私たちを楽しませてくれた。

母は、同じように外の世界には苦悩が無いかのように振る舞っていたが、一九九〇年代、スピルバーグ監督が『シンドラーのリスト』の後に設立した、ショアー生存者映像歴史財団に参加していた。そのときのビデオインタビューで母は、「ドイツ人はあまり洗練されていなかったわ。彼らはもっと礼儀正しくできたはずですよ」とだけ述べている。

しかし、私や兄、妹が幼い頃、母は私たちには全く違ったふうに話していた。母の家族が目の当たりにし、耐えてきた恐怖を語りながら、母は悲しみと怒りでむせび泣いた。「ドイツ人に父を殺された」と嘆いたり、「オレンジを食べる夢を見たが、目が覚めたらアウシュビッツにいた」と語ったりする姿に、胸が痛んだ。

アウシュビッツの生存者が死んだ後には、この起きた事実を皆が忘れてしまい、信じなくなってしまうのではないかという不安を、母はよく口にしていた。私は大人になって、母に、自分の体験について精神科医に診てもらうことを考えたことがあるか尋ねた。母は、若いユダヤ人の精神科医に相談したことがあると言った。ドイツ兵がまだ生きている子供たちの手足を引き裂くのを見たことを話すと、「とても想像力が豊かなんですね」と精神科医に言われたそうだ。精神科医に会わなければいけなかったのは、これが最後となるはずだったが、くしくも母は、人生の後半で、アルコール依存症から私を回復させるために精神科医に助けを求めなければならなくなった。

ホロコースト生存者の子供たちは、そのような環境で育ったために、心的外傷後ストレス障害（PTSD）や重度の不安や抑うつのリスクが高まることが指摘されてきた。また、遺伝的要因を指摘する研究もある。マウントサイナイ医科大学の研究により、「ホロコースト生存者の子孫には、PTSD、気分障害、不安障害、そして、それよりは低率であるが、物質使用障害〔物質とは、アルコールや合法もしくは非合法薬物の総称。使用障害とは、重大な問題が起きているにもかかわらず、患者がその物質を使用し続ける病的な行動パターンを示す用語〕などの生涯有病率が高い」ことが発見された。この研究では、「どの親のPTSDであっても、それはうつ病のリスクを増し、親のトラウマは子孫の不安障害の増加と関連している」が、母親のトラウマは、父親のトラウマよりも影響が大きいことが分かった。ホロコーストを生き延びた女性の子どもは、ストレスホルモンであるコルチゾールの濃度が低く、感情的な回復力が低い可能性があり、〔子孫の〕PTSDリスクに対して、母親のPTSDが父親のPTSDよりも大きく影響する傾向があることが明らかになった。また、このことから、エピジェネティック〔DNA配列が同じにもかかわらず環境要因によって遺伝子発現に変化が起こること〕な要因が関与していると推測されるとしている。これは、ゲノム刷り込み〔精子や卵子の形成過程において何らかの形で遺伝子に父または母のどちらから受け継いだかについて「しるし」あるいは「記憶」が刷り込まれ、そのしるしにしたがってどちらの遺伝子が発現するか決まっていること〕として知られる遺伝子発現の変化によって起こる可能性があり、その場合、父親または母親の遺伝的影響がもう一方の親のそれを上回ることになるということだ。[2]

幼少時代の経験が、私が不安を持つようになった理由を説明できるだろうか？　アルコール依存症になった理由はどうだろうか？　昔からある「遺伝対環境の論争」は、いまだに決着がついていない。医学的問題や脆弱性に対する育ちの影響を調べている科学者は、例えば、神経質なメスザルの子供は、母ザルの行動を真似して、一生、神経質な行動をとるというような、「学習された神経質」についての動物研究を指摘するかもしれない。しかし、私の家族や他の人たちを観察すると、生まれ持ったものも

――重大だが、程度は異なる――家族の人たちの遺伝的な不安の感じやすさに影響しているのは、私には明白である。例えば、私の従兄のスティーブほど生きる喜びにあふれた人はいないし、私が知っている他のホロコースト生存者やホロコースト生存者の子供たちにも、同じことが言えるだろう。

進化の観点から、不安を感じることが必ずしも好ましくない特性というわけではないことは、述べておかなければならない。生存についての不安は、危険を回避するのに役立ち、発見、発明、技術開発の動機となる。ビジネスや学術的な職業、科学の分野でユダヤ人が平均以上の成果を上げているとされることについて尋ねるべき問いは、彼らが平均よりも高いＩＱを持っている――そのことに私は疑いをもっているが――かどうかではなく、凶暴な反ユダヤ主義が繰り返し起こる中で、殺されることへの不安が平均よりも高かったことが影響しているかどうかではないだろうか。

すべての人間の特性は、軽度なものから顕著なものまで、連続して存在している。危険に注意を喚起し、適切な行動をとるように駆り立てる、スペクトルのいずれかの位置にある不安反応は、確かに有用なものだ。一日に最大で二箱のタバコを吸うことで和らげていた母の平均以上の不安は、このようなものだったのではないかと思う。しかし、この特性は極端になると生存価値を失い、一方の極では妄信的な自信過剰に、他方の極では動けなくさせるようなパニックへと変化してしまう。どちらも意思決定と行動には良い条件ではない。

子供の頃にはすでに、兄と私の間には大きな違いがあった。ジャン＝クロードが六歳、私が四歳半のときのことを特によく覚えている。我が家ではよくあることだったが、家族でアルプスにスキーに行こうとしていた。列車で出かけることになっていて、駅の待合室には、荷物を見ていた父以外の全員がいた。

ジャン＝クロードが、「ママ、僕の切符を持ってもいい？」とお願いし、私も声を張り上げて、「僕も、持っていい？」と言った。

母は少しためらっていたが、ジャン＝クロードよりも私を見ていたように思えた。母は慎重に私たちに小さな四角い紙製の切符を渡してくれた。私に切符を渡すときには、「なくさないでね」と言った。ジャン＝クロードは嬉しそうに切符を眺めまわし後に、コートのポケットに入れたが、私は切符を手から放すことができなかった。私は指で回したり、片手で持ったり、もう片方の手で持ったりしながら、この切符をどうしようかと心配になっていた。ポケットに入れれば落ちてしまうかもしれない。ジャン＝クロードがまだ持っているのに、母に返すわけにもいかないし、どうして兄はあんなに平気なのだろうと思っていた。

二歳のエヴァを抱きかかえていた母は、「お父さんは、どうしてこんなに遅いのかしら。列車に乗り遅れるわ」と言って、貧乏ゆすりで床をコツコツと打ち鳴らしながら、いらいらしていた。

母はエヴァをそばに下ろし、財布をパカッと開けてタバコを探した。ちょうどそのとき、父がいつもの笑顔で私たちを見ながらゆっくり大股で歩いてくると、母は明らかにリラックスした表情になり、タバコを財布に戻した。私たちはホームまで歩いて行き、時間に余裕を持って列車に乗り込んだ。私も父の姿を見て落ち着いたが、車掌が回って来るまで、切符をしっかり持っていた。車掌は切符に穴を開け、母にすべての切符を返した。それで、私はやっとリラックスして、休暇の旅の純粋な喜びに身を任せることができた。

私は医者になるつもりはなかった。ピアノが好きで、プロの音楽家になることを夢見ていた。音楽の先生は両親に、私には十分な才能があるが、フランスの大学に入学するための条件であるバカロレア〔高等学校教育の修了を認証するフランスの国家試験〕に合格しないで学校を退学してはいけないと言った。高校の最終学年は、主にこの試験のための詰め込み勉強に費やされる。二、三日かかるこの試験は、生徒の準備に応じて、科学・数学、経済学・社会科学、文学・哲学の三つの形式で行われる。

高校二年の途中で、私は母に「文学と哲学のバカロレアを早く取りたい」と話した。母と私は、学校長のジョルジュ・ハカール氏に会いに行った。彼は私のピアノ演奏を気に入ってくれて、「もし彼がピアニストになりたいのなら、ぜひ挑戦してほしい。彼はこの学校の歴史の中でも一番の音楽家だ」と母に言った。そこで彼は、教育省に宛てて、私が試験を受ける準備ができていることを書き、許可を求めた。

何週間か経って、教育省の役人がお役所的ないつものやり方で手紙を書いてきて、私たちの依頼を断った。私は、その答えに納得しなかった。学校から永遠に逃れられるチャンスだったため、それを手放すわけにはいかなかった。私は教育省に電話をかけ、エドガール・フォール教育大臣との面会を求めた。振り返ってみると、自分の行動の大胆さに驚く。いつもの自分の行動とはまったく違っていた。エドガール・フォールは高名な人物だ。一九五〇年代に二度、フランスの首相を務め、その他にも多くの政府高官を歴任してきた人物だ。しかし、彼はペンネームで推理小説を書いていることでも知られており、両親の話では、彼は心が広いと評判だったので、なんとか彼に会えば、説得できるかもしれないと思ったのだ。

次官にまでは会うことができた。彼は私に、「君が優秀であることは聞いているが、例外は認められない」と言った。

私は母にフォールに手紙を書くように頼んだ。母の説得力は、私のそれ以上であると信じていたからだ。『フーズ・フー〔Who's Who 著名人を収録したヨーロッパの出版社による紳士録〕』でフォールの自宅住所を調べ、母の手紙を自分で持って行った。フォール本人が出て来るかもしれないと思って玄関のベルを鳴らすと、小柄でぽっちゃりした執事がドアを開けて手紙を受け取ってくれた。

バカロレアの六日前に、試験を受けることができるという手紙が届き、私は優秀な成績で合格した。教育省によると、高校の最後の二年間を修了せずにバカロレアに合格したのは、これが最初で唯一のケースだったそうだ。

*

バカロレアの合格が、私の望んでいた音楽家への切符を意味しているわけではなかった。一六歳の私が将来を考えずにピアノばかり弾いていればよいと考えるほど、私の両親は心の準備ができていなかった。私がフランスや他の国で価値のある仕事へ就けるようなアカデミックなプログラムに入ることを、両親は望んでいた。両親は、民主主義の国が独裁者を選出したり独裁者に征服されたりすることや、戦争で人がどうなるかも見てきた。第二次世界大戦直後の多くの人々の思いだった「二度と繰り返さない」という言葉は、彼らの期待ではなく、希望だったのだ。このような世界では、ユダヤ人は常に他国への移住の準備をしておく必要があると、両親は感じていた。法学の学位は通常、母国でしか認められないが、建築や工学の資格があれば、仕事の選択肢が広がる。医学の学位は、その中でも最善のもので、世界のどこにおいても認められる汎用性の高い資格であり、ユダヤ人のパスポートだった。

私は抵抗した。

私はその夏、近所のレストラン「クロズリー・デ・リラ」でピアノを弾いて過ごした。ここは、パブロ・ピカソ、ガートルード・スタイン、アーネスト・ヘミングウェイから、ジャン゠ポール・サルトル、シモーヌ・ド・ボーヴォワールまで、芸術家や知識人が集う場所として、何十年もの間、モンパルナスには欠かせないものだった。そこで一晩数フランで演奏するのは、まさに天国だった。私はクラシックの曲やポップス、フォークソングなどを、心のおもむくままに、あるいは客のリクエストに応じて演奏した。ある晩、ウェイターが「シュールレアリスムの詩人、ルイ・アラゴンがベートーベンの『月光ソナタ』の第一楽章をリクエストしている」と教えてくれたので、私は喜んでそれに応じた。

私はその年の夏に一六歳になったが、もっと大人びて見えた。そのため、店の客たちが普通にお酒を差し入れしてくれることもあった。私はすべて断っていたので、店員が私に代わって「有難うございます。でも結構です」と客に伝えるようになっていた。しかし、六月の誕生日の直後、私は酒の味を確かめようと思い、客のほめ言葉と共に差し出された酒を飲むことにした。何の効果も感じられず、「こんなものか」と、思った。再びお酒を試してみようと思ったのは、何年も後のことだった。

いつまでもカフェやレストランで演奏していたかったが、両親はそれを良しとしなかった。それでも、権威ある人が私の可能性を保証してくれて、私が厳しい練習に励むのであれば、コンサートピアニストへの道を歩むことを容認してくれた。

私のピアノの先生はパリでもトップクラスの人で、他の優秀な音楽家たちも私の演奏を褒めてくれた。しかし、コンサートの舞台とそれに要求されることをよく知っている人のために演奏するというテストには、合格していなかった。音楽家になりたいという気持ちから、またしても大胆さが私に湧き上がって、偉大な名演奏家アルトゥール・ルビンシュタインに手紙を出して、私に会って演奏を聴いてもらえないかと、お願いすることを思いついた。

前回同様、母が手紙を書いた。このような依頼をたくさん受けていたと思うが、「クルベール一四一八三に電話してください、今夜コンサートのためにローマに発ちます」と、彼は返信をよこした。彼は、いつもそう返答していたのだと思う。たとえ手紙であっても、母に逆らえる人はいないのだ。

九月のある美しい朝、私はフォッシュ通り広場二二番地の彼の邸宅に会いに行った。私は時間通りの一〇時三〇分に到着したが、ほぼ緊張を克服していた。執事に案内された部屋には、印象派の絵画が何枚もあり、立派なスタインウェイが置かれていた。三〇分後、黒いローブに赤いパイプをくわえた（実際のところ私は、彼がコンサート衣装で登場するのを期待していたのだが）ルビンシュタインがやってきて、「話をしよう」と言った。

声が出なかった。私は恥ずかしさで固まってしまった。彼は優しく「ピアノを弾いてごらん」と言ってくれた。私は指を震わせながら、スタインウェイの前に座った。巨匠は「何を弾きたいですか」と尋ねた。

私の夢は彼の前でショパンを弾くことだったが、もしショパンを弾いたら、私の技術がリストを弾くのに不十分だからだと思われるだろうと考えた。そこで私は、あまり得意ではなかったリストの狂詩曲、第一一番イ短調をためらいながら弾き始めた。ルビンシュタインは数小節で私を止めた。「いいかい。まず、君はそれをもう少し違った方法で演奏した方が良い。でも、リストで人を判断することはできない。ショパンを弾いてもらえますか？」

それこそが私が聞きたかった言葉だった。私はノクターン一六番変ロ長調を弾いた。私の指は、自然に動いた。何もコントロールできなかった。音楽は続いたが、私はひどい気分だった。曲が終わって、彼は「君はとても勇敢な男だ」と言った。

「ああ、何てことをしたのだろう」と私は思った。消えてしまいたかった。

「この曲は音楽的に難しいので、三〇年間私は弾いていない。ホロヴィッツも弾いた。イグナツ・フリードマンも弾いた。フリードマンがとてもうまく弾いたので、私はこの曲は弾かないことにした」と彼は言った。

私は、彼の言葉を「お帰り下さい」という意味に受け取った。しかし、彼は「君はとても情熱的に演奏しました。私が一五歳のときにパデレフスキーの前で演奏したことを思い出させてくれたよ。他のノクターンを弾いてくれませんか」と言った。

私が弾いたのは、ノクターン第一五番のへ短調だった。すると、彼は私のそばに座って、和音で合わせてくれた。彼の指と私の指が同じ鍵盤に触れていることに、私は心から感動した。そして、事実、彼は私に似ていた。というより、私が彼に似ているといった方がよいだろう。彼が演奏に創作を加えているのを見抜いたが、それはとても上手いものだった。そして、彼も私が創作をしていることを見抜いていた。彼は馬鹿ではなかった。

「君は私が若い頃にやっていたのと同じようなことをやっているが、今の聴衆はすべての音符が弾かれることを求めている。私がヨーロッパの人を騙していたやり方は、アメリカでは通用しなかった。アメリカで認められるために、一生懸命練習しなければならなかった」と彼は私に言った。

彼は私にもっと演奏してほしいと言い、私は自作の曲をいくつか演奏した。すると彼は、「君の作った曲が気に入りました。君が影響を受けたのは、ワーグナーとラフマニノフのようですね」と言った。私はラフマニノフが大好きだったので、この言葉は最高の褒め言葉だった。ワーグナーは「トリスタンとイゾルデ」の前奏曲しか聴いたことがなかったが、それはあえて言わなかった。

私は、医学部に入ることになっていたので、医学とピアノの勉強の両立ができるものだろうかと尋ねた。

彼は「いや、リストの弟子で一八八〇年代にウィーン大学で哲学を学んだモリッツ・ローゼンタールのようなピアニストの時代には可能だったが、今は狂ったように練習しなければいけません」と言った。

彼は「あなたは素晴らしいピアニストで、最高の一人です。あなたを見ていると、自分のことだけでなく、サムソン・フランソワを思い出します。彼はその同じピアノで私に演奏をしてくれました」と続けた。

その比較に思わず息をのんだ。サムソン・フランソワは、若い世代のピアニストの中で、私が最も好きなピアニストだった。

ルビンシュタインは続けて、「君はテクニックを完璧にしなければいけません。チェルニー、スカルラッティ、バッハ、モーツァルトなどを練習しなければいけません。医学を捨てて今すぐ始めるべきです」と言った。

「君はテクニックを完璧にしなければいけません」という言葉を聞いて、私はショックを受けた。称賛は右の耳から左の耳へ抜けて行ってしまったが、批判は頭の中で何度もこだました。後で自分に言い聞かせた、「そんなことなら演奏家にはならない、そのような練習には耐えられない」と。音階の練習をしたくなかった。総譜を読むのに難しさを抱えていた。音楽学校のプログラムやプロの音楽家と一緒に仕事をする上で、それは非常に大きな障害となるし、恥ずかしいことだ。

賽は投げられた。医者になろう。

*

それから数週間後の一九六九年一〇月、私はパリ大学の教育病院の一つであるコシャン病院という、家から歩いて一五分ほどの病院で、医学の勉強を始めた。私はまだ一六歳で、クラスの皆より二、三歳若かったので、周囲に溶け込めないことを痛感していた。しかし、ジャン・デュラップという素晴らしい先生のおかげで、私は、化学に想像力をかきたてられ、勉強に知的好奇心を抱くようになった。化学結合がどのように形成されるか、原子や分子の配置がどのように異なる物質を生み出すかに、美学を感じた。母に背中を押された私は、すぐに大好きになる分野に足を踏み入れることになった。

翌年、兄のジャン＝クロードが私に続いて医学部に入学した（エヴァもその後、医学を学んだ。ジャン

＝クロードは著名な免疫学者になり、エヴァは立派な外科医になった）。それ以来、私とジャン＝クロードは、よく一緒に試験の準備をし、医学生時代を通じて、これまでで最も親密で、最も刺激的な知的パートナーとなった。しかし、これは同時に、私自身だけではなく、ジャン＝クロードの今後の学業の進み具合について、精神的に責任を負うことを意味した。私は、先に試験を受けたため、出題される内容についていて、兄が分かっていることを確かめなければならなかった。不安で眠れなくなり、やがて不眠症で疲れ果ててしまった。

私は、なんとか夜間の休息を改善し日中の不安を軽減したくて、かかりつけ医のギルバート・メシャカ医師に助けを求めた。彼は私の話をよく聞いて、アチバン、バリウム、ザナックスなどのベンゾジアゼピン系——またはベンゾ系と呼ばれる——薬剤に属するトランキセンを二週間分処方してくれた。そのおかげで試験の厳しい試練を乗り切ることができた。その後、どうしようもない不安に襲われると、メシャカ医師はトランキセンや他のベンゾ系薬剤を、断続的に処方してくれた。

一九七七年に私は医学の基礎的なトレーニングを修了した。研修医試験に合格し、神経内科、内科、循環器科で研修した。当時のフランスの病院では、インターン〔医師資格を取得後一年間、無給で働く研修医のこと〕やレジデント〔インターン終了後、三年から六年の専門分野の研修を受ける後期研修医のこと〕が食事をしたり、待機中に仮眠を取ったりする当直室のテーブルの上には、たいていワインが置いてあった。ある日の昼食時に、私は一杯飲むことにしたが、そのせいでその日の残りの勤務時間を台無しにしてしまった。それで、アルコールは自分に合わないと結論づけた。

インターン終了後、私はパリ西部郊外のサン・クルー病院で腎臓内科のレジデントとして勤務した。

サン・クルー病院は、フランスで最も有名なアルコール依存症治療プログラムの一つがあり、私はプログラムに入るために来院した患者を入院させることもあった。彼らは皆、青白くて不機嫌な顔をしていて、後にアメリカの解毒病棟やリハビリセンターで私が見た仲間の患者のそれと同じであった。また、私がアルコール依存症になってから多量飲酒をした際に鏡を見たときに、このような顔をしていたことは言うまでもない。

しかし、若い医師であった私が戸惑ったのは、入院するためには短い禁酒期間を条件としていたことだ。緊急に助けを必要としない人にしか、援助が提供されていないように思えた。もっとひどい状態のアルコール依存症の人たちはどうなってしまうのだろうと思った。私は、治療前に禁酒するという条件や、アルコール依存症は主として意志の問題であるという暗黙の前提に、疑問を持ち続けていた。

いろいろと話し合った末に、循環器内科が自分の専門分野に適していると、私は判断した。フランスは循環器学の研究とトレーニングに長い伝統があり、私はパリで循環器学の研修を受けた。しかし、循環器はアメリカの観点からはどう見えるのだろうかと考えた。一五歳のときに自由の女神像を見て以来、少なくとも一年はアメリカで過ごしたいという夢を抱き、ウディ・アレンやレナード・バーンスタイン、カーネギーホールで有名なニューヨークに住むことを心に決めていた。

一九八三年一〇月、私はニューヨーク病院、コーネル大学医学部の循環器科に研究員として加わり、ジョン・ララー博士、ジェフリー・ボーラー博士、ポール・クリグフィールド博士のもとで研究を行った。ララー博士は循環器学部門の責任者で、高血圧のメカニズムを解明したことで『タイム』誌の表紙を飾ったばかりだった。この特集記事は、高血圧を「サイレント・キラー」と呼ぶ概念を世に広めた。ジェフリー・ボーラー博士とポール・クリグフィールド博士もまた、実績を挙げている非常に優秀な人物で、ジェフは病院の心血管病態生理学部門を率いていた。

ジェフリー・ボーラー博士とポール・クリグフィールド博士が進めていた心臓のストレステストの精度を向上させようという研究プロジェクトに、私も参加した。ストレス検査では、誤って正常と判定されることが多く、このことは重篤な心臓病を見逃してしまうことが日常的に起きていたことを意味する。そこで私たちは、時間をかけて個人の心拍数を考慮した新しい検査法を開発し、ST／HR（STセグメント／心拍数）の傾きに関する論文を数多く発表した。この新技術の導入により、軽症、中等症、重症の冠動脈疾患の鑑別診断が非常に正確に行えるようになった。

この仕事の一環として、心臓ステーションの窓のない部屋で、心電図やホルターと呼ばれる二四時間モニターを読むことがよくあった。その部屋にはドアが一つしかなく、そこに座っていると、不安な気持ちがこみ上げてくることがあった。閉所恐怖症ではなかった。それよりも、突然誰かが入ってきたときに、人目を気にせず外に飛び出すことができないことが問題だった。仕事を避けているわけではなく、気づかないうちに見られているような気がして、自分の不十分さが暴かれるのではないかと常に恐れていた。周りが私に優しくしてくれる理由は、私がフランス人という目新しさだけだと確信していた。

ある日、ポール・クリグフィールドがペイン・ホイットニー精神科クリニックの女性を連れてやってきて、パニック発作の人の心拍変動に興味があると言った。そのとき、まだ広くは使われていなかったパニック発作という言葉を初めて聞いた。パニック発作を起こしやすい人の診断基準を聞かされたとき、私もその項目に当てはまることに気がついた。

講演前の緊張を和らげるために、同僚たちは心臓のドキドキや振るえなどの症状を抑えるβ遮断薬を使っていた。β遮断薬は私の不安を全く和らげてはくれなかったが、バリウムやザナックスなら、多少は効果があった。しかし、ベンゾ系の飲み心地は決して好きになれなかった。さらに、ベンゾ系は、依存性があり、記憶や認知機能を低下させるので、飲み過ぎないに越したことはなかった。その結果、私の不安が明るみになるのを避けるために会議を抜け出すことがあった。

日頃は、ポール・クリグフィールドと最も親しく仕事をしていた。私が西六〇丁目のサブレット〔一定期間、家を空ける人が家具等を置いたまま期間限定で貸す部屋〕に住んでいた頃は、いつも一緒に歩いて帰っていた。あまりに話が弾むので、二、三ブロック余計に歩いて五七丁目で折り返すこともあった。金曜日の夜、ポールはよく他の同僚たちとビールを飲みに誘ってくれた。ソフトドリンクだけ飲むことを自分に課して何度か参加したが、バーと言えばやはり酒であり、すぐに行かなくなった。

ニューヨーク病院とコーネル大学での最初の数年間は、研究仲間から「研究を一生の仕事にしたらどうか」と勧められた。「給料もいいし、時間も管理しやすいし、夜中に、患者からかかるタイレノールとアスピリンのどちらを飲んだらいいかという電話を、我慢しなくてもいい。私たちは、患者アレルギーだから」と言われた。

「でも、私は患者を診るのが好きなのです」と私は言った。

同僚たちは、私がどうかしていると思ったが、私は患者を治療するのが本当に好きだった。心臓の病気で困っている人を助けることは、大きな喜びと満足感を私にもたらした。そういう訳で、ニューヨーク病院、コーネル大学で、臨床研究員の仕事と、フランスで既に終えていたので短期で修了するレジデントプログラムに熱心に取り組んだ。患者の診療を再開したかった。診療こそが、私にとっての最高の治療薬だった。

興味深いことに、患者の診察中に不安になったり、緊急事態への対応中にパニックになったりすることは決してなかった。それは、そのような状況下では、私の意識は患者の問題に完全に向けられており、自分自身から注意がそれていたからだろう。実際、心臓治療の最前線にいることは、私にとって最高の抗パニック剤だった。患者を安定させるか救うか、即座に決断しなければならない危機的状況において、私は最もよく機能した。

その後も数年間研究を続けたが、一九八六年の夏、通常の二年間のアメリカの循環器内科臨床研究員をわずか一年で修了したことで、コーネル大学医学部の助教授とニューヨーク病院の指導医助手に昇格した。私の仕事の内容は、研究が三分の一、診療が三分の一、そして教育が三分の一という割合になった。

これが私の人生における黄金期の始まりだった。好きな仕事をして、まさに自分が望んでいた場所にいた。翌年、私の社会生活も好転した。ニューヨーク病院の医師と交際するようになった。そして、パーティーで定期的にピアノを弾くようになった。

交際していた女性を通じて、当時ニューヨークのトルコ総領事だったムラット・サンガー氏と知り合った。ムラットは熱心な音楽家で、私が書いた曲をとても気に入ってくれた。彼は、私の曲をアレンジするようになり、私たちは、私が買ったサウンドボードを使って、荒削りなレコーディングを始めたが、ムラットの方がサウンドボードをずっと上手に使いこなしていた。

ムラットは、トルコの外交団や外国人コミュニティのエリートたちを集めた華やかなパーティーを開き、そこで私に演奏するよう迫った。内輪で信頼できる友人のために演奏することも、リサイタルやレストラン、ホテルのロビーなど、人々が自由に出入りし音楽に反応してもしなくてもよいような公共の場で演奏することも、私には難しいことではなかった。しかし、客の反応に直面しなければならない社交の場で演奏することは、自分が未熟で偽物であるという不安を呼びさます引き金となった。

ムラットのパーティーに参加するだけで、口ごもり、恥ずかしさを感じるようになった。他の客と同じように、体面を取り繕っておしゃべりをしようと思っても、内心はひどく神経質になっていた。そんな時、味が嫌いで鼻をつまんで飲まなければならないほどだったスコッチを一、二杯飲むと、はっきりしたリラックス効果があることを発見した。ベンゾ系薬剤では決してなしえなかった不安感の解消を、アルコールはベンゾ系薬剤の不快な副作用を伴うことなく可能にしてくれた。また、アルコールは私の自尊心を高めてくれた。穏やかで、ゆったりとして、頭がすっきりして完全に安らいだ気分になった。見ず知らずの人と楽しくおしゃべりができるようにすらなった。

かなり後にAAに参加するようになってから、私は、次のようなことが繰り返し話されることに気付いた。お酒を飲み始めるまで「自分をこれでいいと思えたことが一度もない」、「自分に違和感がある」、「リラックスできたことがない」と。お酒を二、三杯でも飲めば、私は自信を持ってピアノを弾き、人を楽しませることができた。ムラットのたっての願いで、リクエスト曲や自分のお気に入りの曲を弾いて、他の客を楽しませて、踊ったり、一緒に歌ったり、うっとりと聴き入ってもらって、一時間かそれ以上の間、ムラットのパーティーをナイトクラブとコンサートホールを融合したものに変えた。私は彼のパーティーに行くとすぐに、また、その後まもなく、他の友人が開いたパーティーでも、私はピアノの演奏を頼まれるようになった。

こうして、私は、適量をときどき飲酒する社交的飲酒者になり、長年、そうしていた。

しかし、個人開業してからは、社会人になって初めて安定した収入が保証されなくなり、毎月毎月の診療益が損益分岐点のすぐ上あたりに留まっていて、経済的な不安が大きくなっていった。自分の年齢も気になった。四〇歳を過ぎて、結婚や子どもを持つ時期を逃してしまうと感じたからだ。このままでは、家族を養えるほど、あるいは、父がビジネスで成功したおかげで送ることができた生活を実現するほどの収入を、得ることができないのではないかと危惧していた。

その先には、すべてを失い、完全に困窮してホームレスになってしまうのではないかという恐怖があった。

不安の論理は、合理的であろうと非合理的であろうと、どんな考えでもつかまえ、その考えを、強度と非合理性を強化し続けるフィードバックループに閉じ込める可能性がある。このフィードバックループをすぐに断ち切らないと、フィードバックループが生み出す恐怖と不安を説き伏せることが不可能になる。恐怖と不安は具体的な形をとらず、むしろ恐ろしいことが起こりそうだというような、圧倒的な感覚であるのかもしれない。

この時期まで、私の不安は、完全に消えることはないまでも、数日から数週間は背景に少しある程度に抑えることができた。不安がときどき勢いを増しても、環境の変化やトランキセンやバリウムなどの薬のおかげで治まった。しかし、その後の二年間で、私の不安はますます執拗で心をかき乱すものになり、抑えることができなくなった。

気が狂いそうだと感じる程のどうにもならないパニック発作を経験するようになった。発作は、ふくらはぎの筋肉がピクピクと動くという、何の変哲もないところから始まった。このような筋線維束のけいれんは、特発性の良性筋線維束性けいれんと呼ばれる。ピクピクする眼瞼けいれんがよく知られている例である。筋収縮は、それ自体には害がないため良性であり、起源が不明なため特発性と呼ばれる。しかし、不安なときには、皮膚の下にミミズがいるような感じになるまで、筋収縮が増大した。次に、胸が締め付けられるような感じと、身体が震えるような感じの症状が出現した。息ができなくなり、窒息しそうに感じた。そして、制御できないパニックが私の全身を支配した。

私はすでに精神科医に診てもらっていたが、精神薬理学の専門医を紹介され、膨大な種類の薬をさまざまな用量で試された。しかし、何の役にも立たなかった。

私はストレスの蓄積で疲れ果て、唯一救いの薬であるアルコールを飲む量が増していった。負の悪循環に陥った。不安を和らげ、パニックをかろうじて食い止め、不眠を解消するために飲めば飲むほど、同じ効果を得るために、さらに多くのアルコールを飲まなければならなくなったのだ。

この時点で、アルコールはリラックスするための手段ではなくなり、それ自体が目的になってしまった。朝から昼間にかけては、なんとか大丈夫だった。しかし、午後になると、洪水が押し寄せるようにアルコールへの渇望が強くなった。一日、二日、一週間、あるいはもっと長い間、可能な限りその渇望に耐えていたが、やがて私は逃れられなくなり、多量飲酒のサイクルへ陥った。

私に降りかかったことは、起こるべくして起こった事故だった。一九九七年八月、急性の離脱性けいれん発作でニューヨーク病院に収容され、死にかけたときは、非常にショックだったが、同時に大きな安堵感もあった。私は——もう誰にも自分の飲酒を隠さないでおこう。これからは、きちんと治療を受けて回復しよう——と思った。

第三章　治療と回復に向けて

医師は自分で自分の病気の治療に関わろうとして回復の妨げとなることが多いので、患者としては厄介だと思われている。ニューヨーク病院で急性アルコール離脱からくる重度のけいれんから回復しつつあった一九九七年の八月の終わりの数日、そんな患者にはならないように最善の努力をしたにもかかわらず、私もそのような形で自分の問題を増やしてしまったのではないかと考えた。

それまでの九か月間、自分の飲酒問題の深刻さを繰り返し否定しながらも、私の状況を管理し、私の不安感とアルコール依存症の治療をうまくやってくれる人を見つけようと努めてきた。数多くの高名で権威のある専門家たちに紹介されたが、私を紹介してくれた精神科医の治療法をためらいもなく批判する人はいても、包括的な治療計画を提案してくれる人は一人もいなかった。仕方なく、私は自分で、できる限り最善の治療を行わざるを得なかった。

精神薬理学者からは、バリウムやザナックスなどの精神安定剤の処方を受けた。うつ状態だけでなく不安にも効くと言って、その精神薬理学者はプロザックやゾロフトのような選択的セロトニン再取り込み阻害薬（ＳＳＲＩ）も処方してくれた。私たちはこれらの薬剤を、単独で、あるいは組み合わせて、さまざまな用量で試した。どの組み合わせも効果がなく、すべての組み合わせに、不快な副作用があった。

アルコール依存症で私が受診していた精神科医は私がこれらの薬を服用していることは知っていて、彼もアンタビュース（ジスルフィラム）〔日本での商品名はノックビン〕を処方してくれた。アンタビュースは五日間体内で効き目が持続し、肝臓がアルコールを分解するのを妨げる。アンタビュースを服用して飲酒すると、心拍数の増加、皮膚の紅潮、息切れ、吐き気、嘔吐など、重度酩酊状態の非常に辛い症状を、ほとんど即座に経験することになる。飲酒を続ければ死ぬかもしれない。アンタビュースの服用は、非常に気分が悪くなることや死への恐怖により、患者が飲酒しなくなるとする嫌悪療法の一つだ。

アンタビュースを用いる嫌悪療法は、たいてい上手くいかなかったが、それはアンタビュースがアルコールへの渇望には影響を与えず、また、五日間アンタビュースの服用を止めればアンタビュースの影響はすっかりなくなり、いわば、再び安全に飲酒できるということを患者が知っているためだ。嫌悪療法は、少数の患者でのみ有効であることが示されている。アンタビュース療法を続けられる問題飲酒者はごく少数で、私はその一人ではなかった。それよりも、私はアンタビュースを試す多くの人たちと同じように、不真面目な態度でアンタビュースを服用した。週末にパーティーに出席するのを楽しみにしているときには、体内からアンタビュースの影響が消えるように、週の初めに服用を止めた。一度、渇望が高まってきたのに負けて、血中に薬が残っているままで飲酒したら、顔面が紅潮し、心臓がどきどきしたことがあった。このことを精神科医に報告して、私がアンタビュースを服用するのは危険だと思うと話すと、彼は同意して、すぐに私にその薬の服用を止めさせた。

私は鍼や催眠療法を試したが、どちらも全く効果がなかった。認知行動療法で評価の高い専門家にも相談した。飲酒の引き金になる感情を動かされる出来事を私が避けたり解決したりするのに、認知行動療法が役立つかもしれないと言われた。彼は私を、多量飲酒者から適度な量の飲酒者に変えることの方に、より関心があるようだった。

私は徐々にAAミーティングへの出席を増やし、AAの歴史や哲学について読み、有名な一二ステップを介して前へ進もうとしたが、上手くいかなかった。私はいつもAAの知恵に恩恵を見出したが、私の宗教的不可知論によってAAのプログラムの有用性が妨げられているかもしれないと心配して、「ラショナル・リカバリー（RR）」〔一九八六年にアメリカで開発された自己決定を重視する自助プログラム。アルコール依存症の人には飲酒に向かわせる内なる声があると考え、この声を認識し対処することを治療目標とする。アルコール依存症を病気ではなく、自発的な行動とみなす点でAAとは対照的である〕も試した。

RRには大いに興味をそそられた。その中心には、アルコール依存症は生物学的な病気ではなく、自由意志の行動であること、そして、人は自身の知性の力でアルコール依存症を克服できるという前提があった。しかしながら、私の経験では、RRに讃えられる「内なる力」もAAの「より高い力」もどちらも、不安に駆られた私のアルコールへの渇望の圧倒的力を前にしては弱すぎ、私は意志の力か霊性、あるいはその両方が、深刻なほど欠けているのか、私のアルコール依存症は医学的に対処されなければならない根本的な生物学的要素を持っているかの、どちらかだった。

役に立つことは何も逃すまいと決意して、私は定期的に運動を続け、体をリラックスさせて不安を減らすためにヨガをした。この両方から私は現実的恩恵を得た。大局からみれば、これらは私の全身の健康を維持してくれたが、私の長年の慢性的不安も、もっと最近の多量飲酒も解決してはくれなかった。

酒浸りになっていないときには、私は飲酒を避けようとする努力に、すべての時間とエネルギーを費やした。毎日、少なくとも一度はＡＡに行き、自己催眠を数回行い、ＡＡの連絡相手や友人たちとの電話に何時間も費やした。主治医の精神科医と鍼灸師の所にそれぞれ週に三、四回、認知行動療法カウンセラーの所に週に一回、精神薬理学者のところに隔週で通った。

私は、ニューヨーク病院での親しい友人で同僚でもあるボリス・パッシュに、私の飲酒問題を打ち明けた。彼はスウェーデンのカロリンスカ研究所で医学博士と哲学博士を取得し、ハーバードで博士号取得後の研修を受けた、スイス出身の才能あるがん研究者だ。その後、ボリスはノースウエスタン大学医学部の教授陣に加わり、そこでがん遺伝学事業を指揮しているが、ホメオパシー〔同質療法または同種療法のこと、「その病気や症状を起こしうる薬や物を使って、その病気や症状を治すことができる」という原理のもと、一七九六年にザムエル・ハーネマンが提唱した代替医療〕の専門家でもある。彼は治療を無料でしてくれた。気分を高め、肝機能を維持し、アルコールへの渇望を弱めると言われている様々なハーブやミネラルを私たちは試してみた。ボリスの友情と支えという価値ある恩恵を別にすると、好ましい結果は得られなかった。

アルコールへの渇望を減少させる薬が最近ヨーロッパで売りだされたと、ボリスが教えてくれた。アカンプロサートと呼ばれるもので、読んだものに基づいて、ボリスは「まさに君が必要としているもののようだ」と言った。アカンプロサート（カンプラルという商品名で販売）〔日本での商品名はレグテクト〕は既にフランスで入手できるので、私は母に送ってくれるように頼んだ。アルコール離脱は興奮性の神経伝達物質、特にグルタミン酸の放出を誘発し、アカンプロサートは脳内のグルタミン酸受容体を遮断するので、有望と考えられていた。私はメーカーの使用上の指示に従ってアカンプロサートを服用したが、私の症状には何の効果もなかった。

アカンプロサートでの私の経験は、アンタビュースでの経験と同じように、非典型的というわけではなかった。後にリハビリ施設で、「私は悪い病気に罹っている善人です」と言うことを学んだが、一九九七年の八月にニューヨーク病院でベッドに横になっていた私は、治療の失敗で混乱し、そのことで自分を責めがちだった。ジョン・シェーファーは、アルコール依存症は病気であって欠陥ではないと断固として主張して、気分が沈み込む私を元気づけてくれたが、それでも私は恥の意識を振り払うことができなかった。また、ジョンとエリザベス・クーリから、アルコール依存症から回復するための立証された治療法がないことを知らされ、控えめに言っても、愕然とさせられた。薬物療法、一二ステップのプログラム、そしてリハビリ施設は、それ自体でも、または相互の組み合わせでも、はっきりとした解決は全然与えてくれなかった。出口はないようだった。

それでも、私は自分が最高の治療を受けているのは分かっていた。私はロックフェラー大学の依存症研究者としてのリズ・クーリの世界的な専門家の知見に全幅の信頼を置いていたし、辛いときに、彼女の温かさと思いやりは特別の助けとなった。

「私は悪い病気に罹っている善人です」。リズとジョンはまさにそのように私に接してくれた。二人は私に笑顔で挨拶をしてくれ、眼を見て話をしてくれた。残念ながら、一三日間の入院中に会った、私が知っている親しい関係の人たちを含めて、他のほとんどの医師たちはそうはしてくれなかった。私は自分の飲酒のことやその他のことについて彼らに話そうとしたのだが、彼らは関わることを拒んだ。私の医学的問題が何か他の病気が原因だったなら、私の目を見てくれただろうが、彼らは確かに決して私の目を見ることはなかったのだ。彼らの態度がいかに緊張したものだったかは、印象的だった。そのうえ、依存症以外の理由で病院に入院した同僚たちを私たちはみないつも見舞ったのに、親しい同僚の誰一人も私に会いに来てはくれなかった。中には、私に恥ずかしい思いをさせまいとしてそうした人もいただろうが、たとえそうだったとしても、彼らの意図は逆効果になった。というのは、医師たちは依存症という病気を気まずく思うあまり私を一人の普通の人間として扱うことができないのだということを、私は恥ずかしく思うようになったのだから。

多くの他の社会的動物におけるのと同じように、すべての人間の文化において、「避けることは恥じていること」というこの共通の真実があることを、科学は立証してきた。この事実から、大多数の医師が行ってきた依存症患者に対する治療のやり方はずっと前に変えられるべきだった。しかし、実際は変わってはいない。

私たちは、専門家かお金、あるいはその両方の組み合わせによって、すべてのことは直すことができると想定した世界に生きている。そして、もしも「専門家」が問題を解決できなければ、その問題は本当には存在しないか、一人で問題を解決するように、問題を抱える人に委ねられることになる。私たちは、自分自身を人生のすべての挑戦に対処できるほど強い生き物として見たいのだ。私たちは意志の力がすべての障害を克服できると思い込んでいる。

それが、RRが私に訴えかけるものの核心だった。自分で考え、意志を持って依存症から自由になれるという幻想は、とても魅力的だった。回復して、自分の過去を振りかえると、早くにバカロレアを取得したり、アルトゥール・ルビンシュタインのオーディションを受けたり、良い循環器医になったりと、私はかなり意志の力を働かせてきたことが分かった。

しかし、同時に、私がAAミーティングで見てきたことによると、アルコール依存症患者の中に意志の不足はなかった。中には高度な技能や集中力を要求される専門職やその他の状況の中で、高いレベルの職責を果たしている人もいた（もちろん、依存症の人たちは、自分の気分を良くするために、どんな依存物質でも手に入れようとする意志の力があることは言うまでもない）。AAやNA〔ナルコティクス・アノニマス。直訳は、「匿名の薬物依存症者たち」。一九三〇年代中頃にAAから派生して生まれた〕が主張していることは、意志の力がどんなに強くても、重度の依存症には不十分だということだ。それも、私には納得できた。AAがもともと提唱し始めた一二ステップの第一ステップである「私たちはアルコールに対して無力であり、思いどおりに生きていけなくなっていたことを認めた」に、私は多くの知恵を見出していた。

AAで私が会ったアルコール依存症者たちが共通にもっているように見えた一つのことがあった。彼らはみな、不安、気分、パーソナリティ障害と通常結びついている長年の心の痛みを和らげるために飲酒したと言ったのだ。これは驚くべきことだと、私は思った。

すべてのアルコール依存症患者には私自身のものと同じような依存症前の病的状態があったという事実は、アルコール依存症は基本的には生物学的な病気に違いないという私の思いを一層強めた。アルコール依存症は生物学的な病気だから、意志の力やポジティブ思考では対処できなかったのだ。依存症は医学的に対処されなければならなかった。

入院の終わりの数日間、最悪な状況は過ぎ去ったと、私は希望を持ち始めた。不安や飲酒の引き金のある日常生活から解放され、ジョン・シェーファーとリズ・クーリとの会話と、私が完全な回復を達成できるという二人の確信に励まされて、私は深い心の静寂と、心が晴れるのを感じた。AAの共同設立者であるビル・Wは、彼の著作の中で、生涯の断酒に彼を導いてくれた霊的目覚めの前触れとして、これらの感覚を説明した。私は似たような話をAAミーティングで聞いていた。

次にリズ・クーリが私に会いに来たときに、私は彼女に自分の経験を話して、「私は常に自分が不可知論者だと思ってきたのですが、今、霊的目覚めを感じているのだと思います。それが、私は決して二度と飲酒はしないだろうと感じさせてくれるのです」と言った。

リズは、「あなたが説明している感覚は、依存症の人たちが経験する霊的目覚めについて私たちが知っているものと一致しています。ある種の奇跡かもしれません。あなたは辛い思いをしてきたのですから、それを受けるに値しています。私があなたに言い続けていること、あなたは宇宙の子どもで、多分宇宙は今あなたを見守っているということを、忘れないでくださいね」とリズは言った。

自信にも近いような控えめな楽観主義で、リズと私は、一三日間の入院後の退院準備をした。私はコーネル大学のリズのオフィスで外来患者として彼女に相談を続け、ジョン・シェーファーにも定期的に経過を診てもらうために、一か月後にもう一度会うことになっていた。

退院前に、私の経験を他の医師たちと共有するために、また、助けを求めるように依存症患者に伝えて励ますために、コーネル大学の症例検討会で喜んで話をすると、私はジョンに言った。

「それは立派な申し出だが、五年間しらふでいられて、危機を脱したことが分かってからやるべきだよ。多くの医師たちは、依存症は病気ではなく弱さが原因とまだ考えているし、君が何を言っても、君に不利になるように利用しようとする医師もいるだろう。回復するまでは目立たないようにするのが一番だ」と彼は言った。

ジョン・シェーファーの警告は別として、翌週は楽しいものだった。アルコール渇望の重荷から解放されて、通常の生活、そして遠からず、循環器科の診療を始めることを楽しみにして、私は日に日に元気が出てきた。ピアノを弾くことや、ジョーンと一緒にいるのがとても楽しかった。私たちはニューヨーク州北部の湖畔のヴィクトリア朝風のリゾートホテルで、素晴らしい週末を過ごした。

そして、それから、なぜかは分からないが、私はお酒を飲んでしまった。

振り返ってみると、私は将来について、期待しすぎていた。そして、その神経の高ぶりと共に、私の医業が金銭的に引き合うかどうかや、ジョーンが望んでいる彼女と生涯を共にすることへの決断について、不安を改めて感じ始めていた。いずれにしろ、理由が何であれ、多量飲酒は続いていて、私が抵抗したにも関わらず、ジョーンは過剰反応をして救急隊に電話した。ほんの三週間前に私が急性離脱でけいれん発作を経験したことを考えれば、彼女の判断は理解できた。救急隊が到着したとき、私は怒り狂っていたが、疲労がひどすぎて言い争うことはできなかった。それからすぐに、ニューヨーク病院の救急治療室で解毒されているのに気づいた。

リズ・クーリは、今度は、救急からまっすぐ居住型リハビリ施設に行くべきだと助言してくれた。彼女は、カリフォルニアのベティ・フォード・クリニックを考えていたが、空きがなかった。ニューヨークの郊外のクリアー・スプリング病院に空きがあったので、私は気が進まないながら、そこに行くことに同意した。私はリハビリ施設に押し込まれたように感じたが、それ以上に、霊的な啓示のわずか数日後に飲酒した自分自身に、ひどく失望していた。

同時に、リハビリ施設が私に必要な答えであることを願っていた。AAでは、リハビリ施設は役立つと言う人もいたし、そうでないと言う人もいた。

ジョーンがクリアー・スプリングに車で送ってくれた。私は衣類だけを背負い、ひどく落ち込んだ状態で着いた。私のクレジットカードはニューヨークのアパートの財布の中だったが、入院前に病院から五千ドルの保証金を要求された。退院したらすぐに返してくれると信じて、もちろんそうしたのだが、ジョーンは気前よく彼女のクレジットカードで保証金を払ってくれた。

クリアー・スプリングはリハビリ施設のリッツ・カールトンに相当し、五つ星のリゾートホテルの設備を備えた美しい場所だった。ニューヨークの都市圏や全国から、多くの裕福な患者や有名人が入所していることがすぐに分かった。

私たちはみんな、有名人たちがリハビリ施設の回転ドアを出ると、パパラッチのフラッシュに眩しく照らされるのを見るのに慣れっこになった。この施設で長く過ごした後なら、私は多くの有名人が施設にいるのは、有名人たちが意志の力や精神力、積極的態度が特に欠けているからではないと言っただろう。つまり、この施設に長く滞在できるのはお金持ちだけだと後に分かったのだ。すべての依存症患者が必要なだけのリハビリを受けているのでなく、支払いができるだけのリハビリを受けているというのが真実だった。これについては後に述べるとしよう。

クリアー・スプリングでの始めの二、三日間は、私は解毒を続けていた。それからR医師の受け入れ面接と評価を受けた。驚いたことに、面接は私の病歴や飲酒について詳しく話し合いをすることもなく、一〇分で終わってしまった。R医師は、SSRIであるルボックス（フルボキサミン）、そして、アカンプロサートと同じく抗渇望薬であるナルトレキソンを処方した。「ルボックスはアルコール依存症のような強迫的行動に効きます。ナルトレキソンは渇望を抑えてくれるでしょう」とR医師は言った。（クリアー・スプリングを退院してしばらくはこの両方の薬を飲み続けたが、どちらも私の飲酒行動を変えるのに全く役立たなかった。）

最初の面接から二、三日経って、R医師は短時間再び私に会って、薬を飲んで気分はどうかと尋ねた。クリアー・スプリングでの三週間の滞在の間、医師に会ったのはこれだけだった。だが、自分はやっと専門家にゆだねられているのだ、やり方を信頼すべきだと私は思った。クリアー・スプリングでの滞在は安らぎに満ち、元気を回復させてくれるものだった。立証された治療法がない中で、リハビリ施設の主な利点は、アルコールやその他の依存物質や依存行動から一時的に離れて休息ができることだ。そしてそれは、依存症患者にとても必要なものだ。

アルコール依存症患者のクリアー・スプリングでの日常生活は、『どうやって飲まないでいるか』やその他のAA認定の本を交代で読むことで始まった。後になると、お酒の断り方のような対処技術のクラスや、AAミーティング、それから、散歩をしたり、仲間の患者と話をしたり、施設の素晴らしいピアノを弾いたりする自由時間がたっぷりあった。私のピアノの演奏に魅せられた人の中に、アメリカの一流のシンフォニー・オーケストラの団員だったクラリネット奏者がいた。うつ病の治療を受けていたとても感じのいい人だった。しかし、私は想像した。「自分はまともな病気の診断を受けているが、あいつは自堕落な酒飲みである」と彼が思っているのではないかと。

この点に関しては、R医師とクリアー・スプリングの他のすべての人たちに――私の治療に関わったすべての人に言ったのと同じように――「私の根本的問題はアルコールではなく、不安です。不安がなくなれば、飲んだりしません」と私は言った。

私の治療に関わったすべての人たちと同じように、R医師も「飲むのを止めれば、もうそんなに不安になることもないでしょう」と答えた。

クリアー・スプリングで三週間が経って、この件について、私はR医師を少し信じてもよいかという気になっていた。施設の定められた日課のお陰で、日々のストレスや緊張から解放されていた。ニューヨーク病院での最後の数日間、霊的に目覚めて、希望でいっぱいだったほどではないにしても、私は非常に穏やかで平和な気持ちだった。クリアー・スプリングのカウンセラーたちはみな、よくやっていると言って、私がアルコール依存症から回復する途上にあるのは確かだと判断した。

一か月後に私はクリアー・スプリングに戻ってきた。指示通りにルボックスやナルトレキソンを服用し続けていたにもかかわらず、リハビリ施設の繭から出るとすぐに、不安と、それに続くアルコールへの渇望が、激しい勢いで舞い戻ってきた。一人のカウンセラーがまるで母親のように心配そうに、「やせましたね」と言った。

クリアー・スプリングでの二度目の滞在が一週間過ぎた朝、一人の医師が私に話しかけてきた。「今回はもっと長く居る必要がありますよ。初回は短かすぎたのです。だから再発したのですよ。あなたの健康のためには、二か月ほどの滞在が絶対必要です」と彼は大まじめに言った。

「とても長いですね、先生」と私は言った。

「普通の寿命を享受できるとすれば、あなたの人生全体から見て、とても短い期間です。あなたは非常に深刻な依存症に罹っているので、このことを勧めているのです。あなたの命は、必要とされているだけの真剣さで治療することにかかっているのですよ。あなたにとって、これは生死の問題だと言ってもおおげさではないのです」

「どういう意味ですか？　少なくとも二か月ここに滞在しないと、私は死ぬのですか？」

彼は非常に心配そうに私を見て「二、三日前にあなたがここに来たときの状況を考えてください」と言った。そして、励ますような笑みを浮かべると、「今すぐにこのことについてこれ以上あなたに無理強いしたりしませんよ。今日の活動を続けてください。また明日話し合いましょう」と言った。

午前も遅くになって、空に雲が広がり、激しく雨が降り出した。昼食時にあの医師がまた私に近づいてきて、「問題があります」と言った。

「何が問題ですか？」と私は尋ねた。

「あなたの保険では、これ以上ここに滞在できないのです」

「なぜ駄目なのですか？　前回は支払われましたよ」

「念には念を入れて確認しました。あなたは依存症治療のための支払限度を超えているのです。自費で支払う気はありますか？」

「いくらですか？」

彼は咳払いをして、それから一瞬口ごもり、聞こえる範囲に他の患者がいるかどうかを確かめるために周囲を見回して、それからほとんどささやくように、「現在のレベルの宿泊と治療ですと、日に五〇〇ドル少々です」と言った。

それは驚くべき金額だった。「そんなに多額の金額を払えるかどうか分かりません」。自分専用のバンガローにいる有名人や富裕層の人たちはいくら払っているのだろうかと、私は思った。

「では、出て行ってもらわないといけません」

「いつですか？」

「いますぐ、今日です。保険は午前中しか支払われないのです」

「でも、そんなことをしても安全ですか？　ここでの私の治療は生死の問題だとあなたは言ったのですよ」

「いや、いや、そんなことは全然言っていません。大袈裟に言わないでください。こういうことは、単純に割り切れることではないのです」

「でも、もし私がここに滞在しなければ、私は酷いことになるとあなたは言いましたよ」

「大袈裟に言うのはやめましょう」と医師は言った。

「でも、どうやって私はニューヨークに戻るのですか？　迎えに来てくれそうな人に連絡が取れるかどうか分かりません。」

「そう遠くないところに駅があります。そこまで歩くとニューヨーク行きの電車に乗れますよ」

私は不安で震えていた。私は窓の外を指さして、「この土砂降りの中をですか？　今夜は泊まって、明日の朝に退院するようにはできませんか？　一晩くらいなら払えます」と私は言った。

医師は立ち上がり、白衣をまっすぐに整え、「ここは病院であってホテルではありません。きっと上手くおやりになるでしょう」と言うと、くるりと向きを変えて、それ以上は何も言わないで立ち去った。

私は唯一の持ち物である二、三枚の着替えを、ジョーンがニューヨーク病院に持ってきてくれた時に入れていた紙のショッピングバッグに入れた。

私はどうしていいか分からなかった。またしてもクレジットカードを持っていなくて、ジョーンが救急隊に電話したときにポケットに入っていた、二、三枚のしわくちゃの紙幣を持っているだけだった。駅までのタクシーとニューヨークまでの切符の両方には足りないのではないかと思った。親しいカウンセラーが通りかかって、「もう退院ですか？」と言った。

私が状況を説明すると、彼は「何人か他の患者も今日退院するでしょう。多分そのうちの誰かに駅まで、あるいはニューヨーク市までも乗せてもらえるかもしれませんよ」と言った。

私は午後のあいだずっと待った。六時ごろ、週の初め頃に話をした一八歳の少年が、荷物を持って受付にやってきた。他の患者たちは、彼がジェイムズ・カーン〔アメリカの俳優。代表的出演作品はゴッドファーザーや愛と哀しみのボレロなど〕に似ていると言った。彼はコカイン問題でのリハビリ期間を終えようとしていたが、決して今回が初めてではなかった。両親が迎えに来て、ニューヨーク市の自宅に彼を連れて帰ることになっていた。到着した両親は親切にも、彼らの黒いメルセデスに私を一緒に乗せていきましょうと申し出てくれた。

私たちは午後七時ごろ、夕食も食べずに出発した。私は怒りでいっぱいで、「施設の馬鹿者どもに見せてやろう。家に着いたら、美味しいお酒をたっぷり飲もう」と思った。患者仲間である少年の両親が、私の自宅前で私を降ろそうとした。ブロックを曲がったところに酒屋があって、お酒を買うのに足りるだけのお金を持っているのに気づいた私は、「向こうの角で降ろしてください」と言った。

私は酒屋に入って、ウォッカのストリチナヤ〔一九〇一年にモスクワで製造が始められた、ロシア語で「首都」を意味するウォッカの銘柄〕を一瓶買った。これが、いつものごとく、ひどく気分が悪くなってこれ以上飲めなくなるまで続く、多量飲酒の始まりだった。バリウムを使って自分で解毒した後、保険会社に電話して、私の保険の補償には、依存症治療のための一五〇〇〇ドルが含まれていること、そして、この一五〇〇〇ドルは年額でなく総額だということを私は知った。クリアー・スプリングでの九月の三週間と一一月の一週間で、一五〇〇〇ドルはすべて使い果たしていた。

私は、アルコール依存症に関連した医師やセラピストたちへの通院費の月二三〇〇ドルを既に私費で払っていて、これからは、救急に行くのも、解毒も、リハビリ施設に滞在するのも、自分で支払わなければならなくなった。私は体調が悪いときは診療をしていなかったので、クリアー・スプリングと同じ価格の施設にさらにほんの二、三回滞在するだけで、私の蓄えはすっかり使い果たしてしまうことになる。

そういう理由と、「生きていたければ、ここのリハビリ施設に長く滞在しなければいけません」から、「払えないなら、または払う気がないのなら、出て行ってください」に突然、無情にも変わったことにひどく腹を立てていたので、クリアー・スプリングを訴えることを考えていて、「本物の凄腕」と称賛されている、成功している医療過誤専門の弁護士を紹介してもらった。彼はまるで法廷で反対尋問をしているかのように私に厳しく質問をしてから、これは素晴らしい訴訟案件ですと言った。しかし、私がまだアルコール依存症であるままで訴訟を起こすことによって、ニューヨーク病院における循環器内科医としての友好的関係をすべて台無しにしてしまう気でいるのかどうか、賢明にも私に尋ねてくれた。これを聞いて、少なくとも五年間断酒できるまでは目立たないようにとの、ジョン・シェーファーの助言を思い出して、私は訴えないことに決めた。

目立たないようにするために、解毒で救急治療室に行かなければならないときは、ニューヨーク病院にはもう行かないことに決めた。幸いなことに、ニューヨークのような大都会には多くの選択肢があった。ジョーンは、もしまた自分が介入して救急隊に電話しなければならないと思っても、必ず私の勤務先の病院以外に搬送されるようにすると約束してくれた。

この時点で私がしたもう一つの処置は、すべての費用を自動払いにすることだった。回復することに集中できるように、物事をできる限り能率的にして、酒浸りになって支払いを忘れたために電話や電気を切られることを心配しないでいいようにした。AAの人たちは、こういうことについての恐ろしい話をしていた。

私が多量飲酒のサイクルから抜け出すのに役立つことを願って、母は私にパリに戻って滞在するように勧めた。リズ・クーリもパリでの療養は私に良いだろうと賛成して、パリの精神科医であるT医師の名を教えてくれた。パリに到着してしばらくして私は彼の診察を受けに行ったが、彼は一九世紀のシオニズム〔ユダヤ人のパレスチナ回復・祖国建設を目指した運動〕の偉大な創設者であるテオドール・ヘルツルに似た濃いあごひげを生やした、とても楽しくて好感の持てる男性だった。

T医師は、自身が麻薬依存症だった事実を隠さなかった。依存症患者の観点から彼が渇望を理解しているのは、大きな助けになると私は感じた。T医師もホロコースト生存者の子供で、それを理由に、彼は私に料金を請求することを断った。彼は全く批判的ではない人だった。実験は無駄だろうと予想しながらも、T医師は私にある実験をすることに同意してくれた。その実験は、セッションの前と最中に私が飲酒をして、それによって、飲酒の引き金となる感情的問題について、私がもっと自由に話ができるようになるかどうかを調べるというものだった。

T医師との予約には、私の義姉のファビエンヌが車で連れて行ってくれ、私の膝にはスコッチウイスキーの瓶があった。実験は完全に失敗だった。確かに私はT医師に自由に話をしたが、その会話から、重要な本質的なことや隠れていた問題が見つかることはなかった。

個人セッションとグループセッションでのトーク・セラピーは、標準的な依存症治療だ。クリアー・スプリングでは、定期的にトーク・セラピーのセッションがあった。すべてのAAミーティングは、グループセラピーの一形態だ。私は飲酒を始めるずっと前に、不安のために精神科医の診察を受けていた。しかし、不安やパニックに陥っているときや、脳がアルコール漬けになっているときには、たとえとるべき適切な行動があるとしても、自己を分析して、適切な行動をとることは困難だ。後になって知ったのだが、依存症患者には、AAと認知行動療法が最も効果的な治療であるが——とはいっても、それほど顕著な効果ではない——それも少なくとも半年から一年半の断酒期間の後なら、という話である。

とても上手くいったとしても、トーク・セラピーは症状を追いかけるだけのいらいらするものだ。重度の不安、気分障害、パーソナリティ障害などを含む、あるいはそうなりがちな気質を持って生まれた人たちにとっては、不安や抑うつの引き金を特定しても、その生物学的起源やメカニズムに対処することはできない。私はトーク・セラピーに利点が全くないと言っているのでなく、その明らかな医学的限界を指摘しようとしているだけだ。

私たちの話の中で、T医師は「依存症は霊的問題です。あなたはなぜ霊性を得られないのですか？」と何度か繰り返した。

「理解できません。どうやれば得られるのか教えてください」と私は言った。

「そのうち、分かるでしょう」

「その間に、私は霊的悟りを待ちながら死ぬでしょう」

その言葉を無視しないで、「そうですね、その可能性はあります。でも、それでも、私たちはあなたが良くなるように最善を尽くさなければなりません」と、T医師は思いやりを込めて言った。彼は、休息のために、パリにある私立のリハビリクリニックに入るように勧めてくれた。二度目のクリアー・スプリングでの滞在では、休息は短縮されてしまったのだから。

私はあまりに長年フランスの国外で暮らしてきたので、政府が支払ってくれるヘルスケアの資格はもうなかった。クリアー・スプリングほど高くはないにしても、私立のクリニックは費用がかかった。一部は自分で払ったが、大部分の費用は母が負担してくれ、そのことを私はずっと申し訳ないと思い続けた。私はそこに一一月から一二月にかけて、四週間近く滞在し、休息は私を元気にしてくれた。

パリを去る前に、昔の上司のレイモン・バールを訪ねた。一九八〇年から一九八一年にかけて、フランス陸軍で義務的兵役を果たす若い医師として、私は選ばれてフランスの首相と内閣担当の医師に就任した。当時、バールが首相で、私たちは、二人ともクラッシック音楽が大好きだったことを通じて、とても温かい関係を築いた。私がアメリカの循環器科の特別研究員に申請したときには、バールの手書きの推薦状つきでという恩恵を得た。

レイモン・バールは、私がアルコール依存症になっていたことを知らなかった。彼に病気だと気が付かれないくらいに体調が良かったことに、私はほっとした。長い会話の最後に、「海外でのフランスのイメージと循環器学への君の貢献に対して、レジオン・ドヌール勲章を受ける手続きを始めないといけないな。秘書が教えてくれたのでは、来年は君が博士論文を書いてから一五年になるようだ。医師の受賞としては、一番早いことになるよ」と、彼は言った。

私は仰天した。罪悪感に駆られて、「聞かれていないかもしれませんが、私は今ではどうしようもない飲んだくれで、全くの失敗者です。私を推薦したりして、面目を失わないでください」と、だしぬけに言いたかった。しかし、私はきまり悪さと恥の気持ちから黙っていた。レジオン・ドヌール勲章に私を申請するために書類を整える過程で、何らかの方法で、バールは私のアルコール依存症を知って、その考えを捨ててくれるだろうと考えながら、私は彼のオフィスを後にした。

一二月の半ばにニューヨークに戻って、依存症は霊的問題だという考えと格闘した。私はふと自分は霊性の専門家を知っていることを思いだした。それは友人のエリー・ウィーゼルだった。エリーが一九八六年のノーベル平和賞を受賞したとき、審査員たちは、「彼は世界で最も重要な霊的リーダーであり、そして指導者の一人だ」と彼を褒め称えた。

エリーは何年も前に親友になっていて、私たちは電話であれやこれやと大いに語り合った。彼と妻のマリオンはアッパー・イーストサイドの私の近くに住んでいたので、エリーは土曜日には長いおしゃべりを楽しむために、度々私を招いてくれた。その後、エリーとマリオンは、ときどき、泊まりに来て一緒に安息日を守ろうとか、残る週末を、彼らや他の友人たちと一緒に田舎で過ごそうと誘ってきた。

エリーは私の問題飲酒について知らなかった。彼に霊性と依存症について話しをするために、私は二、三杯お酒を飲んで、まず勇気を出さなければならなかった。私は、フロリダで冬の休暇を妻と一緒に過ごしている彼に電話した。

「エリー、僕はアルコール依存症なんだ」と、私は言った。

「何だって?」

「そうなんだ、僕には霊的指導が必要だと言われたんだ。助言を頼めるだろうか?」

「それを聞いてショックだ…ただただショックだよ。君は医療の助けを求めるべきだよ、オリビエ」

「私は最高の医療の助けを受けている。多くの人に支援してもらっているんだ。だが、アルコール依存症は霊性の問題だと言われたんだ。ユングはそれを霊的な真空のせいだと言った。それが何を意味しているのか分からないんだ。それが理解できないんだよ。助けてくれないだろうか?」

エリーは再び、「君は医師の診察を受けるべきだよ」と言った。今までにした最も短い会話の一つだったが、残りの会話の間中、「ショックだ、ただただショックだ」と言いながら、彼は医師の診察を受けるように、という言葉を繰り返し続けた。

私はエリーが私のために霊的な指導をしてくれなかったことに、打ちのめされていた。後から考えると、彼に依存症の霊的な性質を説明することを期待したのは、公平ではなかったと思う。依存症は疑いもなく人間の精神の危機だ。このことが真実である限りでは、依存症の霊的危機は、基本的には生物学的な起源とメカニズムを持つ進行過程の末期に近いように、私には思われる。確かに、私が生まれつき持っていた非常に不安な気質のような、生涯にわたって続く気分障害という、依存症になる前の病的状態を、霊的観点から分析する方法はない。

しかしながら、エリー・ウィーゼルに電話した時点では、後から振り返ったこの視点を私は全く持っていなかった。私は単に自分のアルコール依存症の性質について当惑し、それを打ち負かすあらゆる機会をつかむことに必死だった。

一九九七年から一九九八年にかけての冬の間、可能ならお酒を飲まないでいて、我慢できないときでも、多量飲酒が健康に与える影響をできる限り少なくしようと努めた。私にとって一日の中で、午後の遅い時間が最も危険だった。それは、アルコールへの渇望が高まり始める時間だった。渇望と上手く闘えた日もあったが、その闘いは私をひどい気分にさせた。

渇望は、時間や日数の経過につれて波のようにやってくる身体的、感情的、精神的症状を伴うので、捉えどころのない概念かもしれないが、私にとっては、渇望は人生の残酷な事実だった。最悪の場合には、依存物質への渇望は、飢えている人にとっての食べ物への渇望と同じようなもので、同じホルモンを放出し、脳の同じ部位を活性化させることが研究で示されている。米国国立アルコール乱用・アルコール依存症研究所（National Institute on Alcohol Abuse and Alcoholism：NIAAA）は、アルコールへの渇望は、飢えや喉の渇きより一層強い可能性があり、ひとたびアルコール依存症が定着すると、脳はアルコールを生存に欠かせないものとして認識すると述べている。

依存物質や依存行動についての思いは、最も穏やかな瞬間にさえ、依存症の人の意識の中に巧みに入り込み、依存物質を得たいという強い願望がすぐに頭から離れなくなってしまう。渇望を経験していることに対してさえ、恥と自己嫌悪の思いで一杯なのだから、これは、肉体的のみならず、精神的にも感情的にも悲惨な経験だ。

渇望は、誰か他の人が私の体をコントロールして歩みを指示するように私をトランス状態に陥らせ、私にお酒を買いに行かせるという、可能性もある。渇望に負けたときには、次の日にはもっとうまく抵抗できるようにと願い、祈り、努力するのみだ。

もっとも渇望を呼び起こし、激化させる四つの状況である空腹〔Hungry〕、怒り〔Angry〕、孤独〔Loneliness〕、疲労〔Tiredness〕の頭文字を取った、ＡＡのＨＡＬＴについては、既に述べた。食べ物を食べることは確かに渇望を弱めるが、当時、私は料理の仕方を知らなかった。食べ物を注文することや食べに出かけることでは、アルコールがもたらすようなより早く、より完全な形の不快感からの解放を得ることはできなかった。

私はＡＡミーティングに度々でかけ、「九〇日に九〇回」というＡＡの目標を二度達成した。日に二、三回、あるいは四回もミーティングに行くことも多かった。私のスポンサーは、常により多くのミーティングに参加するように促し、「あなたの名前が書かれた椅子があります」と言った。

残念なことに、ＡＡミーティングは、絶えずアルコールの話が出てくるので、私にとっては強力な渇望の引き金となることがあった。ＡＡミーティングに参加している他の人たちも、この問題を抱えていると言った。七九丁目のワークショップでは、一日の最後のミーティングは午後一〇時だった。ときどき、そこに座って、何度も何度も繰り返されるアルコールという言葉を聴いていると、渇望には勝てないと思い、一一時に酒屋が閉まる前に一瓶買うために、私はこっそり抜け出した。

私はいつもたった一瓶だけ買って、家には絶対に瓶の備蓄をしなかったが、その理由の一つは、もっと飲む必要があることを否定するためで、もう一つの理由は、多量飲酒しないようにするためだった。致死的なアルコール血中濃度になるまで多量に飲酒することは、あまりにもたやすいことだった。致命的な胃腸の出血や、失神して自分の嘔吐物で窒息することも、私はとても恐れていたが、どちらもアルコール依存症患者にとっては珍しくない出来事だった。

酒浸りになっている最中に目覚めると、深刻な肝障害の兆候である、ビリルビンの上昇で目が黄色になっていないかどうか確認するために、鏡で目を調べた。そうするとき、私はしばしば、その日は飲まないと誓った。そしてうまく多量飲酒を終わらせられることもあったし、少なくとも一日か二日の間、飲むのを中断することに成功することもあった。「今日は渇望と闘えるほど強くはない。状況に身を任せて、飲みすぎないようにしよう」と自分に言い聞かせたときもあった。私はこのことは、流れに逆らわないでいて、断酒を維持する闘いのためにもっと大きな力を奮い起こすことができるまで待つことだと思っていた。

多量飲酒しているときの日々の問いは、眠ることができて、心と体に不安や渇望からの少しの休息を与えられるようになるには、どれだけ飲まなければならないかということだった。飲み足りなければ、短時間で目覚め、まだアルコールを渇望していた。

冬の間、酒浸りの最中に目覚め、五時で外が暗いのを見ると、「午前五時？　それとも午後五時だろうか？」と思った。午後五時は、Ｄデー〔計画開始予定日。いわゆるＸデーと同意〕、つまり勝利を意味し、午前五時は絶望を意味していた。私は窓のところに行って、暗い外を見た。かなりの人たちが通りにいるということは、午後五時ということで、私は降りて行って、一瓶買うことができた。通りに人がいないのは、午前五時ということで、酒屋が開くまで五時間も過ごさなければならなかった。

もし、アパートにお酒が少ししか残っていなかったら、それをちびちび飲んで、次の瓶を手に入れるまで、多少の不快感があるままぼんやり過ごした。ある朝お酒が欲しくて、七時ごろ目覚めたが、全く残っていなかった。次の一時間の間、ドアマンがお酒を持っているかもしれないという考えが私の心の中でどんどん大きくなっていった。私は階下に降りて行って、「もしかして、机の後ろにお酒を置いていませんか？」と彼に尋ねた。

もちろん、彼はないと言ったが、もしも、お酒をそこに置いていたか、私に持っていると言っていたら、解雇される危険を冒すことになっていただろう。「あー、ほら、ちょっと困っているんだ。フランスの国連大使が九時に、空港から直接ここに来るんだよ。僕の所には全くお酒がないのに、酒屋は一〇時まで開かない。乾杯で彼を歓迎するために私に貸せるお酒を本当に全然持っていないの？　もちろん、酒屋が開けばすぐに返すよ」と私は言った。

彼はないと言ったので、私は上がって自分の住居に戻り、落ち着かないまま待った。一〇時少し前に下に降りて、ドアマンに「幸いにも大使は遅れているので、酒屋に行って何か買って来ることができます。私が出かけている間に大使が到着したら、彼に私はすぐ戻ると伝えてください」と言った。私はそのレベルまで落ちていた。

通常、私はもっとうまく飲酒を管理していて、二日酔いではあるが、どうしようもないほどの渇望はない状態で目を覚ました。それで、午前中と午後の早い時間帯は回復に費やすことができた。私はコーヒーをたくさん飲み、世界で起きていることを把握するのと知性を鍛えるために新聞を読み、できるだけ身だしなみを整え、飲酒のせいで失われつつある筋肉の弾力性と心血管の健康を回復させるためにジムに通い、できるかぎり度々予約をして医師のところに通い、AAミーティングに行った。

AAの助言に従って、飲んでいようといまいと、支えと人との接触を求めて、私は、一日中、スポンサーやその他の人たちに電話をした。スポンサーは必ず飲まないように励ますので、私はたいてい彼に電話する直前に飲んだ。彼は、私がどこからでも、いつでも電話ができる良い人だった。その冬に一度夜中に酔っぱらって電話し、「私は終わりです。私の人生は終わりました。私は無に等しい存在です。自殺した方がましです」と言った。

「そうですか。人生を終わらせたいのですね?」と彼は言った。

「そうです。お別れを言うために電話をしているのです。私の唯一の心配は、しくじって、麻痺して車椅子に乗るような、死ぬよりも悪い状態になることです」

「その場合は、提案があります。レキシントン・アベニュー線の三三丁目駅に行って、急行列車が突進してきたときに、その前に身を投げなさい。そうすれば、失敗しないでしょう」と、私のスポンサーは言った。

「とても滑稽ですね」

「だから、ミーティングに行きなさい、ミーティングは助けになります」と彼は言った。

落ち込んでいるときに、ときどき冷静に自殺を考えたが、私のスポンサーには分かっていたように、私はまだ死ぬ準備ができていなかった。私は、まだ達成していない生涯の夢であるインドを見るまでは死にたくないと、自分自身にも他の人たちにも言った。そのうえ、自分が死んだすぐ後に依存症の治療法が発見されるだろうと、私は確信していた。だから、私は命と回復のかすかな希望に、いつも必死ですがっていたのだ。

私のスポンサーは、旅好きの何度も結婚を経験した人だった。飲酒のために良い専門職のキャリアを失い、今は全く異なる分野で、はるかに低いレベルで働いていた。一二ステップの実践に従って、彼は私とは飲酒の話だけをしたが、アルコール依存症者としてだけでなく、麻薬依存症者として、既に数年、彼は依存物質を断っていた。私たちは互いに十分理解しあっていたが、彼はどちらかといえば教条的だった。ジャン＝クロードとファビエンヌの息子のデイビッドのバルミツヴァ〔一三歳のユダヤ教の男子の成人式〕のためにフランスに行くと私が言い張ったせいで、その冬の終わり頃、彼は私との関係を解消したのだ。

「行ってはいけません。まだ早すぎます。私は何時間もこのことについて私のスポンサーと話し合ってきました。行くと、あなたが飲むのは分かっています。戻ってきても、もうあなたのスポンサーになる気はありません」と彼は言った。

「行っても、飲まなかったらどうですか？　戻ってきたら、スポンサーになってくれますか？」

「いいえ、何が起きたか私には分かりませんから。」

結局、私はフランスに行って、家族と過ごした。私は飲まなかったのだが、そのことで、そのスポンサーとの関係は終わった。そして、別のスポンサーを見つけるまでには、しばらく時間がかかった。

多量飲酒をしているときには、アルコールが多幸感をもたらし、何でもできる気がするが、もちろん、これは妄想だ。少し飲んだというのではなく酔っぱらっているときの自分のピアノ演奏のテープを聴いたが、私の演奏は取り立てて言うほどのものではなかった。しかし、多幸感が続いている間は、大きな安心感があった。

多量飲酒の終わりには胃腸の調子が悪くなって、何もかもまずいことになる。文字通り、これ以上飲むと嘔吐してしまうという時点に近づいたと感じたときには、私は急性離脱を防ぐために、バリウムで解毒を始めた。

私が抗議しても、ジョーンは度々救急隊に電話し、救急隊員らは私を救急治療室に運んだ。私はニューヨーク病院以外の、いろいろな病院の救急治療室を転々とした。救急隊が最も頻繁に私を連れて行った一つは、五九丁目と一〇番街の角にある聖ルカ・ルーズベルト病院の救急治療室だった。その病院は、東六三丁目の私のアパートとはほぼ真向かいになるマンハッタンの反対側に位置していて、全国的に認められた依存症治療プログラムを、以前から行っていた。

すべての病院は同じ手順に従っていて、どこも他の病院より良いということはなかった。病院は、他の患者に示すような配慮や思いやりを持って、アルコール依存症患者の解毒をしたりはしない。

私が避けたかったのは、私がまだ待合室にいる間にアルコール離脱が始まることだった。だから、私は救急隊が到着する瞬間まで飲み続けた。その後は、水分補給と急性離脱を防ぐために点滴によりベンゾ系薬剤を定期投与されながら、ひどい気分のまま病院で何時間も座っていることになる。たいてい、私は離脱中には辛い胸やけを経験する。排尿したければ尿瓶を頼む必要があった。ある病院で、フェノバルビタールで解毒してもらったが、それは快感に近い経験だった。しかし、それ以外のときには、バリウムは単にそのときの離脱が悪夢のようなひどいものにならないようにしてくれただけだった。

ひとたび、アルコール依存症だと診断されると、血中アルコールレベルが一定程度以下に下がらないと、病院は退院させてくれない。そうでなければ、もし患者が外を歩いていて、バスにはねられれば、病院は過失で訴えられる可能性がある。二、三度、待つのにうんざりして、私は早めに抜け出したことがあった。聖ルカ・ルーズベルト病院の救急治療室にいたあるとき、私は慎重に点滴の針を抜き、こっそり立ち去った。

救急治療室に行って解毒を始めると、最初から最後まで、少なくとも、六、七時間かかり、血液検査などに費用が三〇〇ドルほどかかった。完全な解毒のために四、五日入院したら、はるかにもっと高くなる。アルコール依存症のための保険の補償額はクリアー・スプリングで使い果たしていたので、私はこういう費用を自費で負担しなければならなかった。都市部の病院の解毒病棟では、知らない、恐ろしい人たちと一緒に閉じ込められて一夜を過ごすことになる。

こういうことをすべて考慮して、私は自分自身の解毒を自宅で管理する方を好み、急性離脱を防ぐためにバリウムを飲み、水分をたくさん飲んで、胸焼けにはプリロセックを使った。また、アルコール乱用により引き起こされる、ふらつき、視覚障害、混乱した精神状態などの特徴のある致死性症候群であるウエルニッケ脳症を防ぐためには、ビタミンB群、特にB_1を摂取した。しかし、三月のある夜、ジョーンが救急隊に電話をし、私は聖ルカ・ルーズベルト病院に連れていかれた。二、三時間後の解毒病棟で、私は、アンドルーという名のもう一人のアルコール依存症患者と話をした。彼は技術研究者で、コネティカット州のハイ・ウオッチ・ファームにあるリハビリ施設に入るために、もうすぐ旅立つのだということを知った。

「ビル・Wが『一二と一二』を書いたところですよ」と、『一二ステップと一二の伝統』という本のAAでの略語を使って、アンドルーは言った。「とても霊的な場所です。いつも私をとても平和で穏やかな気持ちにさせてくれるチャペルがあります。周りの環境も美しいし、料理も美味しいです」。

多量飲酒から体を長期間休ませて、もう一度霊性を見つけようとするのに良いだろうなと思いながら、「素敵なところのようですね」と私は言った。私はアンドルーが一緒にいるのを楽しんでいた。私は、彼が話題にしている場所をよく知っている印象を受けた。しかし、私は、リハビリ施設にいく金銭的ゆとりはないと思っていたし、お金の心配をしていると知られたくはなかった。その後、アルコール依存症仲間と話をしているのに、恥ずかしいと感じる必要はないと考えて、「高いのですか？」と私は尋ねた。

クリアー・スプリングでの費用の三分の一以下の数字を彼が挙げたので、私はハイ・ウオッチ・ファームでのリハビリを試す金銭的ゆとりがあると分かった。聖ルカ・ルーズベルト病院のアルコール依存症プログラムの評価とサービスの指導者であるジョン・ベラミー・テイラーもハイ・ウオッチ・ファームを知っていて、大いに勧めてくれた。この病院での解毒が終われば、私はそこに行くことに決めた。

富裕層や有名人たちの派手な患者リストのあるクリアー・スプリングと違って、ハイ・ウオッチ・ファームは中流層や労働者階級の人たちを対象にしており、多くのメディケイド患者や、ヘロイン依存症を克服しようとしている前科者たちもいた。クリアー・スプリング以外の私が行ったどのリハビリ施設でもそうであったように、ハイ・ウオッチ・ファームでは誰も個室を持っていなかった。私は、コカイン依存症のために来ていたチャールズという名の黒人の青年と一緒の部屋を与えられた。

初めは、チャーリーをどう理解したらいいのか分からなかったが、いい奴だと分かった。彼はニューヘブンの貧しい地区の出身で、母親と教会にとても献身的だった。私たちは、夜には楽しい会話をたっぷりした。

全般的に、ハイ・ウオッチ・ファームの精神は、アンドルーが言ったように、友好的で安らぎを与えてくれるものだった。私はクリアー・スプリングでよりはるかにくつろいでいた。私が初めて「アメイジング・グレイス」という歌を聴いたのは、ハイ・ウオッチ・ファームのチャペルだった。その希望の言葉、そしてそれ以上に澄みわたった心に残るメロディに感動して涙が出た。コネティカット州の田舎を歩いて、早春の雪が木々に降り注いでいるのを見たとき、この歌のメロディが私の心で響いていた。

ハイ・ウオッチ・ファームでの基本的な生活は、クリアー・スプリングとほとんど変わらなかった。AAミーティング、気後れしないでお酒を断るような対処技術に関するクラス、講義、セラピーのセッションがあった。富裕層や有名人たちがいないことと、個室がないことを除いた大きな違いは、私たちはみんな毎日、二、三の雑事をしたことだった。私はそのことは全く嫌ではなかった。他の患者たちと簡単で必要なことをするのは楽しかった。

依存症患者にはよくあることだが、感情的なストレスの引き金となるものがなく、飲酒のきっかけもない、穏やかできちんと構造化された日常生活のお陰で、私は、リハビリ施設で渇望を経験することはなかった。元気になったように感じ始めたが、まだもろい元気さだった。そのため、春が本格的に到来し、花が咲き始めるようになるまでに、私は二度滞在を延長したので、滞在は三週間半になった。

四月九日に、私の親しい友人の一人で、ニューヨークの仏米商工会議所会長のモーリス・ブリンから電話があった。「おめでとう、オリビエ！　君を含む復活祭のレジオン・ドヌール勲章受章者のリストを掲載した『フィガロ』紙を今手に持っているんだ」と彼は言った。「冗談でしょう」と私は言った。あのジャック・シラク大統領が私をレジオン・ドヌール勲章の勲爵士に任命する決定に署名したことは、馬鹿げているように思えた。「彼が私を見ることができさえしたら」と私は思った。

その思いは、ハイ・ウオッチ・ファームを出た後も長く消えず、シラク大統領が、個人的に取ってあった勲章の中から私にレジオン・ドヌール勲章を授与すると知らせる手紙を受け取ってからは、一層その思いが強くなった。

最初は、受章のことは、ハイ・ウオッチ・ファームの誰にも話さなかった。結局、一人の人に内緒で話したら、もちろん、すぐに他の患者や職員の間に広まった。彼らのお祝いの言葉は私の心を温かくしてくれたが、自分がその賞に値しないと感じていたので、気が滅入りもした。すべてが狂っているように思われた。

モーリスの電話から二、三日して、ジョーンが迎えにきて、ニューヨークまで車で連れて帰ってくれた。私は、前向きと後ろ向きの両方の気持ちに圧倒されていた。私が多くの人たちと友人になり、グループセラピーの人たちを深い洞察を持って支えていたので、ハイ・ウオッチ・ファームの職員たちは「施設長になってください」と言って、私を見送ってくれた。私が断酒したままでいられることを確信していると彼らは言った。私は完全な詐欺師のような気分だった。

リハビリの施設から戻ってきたことを、新しいスポンサーにその日のうちに電話で伝えなければいけない理由はない、と私は判断した。翌日電話して、戻ったばかりだと言っても、彼には少しも分からないだろう。その間に、私はウォッカ・トニックをダブルで一杯飲んで、リハビリ施設の滞在を終えたことを祝うことができた。私には飲む資格があった。

それが、アルコール依存症患者の心の働き方だ。私は、ウォッカ・トニックをダブルで一杯飲んで、それからもう一杯、もう一杯、もう一杯と飲み続けた。ハイ・ウオッチ・ファームを出て数時間のうちに、私はまたもや多量飲酒をしていた。

今では、リハビリ、そして再発というサイクルを四度経験して、私はそのパターンが分かった。リハビリ施設での通常のストレスからの解放は、最悪の事態は終わったという穏やかで元気づけられる希望を持たせてくれた。しかし、リハビリ施設は現実の世界ではなかった。いったん通常の環境に戻れば、アルコール依存症の治療法も私の既存の不安に対する有効な薬もないことが、遅かれ早かれ、たいていは早いのだが、私を躓かせた。

リハビリ施設を出た後、眼を輝かせながらテレビに出て、自分の精神的目覚めと禁酒への新たな決意を語る有名人たちは、偽りを話しているのではない。彼らはただ、リハビリ施設で得た本物の体験を語っているだけだ。私がリハビリ施設に滞在するたびに見つけたように、彼らは本当に内なる平和を見つけ出したのだ。しかし、それは、壊れやすい平和で、前向きであれ、後ろ向きであれ、強い感情は、慢性的な不快感である不安の引き金になる可能性がある。渇望しているのはただそれからの解放なのだ。

既に述べたように、普通の有名人は、普通の非有名人より、もっとリハビリ施設に滞在できる金銭的ゆとりがある。クリアー・スプリングの料金でなくても、ハイ・ウオッチ・ファームの料金でさえ、リハビリ施設に入り続けたなら、私のお金は長くは持たなかっただろう。同時に、もし、定期的に、完全に体からアルコールを除去できなければ、私の体も長くは持たなかっただろう。

私が受診している医師たちによると、私はがっしりとした体格だということだ。離脱症状のけいれん発作でニューヨーク病院に入院したときには、私を押さえつけるのに四人の男性が必要だった。救急治療室や解毒病棟で数回、医師や看護師たちから、入院時の血中アルコール濃度があまりに高くて、まだ生きているのは奇跡だと言われた。しかし、遅かれ早かれ、私の運も尽きるはずだった。

ある病院で、AAでひそかに知っている看護師に偶然出会った。帰宅の時間になると、彼女は私を車で送ってくれた。彼女は私をミーティングに連れて行ってあげようと言ってくれたが、私は家に帰りたいと言った。彼女には理由が分かっていた。

「オリビエ、あなたは運が良くて、簡単には死なないでしょう」と彼女は言った。

「何だって？」

「あなたは、もっとずっと惨めになるでしょう。ホームレスになって、ひどい怪我をしてしまうわ」と彼女は言った。

「私を怖がらせたいのなら、成功しています。でも今はミーティングには行けません。心構えができていないんです」と私は言った。

ハイ・ウオッチ・ファームを出た後の最初の多量飲酒の後に、自分の状況をよく考えてみたとき、私の主治医たちからやリハビリ施設で聞いていたことは医学的には不完全なものだという思いが、私を苦しめた。依存症からの回復は、単に霊的な目覚めや道徳的美徳や意志の力の問題であるはずがなかった。医学的に治療可能な生物学的要素があるはずだった。それこそが、アルコール依存症を発症したときと同じ状態に私を連れ戻すのだ。私にできたのは、持ちこたえて、治療法を期待することだけだった。

第四章　お酒を止めるが気分は最悪

ハイ・ウオッチ・ファームを後にして、私は身体を衰弱させる多量飲酒と厳しい断酒とを繰り返す日々を送っていた。多量飲酒の最中を除いては、午前中は聖ルカ・ルーズベルト病院の外来依存症治療プログラムに参加した。そのプログラムは、対処スキルのための講義、グループセラピー、AAミーティングの組み合わせで、これは今ではとてもおなじみの治療である。正午にプログラムが終わると、昼食を食べにコーヒーショップに行き、そこで、CNNでビル・クリントンとモニカ・ルインスキーのスキャンダルが延々と報じられるのを観た。午後から夜にかけては、ジムやAAミーティングに行き、私のスポンサーやAAの連絡相手、友人たちに電話をし、時間が経つにつれて高まるアルコールへの渇望と闘った。

この頃、私は聖ルカ・ルーズベルト病院の外来プログラムのカウンセラーたちや私自身の主治医たちと、二種類の会話をした。私が飲酒をすると、彼らは「今回はなぜ再発したと思いますか？」と訊いた。彼ら、あるいは私自身を満足させられる答えなど、私は持ち合わせていなかった。今にして思えば、満足のいくような答えなどなかったのだ。その質問は、アルコール依存症が決して生物学的な病気なのではなく、あくまでも霊的な問題である場合にのみ意味をなす。それは、癌患者に、「なぜ癌が再発したのですか？」あなたは消極的な態度をとったのですか？」と訊くようなものだ。

しかし、当時の私はその質問に恥じ入り、お酒を止められない自分への自己嫌悪を深めた。もし私が、私の根本的問題は不安だと言えば、医師もカウンセラーもみんな「お酒をやめれば、不安はなくなるでしょう」と言った。

他方、もし私が二、三日、あるいは一、二週間の断酒を達成したら、医師もカウンセラーも「あなたはよくやっています」と言ってくれた。

私は「でも、気分は最悪です」と言った。

実際には、毒性があるにもかかわらず、アルコールほど私の気分を良くしてくれるものはなかった。アルコールは不安を和らげ、他では得られない自尊心を私に与えてくれた。AAや病院の外来プログラムでは、他のアルコール依存症の人たちと、また、リハビリ施設では、ありとあらゆる依存症の人たちと交流して、彼らが依存物質を摂取するのは、激しい快感に浸るためだけではなく、依存症になるずっと前からあった心の痛みを緩和するためでもあることが私には分かった。

残念なことに、アルコールやその他のどんな依存物質も、感情の（AAの言葉を借りれば）「不調」の治療薬としての効果は、遅かれ早かれ過剰摂取のためになくなってしまう。耐性は変動しやすく、高血圧や糖尿病やその他多くの病気の薬にはあるような、効果が持続する量を調整する方法がないのだ。そのために、多量飲酒を始めることは、数回の爽快な瞬間、そして、二日酔い、意識混濁、胃腸障害、失神、さらに悪化という、避けることのできない恐ろしい状態へと突入する、いくつか段階のあるジェットコースターに乗り込むようなことだ。

七月四日の祝日のあいだ、私はその過程の真っただ中にいて、不安やパニックを抑え込むためにふさぎ込んで飲んでいた。七月五日の日曜日、友人ではあるが恋人ではない、クローディアという女性がスープを持ってきてくれ、その少し後に、ジョーンが立ち寄った。私たちが一時間ほどおしゃべりをした頃、共通の友人を通じて知り合った広報担当のトムという知人が加わった。

トムが「いつになったらお酒を止めるつもりですか?」と訊いてくるまでは、彼らが一緒にいるのが嬉しかった。

お酒を片手に、私は言った。「近いうちにお酒を止めてもう一度リハビリ施設に行くか、何か他のことをやって永久にお酒を止めるつもりです。いつなのか、何をやるかは分からないですが、今日ではないです。AA、リハビリ施設、私の医師たちのすべてが同意していることが一つあるとしたら、お酒をやめるという決断は依存症の人自身にしかできないということです。心理的な準備ができていなければなりません。タバコを止めることを決めるようなものです。外からやめるように押し付けることはできません。そんなことはうまくいかないのです」

「入院した方がいいですよ」とトムが言った。

「そんなことをしても意味がありません。以前にも入院したけれど、不快にさせられただけで、何の成果もありませんでした。ひょっとしたら、二、三日後に病院に行くかもしれないし、ここの自宅で解毒するかもしれません」と私は答えた。

「でも、ご自分を見てごらんなさい。お酒を飲み続けていて、ひどい状態になっているじゃないですか」

「飲酒は憲法違反ではありません。すべての国民が持っている、自宅で行ってもよい権利です。

私は誰にも迷惑をかけていません。嫌ならここにいてくれなくて結構です」

「病院へ行かなきゃいけませんよ」とトムが言うと、ジョーンは「いいえ、多分行かなくても大丈夫」と言った。

トムはジョーンを別の部屋に押し込んだ。それを見て愕然とした私は、「出て行ってください。警察を呼んでほしいなら、そうしますよ。私には休息が必要なんです」と言った。

トムは救急隊を呼び、救急隊が到着すると、保護のために私を入院させる必要があるのだと彼らに言った。私はそうではないと主張したが、呼気にアルコールの匂いがしていたので、彼らは私ではなくトムの言うことを信じた。私はレノックス・ヒル病院の救急治療室に連れていかれた。それはいつもの不快で騒々しい場面だった。そして、その最中に私は意識を失った。

しばらくして目覚めると、腕に点滴が入れられ、警備員が座って私を見守っていた。医師がいつ来るのかと彼に尋ねると、彼は「まだです。休んでいてください」とハイチ訛りで言った。

私は言われた通りに休んだ。二、三時間後に、「よし、もうアルコールのレベルはゼロに戻った。もう帰れます」と私は言った。

「できません」

「なぜ駄目なのですか？」

「ここは閉鎖病棟だからです」

「何ですって？　どうして私はここにいるのですか？」

「私には答えられません」

私は精神科の閉鎖病棟にいた。何か恐ろしいことをしたのだろうか？　病院の雑役係と看護師が私の状態を確認しに来たとき、私は電話ができるかどうかを尋ねた。答えはノーだった。この病棟での最初の二、三日間は電話をかけられないというのだ。

私は大男と同室になった。彼は真夜中に幻覚が起き始めて「殺してやる！　殺してやる！」と叫んだ。眠っている間に攻撃されるのが怖くて、それからあとは一睡もできなかった。

ＡＡの人が私を訪ねてくることはできるのかを尋ねると、初めの二、三日間、訪問は許されないということだった。最善を尽くそうとして、私はお決まりの日課には従順に従い、他の患者たちとおしゃべりをして時間を過ごした。パーク街に住む素敵な女性が、私を娘とデートさせられるように、私の電話番号を知りたがった。「あなたは、今は辛い思いをしているけれど、なかなか良い結婚相手よ」と彼女は言った。

三日後に、二人のレジデントがやってきて、「あなたには問題があります」と言った。

「私に問題があるのは分かっていますよ。私はアルコール依存症なのです。分かっています」

「別の問題ですよ。私たちはあなたの医師免許を守りたいのです」

「私の免許には何も問題はありません」

「免許が問題なのではありません。ＣＰＨが関係しているのです。だからあなたはペンシルバニア州のマーワースにあるリハビリ施設に行かなければいけません。ＣＰＨが決めたのです」

ＣＰＨ〔Committee for Physician Health〕とは、ニューヨーク医師会の「医師健康委員会」のことだ。

誰かが私のことをCPHに報告したという事実を受けとめるのに苦労しながら、「ハイ・ウオッチ・ファームのリハビリ施設に行ったことがあります。喜んでそこに戻りますよ」と私は言った。

「CPHはもっと積極的な治療センターを望んでいます」

「いくらかかりますか。私は自費で払うのです」

「正確には分からないのですが、多分、月に一万ドルくらいです」

「そんな金額は払えません。破産します。それに、一年以上診療はしていないのですから、こんなことが必要なのかさえ、私には疑問です」

「でも、免許を守りたくないのですか?」

「免許に、月に一万ドルの値打ちはありません」

「でも医師になる研修には一万ドル以上かかったはずです」

「いいえ、フランスでは医学部は無料です。私は医学教育に一銭も払っていません。私にとって役にも立たない免許を守るために、一銭も払うつもりはありません。私の持っているニューヨーク州の免許は、フランスでは無価値です。私はフランスに戻ります。それに、さっき言ったように、私は診療は行っていません。一年以上前にクリニックを閉じました。私が何か悪いことをしましたか?」

レジデントたちはそれには答えなかった。彼らは、私にとってニューヨーク州の医師免許は無価値だと言ったことが、単に気に入らなかったのだ。レジデントたちは、私がマーワースに行くことを決断しなければいけないと繰り返した。

「少し考えさせてください」と私が言うと、「いいですよ。でも急いでくださいね」と彼らは言った。

彼らは、病棟で私が使っているベッドを空けたいのだ。

レジデントたちは、私を困惑させ、落胆させて行ってしまった。電話を使えるようになっていたので、いとこのスティーブに電話した。私は彼が大好きで、とても信頼していて、時には家族よりも身近に感じていた。

「こんなところに閉じ込められていて、馬鹿げているよ。私のために何もしてくれないんだ。私の意志に反して拘束しているんだ。ニューヨークの法律は明確で、血中アルコール濃度が一定以下になったら、解放しなければならないんだ。弁護士を呼んでほしい」と私が言うと、「君にとって医学的に何が正しいのか、私には分からないよ、オリビエ」と彼は言った。

「日常生活に支障をきたす精神病であるという正当な診断なしに、精神科病棟に閉じ込めるのは正しいことではない。ここから出してくれよ、こん畜生！」と私は言った。

当然、会話はそこから一層うまくいかなくなった。

私はジョーンに電話した。どういうつもりで私を精神科病棟に押し込めようとしたのか、教えてもらいたかったのだ。彼女が言うには、計画的な介入ではなかったが、私のためにトムが無理やりジョーンに同意させたのだった。私が普通に解毒して退院することができないように、私は解雇された、借金がある、医師の指示に反してリハビリ施設を出て行ったなどと、トムは嘘をついた。彼は病院のスタッフに、「もし、こいつを退院させて何かあったら、ニューヨークポストに電話して、お前のせいにしてやる」と、言ったのだ。

パリの母に電話すると、「彼らに任せなさい」と言われた。

「ひょっとしたら、母さんはアウシュヴィッツで、『彼らに任せなさい』と、私に言ってほしかったのかもしれませんね。これは不法な拘置です。暴力的な統合失調症の患者と一緒の部屋に一晩閉じ込められても、私には医学的に何の益もないですよ」と、私は言った。

アルコール依存症患者はどうしても、友人や家族に傷つけるようなことを言ってしまう。自分の意志に反して監禁されたという恐怖と混乱を経験しながら、私は皆に裏切られたと感じていた。私は檻の中の傷ついた動物のようで、鉄格子に近づく者には誰にでも怒りをぶつけていた。一日に八〇ミリグラムのバリウムを飲まされていたが、それでもパニック状態だった。

さしあたり、ニューヨーク州で診療をするための免許を自主的に放棄したとしても、何の問題もなかった。官僚機構が動き出して、あれやこれやで私を苦しめようとしているのだ。

私に仕掛けられたわなから逃れる道を必死に見つけようとして、私はスイスのベルンのフランス大使館にいるアンドレ・ガドーに電話をかけた。「スイスは中立国だから、誰もそこで私を手荒に扱うことはできない」と私は考えた。最近の電話で、一年前に話すつもりだったアルコール依存症のことを、ようやくアンドレに打ち明けていた。彼はとても親身になって聴いてくれた。

私は自分の苦境を説明して、「もしここを出て飛行機に乗れたら、大使館に避難させてもらえないだろうか。行先は、誰にも、母にさえ言わないから」と、アンドレに頼んだ。

「問題ないよ。いつでも来たいときに来て、居たいだけいていいですよ」と彼は言った。

脱出を実行するためには、クレジットカードとパスポートが必要だった。その日は七月一〇日の金曜日で、運悪く一三日の月曜日に、スクラントンの近くのマーワースにあるリハビリセンターの運転手が、私を迎えに来ることになっていた。マーワースに着いたら、「残念ながら、クレジットカードを持っていません」と言うつもりだった。その時点では、マーワースが私にクレジットカードを取りに帰らせてくれると、決めてかかっていた。思うようにさせてもらえれば、私はまっすぐジョン・F・ケネディ空港に向かい、チューリッヒ行きの一番早い便に乗るだろう。機内でお酒を飲まないでいるのは難しいだろうが、絶望から、飲まないでいられると確信した。

病院は、リハビリセンターから来た運転手に私を引き渡す以外の外出の手続きを、どうしてもしてくれなかったので、ジョーンとスティーブが土曜日に私の家に行って、いくつか荷物を詰めてくれることになった。「私を厄介な状況に陥らせてくれて、有難うさん。衣類の他にクレジットカードはもちろん、パスポートが必要なんだ」と私はジョーンに言った。

「なぜパスポートが必要なの?」

「必要だからだよ。持ってきてほしいと頼んでいるんだ。君は十分ダメージを与えてくれた。私を救急治療室に連れて行き、私について誰かさんに嘘を言わせた。そして、ここで私は医師免許を失いかけているんだ。君のお陰で、私はすべてを失うだろうよ。パスポートをもってきてくれないか?」

「駄目よ」

「君はそれが公平だと思うのかい? 私は精神病でもないのに閉じ込められていて、君はこの人たちの共犯者になっているんだ」

「私はあなたにパスポートを渡す責任を負いたくないのよ」

「いいだろう。では二度と私に話しかけないでくれ。終わりだ。もう私から連絡することはないだろう。僕たちの関係は終わりだ。それが君の応援なのなら」

翌日の午後、彼女は小さなスーツケースを持ってきてくれた。不安で震えながら中を見ると、ほっとしたことには、クレジットカードとパスポートがあった。私はジョーンにお礼を言ったが、彼女は私が何をするのだろうかと、明らかにまだ心配していた。

アルフレッド・ヒッチコックのスリラー映画に値すると私には思える計画に励まされて、私は比較的穏やかな夜を過ごした。

月曜日の朝、レノックス・ヒルの精神科病棟は私を退院させて、マーワースに私を連れて行くためにやってきた運転手に私を託した。運転手はとても良い人で、数分間会話しただけで、彼が元アルコール依存症者で、人生観にAAの精神が染みこんでいるのが分かった。

その日は快晴で、前日には、フランスがワールドカップで初優勝していた。試合後に母に電話すると、母は電話を窓の外に出して、パリの通りで優勝を祝っているのが私に聞こえるようにしてくれた。それでも、私は気分がひどく落ち込んでいた。ワンボックスカーにCDプレーヤーがついているのを見て、音楽を聴けば元気が出るかもしれないと思った。私の頼みで、ジョーンが私の好きなクラッシックやクラッシック以外のCDを、いくつか荷物に入れてくれていたのだ。「CDを持ってきました」と私は言った。

運転手は、私にそれ以上言わせないで、「マーワースでは音楽は聴けません。規則違反です」と言った。

「本当ですか？　私が今までに行った他のリハビリ施設では、音楽は許可されていましたよ」

「音楽はマーワースの方針に反しているのです。回復に集中できないと言われています」

この情報に私は呆然とした。「四五歳で人生は終わった。私の評判は台無しで、私は欠陥医師だ。ニューヨークでの医師免許が有効のままかどうかも定かでない。素晴らしいキャリアを築けたかもしれないのに、終わりだ。無駄な治療のために大金を使い、音楽を聴くことさえできないところに、無理矢理行かされようとしているのだ」と思った。

そんな思いを遮るように、運転手が言った。「マーワースに着くのにまだ二時間ほどありますよ。今何か聴きたいですか？　私もCDを何枚か持っていますよ」

彼はベートーベンの協奏曲「皇帝」を持っていたので、第二楽章をかけてくれるように頼んだ。音楽が始まると涙がこぼれた。それは、まるで射撃隊が狙いを定めて発砲する前の最後のタバコのように感じられた。


マーワースは、美しい古い地所を治療施設に変えたものだった。見たとたんに、その場所の外観が気に入った。私は脱出計画に従って、中立地域のスイスに逃げるつもりだったが、受付の人たちはとても感じが良くて、私にフランスのワールドカップ優勝のお祝いを言ってくれさえした。

「それに、明日はバスティーユ・デー〔フランス革命記念日。パリ祭とも呼ばれる〕ですしね」と私は言った。

クレジットカードを要求されたので、私は渡した。二四時間そこにいて、良くなければ、出て行く方法を見つけようと思った。ＣＤプレーヤーとＣＤを引き渡したときには、後悔の念に駆られたが、その後、リハビリのために滞在している医師が二、三人来て、話をしてくれたり、少し案内してくれたりしたので、そこに滞在することについて少し前向きな気持ちになれた。

しかし、レノックス・ヒルを退院するまでに、バリウムの量をゼロにまで減らしていたので、マーワースで心穏やかに落ち着くのに、これまでのリハビリ施設でより、はるかに苦労した。マーワースのスタッフは、「バリウムは気分を変える薬で、依存症モードを維持させる」ので、バリウムは与えたくないと言った。その結果、最初の一〇日間は、パニックや混乱に見舞われ、それがあまりにひどくて、私は、一時は、自分はアルコール依存症ではなくて、人違いの被害にあっていると主張したほどだった。いつも世間に見せている穏やかな仮面は、ここでは役に立たなかった。スタッフに自分の気持ちを伝えても、「あなたは落ち着いています。あなたの症状は軽いようです」と言われた。実際は、私は不眠症で、昼も夜もあまりにひどいストレスを感じていたので、心臓発作を起こしそうだと思っていたのに、おそらく、彼らは私をペテン師だと思ったのだろう。

マーワースに来た翌日、カウンセラーがやってきて、「アルコールや他の薬物を使っていないことを監視するための五年契約に署名するように、ＣＰＨが望んでいます」と言った。

「他の薬物」という言葉は、一方の耳から入って、もう一方の耳から出て行った。「でも、私は今医療行為をしていません。一年前にやめました」と私は言った。

そのことはＣＰＨにとっては重要ではないと、カウンセラーは言った。もし私が契約書に署名しなかったら、ＣＰＨは私のことをニューヨーク州医療行為専門局〔ＯＰＭＣ：Office of Professional Medical

Conduct〕に通報し、そうなると、私はOPMCに調査されることになる。マーワースの医師の患者たちはOPMCの調査の恐ろしい話をしてくれたが、その調査と比べると、米国国税庁の監査はたいしたことではないと言っていた。カウンセラーはこの比較に同意した。私の心の一部には、「いいでしょう。OPMCに調査してもらいましょう。そうすれば、私は医師として何も悪いことはしていないことが分かるでしょう」と言いたい気持ちがあった。

レノックス・ヒル病院のレジデントたちと同じように、マーワースのカウンセラーも、ニューヨーク州の医師免許を失う恐れがあることを、私が気にかけていないことに驚いていた。「医師免許は私には全くどうでもいいことです。ここに来たくなかったのに、来たからには、私の関心事は自分の健康だけです。私は自分の人生を、アルコール依存症から救おうとしているのです。『自分の回復よりも重要視すれば何であれ、それを失うことになるだろう』とAAで言われましたが、私に関する限り、そこにはニューヨーク州の医師免許が含まれているのです」と私は言った。

カウンセラーはCPHの契約については、二、三日かけて考えていいと言ってくれた。リハビリ施設の患者の中には医師もいて、彼らと話をすると、彼らは皆、CPHか他の州の同様の組織に従ってマーワースに来ていた。そこで私は「なぜこんなものに署名しなければいけないのですか」と訊いた。「彼らはあなたの弱みを握っているんです。選択の余地はありません」と一人が言えば、「CPHが飛べと言えば、私はなぜとは訊かず、どのくらいの高さかを訊きますよ」と、もう一人が言った。

それを聞いて、私はどん底に沈んでいくような気持ちになった。その気持ちは、他の医師である患者たちが皆、アルコールや他の乱用薬物の影響下で医療行為や運転をした、あるいは病院の薬局から鎮静剤を盗むような何か他の罪を犯して捕まったのだということを知って、一層強くなった。自分の飲酒がコントロールできないことに気づいてすぐに、自発的に診療をやめたのは、私だけだった。自分のクリニックや病院で患者を診るときには、私は常にしらふだった。飲酒運転をしたこともないし、その他の法律違反を犯したこともなかった。また、良かれと思ってつかれた嘘八百のせいで、私がCPHの管理下に置かれたときに、私は既にAAに毎日通っていたし、それまでのリハビリ施設での九か月間のうち、三か月間は自主的な滞在だった。それなのに、私は犯罪者のように扱われ、違法行為の罪を犯した医師たちと同じ罰を受けていた。

最終的には、CPHの契約に署名して、州の調査を避ける方が良いと判断したが、それは免許を失う恐れがあったからではなかった。何も悪いことはしていなかったが、それでも調査を受けると、私の評判が落ちてしまうかもしれないことのほうが、ずっと嫌だったのだ。調査官たちは同僚たちだけでなく、近所の人たちにも聞き取り調査をして、「アメイセン医師の行動は正常に見えましたか?」とか「彼がふらつきながら歩いているのを見たことがありますか?」のような質問をするだろう。それは、ホロコーストやヴィシー政権〔第二次世界大戦中、ドイツに降伏したフランスで成立した体制。対独協力が義務付けられた〕時代のフランス、あるいはマッカーシー時代のアメリカで、隣人について情報提供する人々を思い起こさせるものだった。

マーワースでは、医師、看護師、薬剤師である患者は全員、相部屋だった。組織的な活動は、この患者たちを一つのグループとして行われていた。これは、私には馬鹿げているように思えた。医師たちはまあいいとして、私はたいてい医療関係者以外の人たちと付き合っていた。

「私は苗字と名前を持って生まれたのであって、医師という肩書を持って生まれたのではないのです。私を本物の人たちと一緒にしてください。清掃員だろうと将軍だろうと、他のアルコール依存症の人と一緒にしてください」と私は言った。

カウンセラーは状況を説明して、「あなた方医療関係者は、同じような問題を抱えているのです」と言った。

「アルコールですか？　依存症ですか？　それはここの他の皆さんも同じように私には思えますよ。」

「それはそうですが、医師、薬剤師、看護師には共通して免許の問題があります」

「誰もきっとそんな話はしないでしょう。恥ずかしすぎますからね」と私は言った。しかし、マーワースは私のために規則を変えようとはしなかったので、私は医師、看護師、薬剤師しか入れない、医療関係者の依存症リハビリ活動に参加した。私がそこにいた頃の参加者数は平均して十余名だった。

リハビリ施設の中で階級制度を作ることは私には意味のないことで、それで傷ついた患者もきっといたと思う。他のどのリハビリ施設でもそんなものは見たことがなかったし、私がAAで愛し、尊敬していることの一つは、すべての人が平等だということだ。マーワースでの組織化された活動で医療関係者と一緒にいることを強要されていることに、私は腹を立てていた。それで、私は自由時間の多くは、様々な社会階層の人たちと過ごした。私はどちらのグループとも良い関係を築いた。

私の同室者は、ピーターという名の愉快な男だった。リハビリ用語では、ピーターと私は「ダイナソー」〈時代遅れの人〉」だった。つまり、私たちは純粋に、単純にアルコール依存症患者だった。一方、今日の依存症者のほとんどは複数の依存物質を使用しており、これはクロスアディクション、またはポリアディクションと呼ばれる現象だ。リハビリ施設のAAやNAミーティングでは、アルコール、ヘロイン、バルビツール酸系催眠鎮静薬のような「ダウナー〔中枢神経抑制薬〕」と、コカインやメタンフェタミンのような「アッパー〔中枢神経刺激薬〕」とのバランスを取ることについて、話しているのをよく耳にした。マーワースのリハビリ施設にいる他の医療関係者のほとんどは、コデインのような処方鎮痛剤やフェンタニルのような麻酔薬が主たる依存物質で、アルコールやその他のドラッグは二次的な依存物質だった。

ほとんどすべてのアルコール依存症患者や薬物依存症患者は、ニコチン依存症でもある。私がAAやリハビリ施設で会った人たちは、私がタバコを吸わないことにショックを受けていた。しかし、依存症治療のコミュニティでは、喫煙はクロスアディクションとは考えられていなくて、それは一二ステッププログラムやリハビリ施設が禁じていない依存行動の一つだ。マーワースでの喫煙者たち——私を除くほとんどすべての人——は定期的に集まって一緒にタバコを吸っていた。

確かに、私には喫煙者になり得る前例があった。我が家で常用されていた唯一の薬物は、ニコチンだった。父の話によると、父は強制労働収容所で飢えをしのぐためにタバコを吸い始め、母は父の影響で吸い始めた。私が幼いころは、二人ともそれぞれ、日に二箱かそれ以上を吸っていた。私が六歳か七歳の頃、父はタバコを止めたが、私が一八歳のときに再び吸い始め、約一年後には、完全に止めてしまった。母は死ぬまでずっとヘビースモーカーだった。兄のジャン＝クロードと妹のエヴァは、ティーンエイジャーのときに、サマーキャンプで吸い始めた。エヴァは数年前にやめたが、ジャン＝クロードはまだ吸っている。

喫煙の決まり文句の一つに、神経を落ち着かせるというのがある。実際、これは最もよく知られた特徴の一つだ。喫煙は気分をわずかに高揚させる効果もある。研究によると、喫煙者はニコチンによって、一日中微妙に気分が変わることが分かっている。私の母は不安なときや緊張したときには、いつもタバコの方に手を伸ばしていた。

タバコはやめられなくなるから手を出してはいけないと、父から繰り返し戒められたので、私はタバコには近づかなかった。家族に飲酒問題を抱えた人がいなかったので、父からお酒を飲むことについては、何も言われなかった。それで、お酒を飲み始めたとき、私はアルコール依存症になりにくいと、思い込んでいた。

もし父がお酒について警告してくれていたら、私はきっとお酒を避けようとしただろうし、お酒で不安を和らげようとはしなかっただろう。その場合、何が起きたかは知る由もないが、どんな処方薬も効かなかった不安のために、私は間違いなく壊滅的な影響を受けていただろう。不安のせいで気が狂ったり、不安から逃れようと自殺したりしたかもしれなかったと思う。

私が皮肉だと感じたのは、あるものに依存している人が、他のものに依存している人を見下すことが多いということだ。ヘロイン依存症の人は、自分たちが序列の一番上にいると思っている。コカイン依存症の人も同じように思っている。そして、どちらもアルコール依存症の人を見下す。ニューヨーク市の病院の解毒病棟で、ストリート歌手のかわいい娘が私に言った。「オリビエ、ヘロインを試すべきよ。

アルコールよりはるかに体の負担が少ないのよ。ヘロインでいい気分になれるわ」

ＡＡで会ったある女性は、ヘロインがいかに魅力的であるかを、切なそうに話した。私が今まで自分に何も注射したことがないし、できもしなかったと言うと、彼女は伝統的ＡＡの反論「今のところはね」、という言葉で応じた。朝は飲酒したことがないとか、何か他の飲酒の罠に陥ったことがないと誰かが言えば、古顔の人たちは「今のところはだ」と言った。

麻酔薬のフェンタニルは「薬物界のロールスロイス」だと、マーワースの患者である医師や薬剤師の間で意見が一致した。最も致死性の高い薬物でもあった。

ある医師の患者はコデイン依存症で、アルコール依存症患者に対して軽蔑の念を持っていた。「どうやって、あの嫌な味の、嫌な臭いのするものを飲めるのですか」と彼は言った。悪い人ではなく、実際、私は彼とはとても気が合ったが、気難しくて、やや紳士気取りの俗物だった。彼は常に高級な服を着ていて、私のしわくちゃのシャツやジーンズをしょっちゅう非難した。「オリビエ、君はとても立派な人間なのに、いったいどうやって、あんなくずのような物を着ていられるんだ？」

「私たちがどこにいるのか分かっていますか？　リハビリ施設にいるんですよ。刑務所じゃありませんが、それよりそうたいして上でもないのです。私たちは、正装をするようなパーティーに行こうとしているのではないんですよ」と私は言った。

朝彼に挨拶をすると、いつも、「パラダイスでまた一日」と答えてから、「ゴルフコースに行ったり、外国産のスポーツカーでドライブをしたいのに」とこぼした。彼は、マーワースの一般の患者たちとではなく、医師、看護師、薬剤師の患者たちと一緒にいるのをとても誇りにしていた。

書類上では、私たちは素晴らしい集団で、私たちの履歴書には、エリート大学や教育病院から得た多くの資格が記載されていた。これらのことを達成する際に、明敏さや意志力を大いに活用してきた。そして、すべての依存症患者と同じように、私たちは知恵を使って、自分の依存症を上手くコントロールしようとしてきた。仲間の一人が言ったように、「もし私たちがほんのわずかのお酒や薬を手に入れるために、また、ばれないくらいのちょうどいい量を摂取するときに費やすのと同じ献身と創意工夫をキャリアに注げば、私たちは皆ノーベル賞を受賞していただろう」。（もちろん、医師ではない依存症患者やアルコール依存症患者も、同じような主張をするだろう）

その努力は素晴らしいことが多いが、失敗すると大変なことになる。ある日のグループセラピーのセッションで、ある薬剤師が自分の人生でのある出来事を語り、「ウォッカが、ほんの少ししかなかったので、ウォッカを自分に注射しました」と言った。

自己注射に関しては、医学的訓練を受けていないと思われてしまうかもしれないほど気分が悪くなる。だが、私は好奇心を刺激されて、「ウォッカなら知っていますよ。随分飲みましたからね。きっとあなたも飲んだでしょう。だけどそれを注射することに何の意味があるんですか？」と言った。

薬剤師たちは、あらゆるものの血中での半減期を知っている。ある薬を、ある方法で注射することで、腎臓に負担をかけないやり方なども知っている。「少量のお酒しかない場合、それを飲めば、胃で吸収されたあと全身で薄められるので、効果が感じられないんですよ。注射すれば、それが静脈に一度に入って、濃縮した陶酔感を得られるんです」と、彼は言った。

「有難う。そんな考えが思い浮かんだことは、なかったです」と私は言った。自分よりももっと依存症がひどい人がいるのかもしれないと、私は実感した。

これらの賢い人たちのあらゆる思惑が失敗に終わるのは、興味深いものだ。依存症を抱える人は皆、手間暇かけて、要らぬことをする。この薬剤師が酔って正気を失ってオートバイに乗ってやったように、結果はバランスを失って衝突するだけだ。コントロール喪失は物質依存の定義の一つで、依存症をコントロールしようとすることは、ブレーキのない車を運転しようとするようなものだ。依存症になれば、どんなに頭が良くても、自分との闘いで、勝ち続けることはできない。この闘いが続けば、遅かれ早かれ、依存症に支配されてしまう。アルコールに関しては、自分自身に勝つことができず、飲酒量を抑えることができないことに気づいて、私は怖くなった。

この点では、ここの患者である医療関係者たちは、マーワースのリハビリ施設に入所している他の誰とも、あるいは、AAや他のリハビリ施設で私が以前に会った誰とも違いはなかった。AAで最初のスポンサーと知り合ったとき、ブルックリンの建設作業員やサウス・ブロンクスの前科がある人とは何も共通するものがないので、AAミーティングに継続して行く意味が分からないと、私は不平を言っていた。私のスポンサーは、「メッセージを話している人を見ないで、メッセージそのものに耳を傾けなさい。批判的に判断しないで、同じところを見なさい」と言った。

AAにはたくさんの名言がある。その中でもこの二つは最も賢明な言葉だ。次第に私は、他のアルコール依存症の人や薬物依存症の人たちが言うことに、注意深く耳を傾けるようになった。リハビリ施設では、AAミーティングだけでなく、NAのミーティングにも参加した。私は、強迫性障害や過食の問題を抱える多くの人たちとも接するようになった。黒人であろうが白人であろうが、同性愛者であろうが異性愛者であろうが、金持ちであろうと貧乏人であろうと、元警官であろうと前科者であろうと、彼らすべての中に、自分自身を見たり聞いたりした。

既に述べたように、私が聞いた話には共通点があったので、すべての依存症や強迫観念の根底には、共通の生物学的メカニズムがあるに違いない、そして、依存症の医学的治療は可能であるに違いないと思った。この思いは闘病中消えることはなかったが、リハビリ施設での暮らしで心が落ち着いてくるにつれて、その思いは背景に退き、自己認識を深め、対処法を改善し、AAに参加することで、永続的な断酒を達成できるのではないかと、私は再び期待するようになった。

医療従事者であろうとなかろうと、マーワースの仲間の患者たちには、十分な意志の強さと回復への積極的関与がみられたが、私もこれらの資質を十分持っていると自分に言い聞かせた。私たちは皆、依存症から抜け出せることを願っていて、マーワースの評判がその希望を後押ししてくれた。依存症リハビリ活動に一緒に取り組む医療関係者の親友ダニエルは同じ循環器内科医で、「ここはリハビリ施設のハーバード大学だ」と言った。彼は皮肉を言っていたのだが、その言葉の裏には、マーワースが自分を助けてくれるという誇りと希望が隠されていた。

もし、マーワースがリハビリ施設のハーバード大学なら、私たちは皆、優等生として卒業したいと思っていた。書面には書かれていなかったが、マーワースの成功率は全米で最高のうちに入り、おそらく六六％、あるいは七五％であるとさえ噂されていた。

その数字を高いとも低いとも詮索することはできるが、はっきりとした成功率を述べるリハビリセンターはなかったし、また、アルコール依存症のリハビリ患者の圧倒的多数が、たとえ施設に滞在中ずっと断酒していても、四年以内に再発するという悲しい事実を、明らかにすることもなかった。他の薬物乱用の再発率も、似たようなものだった。

リハビリセンターは、これらの気の滅入るような統計を認めるどころか、「私たちの患者は、客観的な比較が可能などのグループの患者より、治療後一年の断酒および断薬率が高い」などと、あいまいな前向きの発言をしている。この断酒や断薬の率はほとんどの場合、追跡調査の電話やアンケートへの患者の回答に基づいているのに過ぎない。依存症患者は、もしも順調に生活しており、それほどストレスなく断酒や断薬を保っていると思われなければ、仕事、人間関係、親権など、失うものがあまりに多すぎるので、自分たちの状態について、たいてい嘘をつく。

リハビリセンターがそのような主張ができるのは、依存症治療に対する認定された標準治療法はないという事実と、密接に関係している。このような状況においては、再発は患者側の遵守違反に等しい。バクロフェンのお陰でアルコール依存症から回復した後、私はマーワースに滞在していたときの医療記録を手に入れた。私の退院報告書には、「(オリビエには) スポンサーがいてホームグループがあるにもかかわらず、数回再発を繰り返したことから分かるように、一二ステップのサポートを利用しなかった過去がある」と書かれている。

これは、ジョージ・オーウェルの『一九八四年』から直接出てきたかのような、矛盾した表現だ。私は定期的にAAに通い、スポンサーもいて、あらゆる道理にかなう基準において、一二ステップのサポートを熱心に利用した。しかし大多数のAAのメンバーと同じように、私は永遠に飲酒をやめることができるほどの恩恵を、一二ステップのサポートから得られなかったのだ。

リハビリ施設の外では、お酒を飲まないでいようと一日中努力した。毎日が前日と同じか、それ以上に大変だった。依存症患者は依存物質を断とうと、懸命に努力する。何日、何週間、何か月、何年と、辛い思いをしながら依存物質を断つ日々を積み重ねていくが、渇望に負けて、依存物質を断つことが上手くいかなければ、それまでの努力が評価されることはない。

私自身の経験と私が患者仲間を観察したことに基づいて、依存症治療を受けている人、あるいは依存症治療を提供している人に、次のような原則を私は提示したい。

- 再発は必ずしも遵守違反と同じではない。
- リハビリは治療と同じではない。
- リハビリは休息に等しい。

マーワースに到着したとき、私は休息をとても必要としていた。レノックス・ヒルに連れていかれたことに憤ってはいたが、友人たちが介入してくれたことに感謝していた。トムが私について嘘をついたことは、それとは別の問題だった。マーワースでの入院時面談で、心理士が「レノックス・ヒルに入院したとき、あなたのトランスアミナーゼ（肝酵素）の数値は三〇〇でした。ご存知のように、それは正常の一〇倍近い値です。この飲酒量では、どんなにうまくいっても、せいぜいあと五年しか生きられません」と言った。それほど高いトランスアミナーゼ値は、致命的な肝硬変の前兆の急性アルコール性肝炎であることを示していることが多く、ジョーン、クローディア、トムの三人が、間一髪で私の多量飲酒を止めてくれたのだった。

＊

ＡＡのような良いリハビリ・プログラムは、多くの貴重な人生の教訓を教えてくれる。マーワースで私が学んだそういうものの一つが、毎朝鏡を見て、何か自分について肯定的なことを言うことだった。

ＡＡミーティングで、ある男性が、「髭を剃るとき、鏡の中の自分の目をなんとか見ないようにするでしょう？」と言うのを、聞いたことがあった。依存症の人は自分が嫌いで、自分は価値のない負け犬だと思っていて、できるだけ鏡を見ないようにしている。

マーワースのカウンセラーはこの問題について、「鏡の中の自分を見てごらんなさい。見て、自分を好きになってくださいさい。ＡＡで、『できるまではそのふりをしなさい』と言われているようにしてください。鏡の中の自分は嫌いでも、好きなふりをするのです。鏡の中の自分に微笑んで、『私は魅力的な人間だ』と言ってください」と言った。

そのカウンセラーは、眠れなくて髪が乱れたアルバート・アインシュタインのようだった。彼が鏡の中の自分を見て、「気に入っています」と言ったとき、私たちはみんな笑った。だが、私は彼の助言に従った。そして、私は自分を醜いと思ったのに、結果的には鏡の中の自分を好きになった。

マーワースの人生訓には、毎日の感謝と翌日の計画リストを書くことも含まれていた。感謝リストには、その日起こったすべての良いことが書かれていた。その意図は、生きていること、息をしていること、美味しいものを食べていること、頭上に屋根があること、自然の中で美しいものを見ていること、誰かと楽しい会話をすることなど、普段はあたりまえに思っているごく普通のことに、感謝することだった。

感謝リストは長ければ長いほど良いのに対して、計画リストは、短くて簡単で、たやすく成し遂げられるものであることになっていた。そうすれば、いらいらしたり、自分や世の中に失望したりしないで、目標を達成することで満足感を得ることができた。リストに載っていなくても達成できたものは、おまけだった。

私は感謝と計画リストを作るのが好きだった。次の日の私の目標は、AAミーティングに行く、三食栄養のある食事をする、散歩をする、友人と楽しい会話をするなどだった。これに対する母の反応は、「それがあなたの野心なら、いいことだけど、たいして素晴らしくもないわ」というものだとは分かっていた。それでよかった。人を感心させようとすることは、もう目標ではなかった。

マーワースのカウンセラーたちも、私に業績リストを作らせようとした。彼らは、「あなたは他の人たちをサポートして、彼らが達成したことを認めるのがとても上手です。ここの素晴らしいカウンセラーになれるでしょう。でも、自分にも達成したことを認めることが必要です。あなたは自分が達成したことを受け入れていませんね。あなたの一部になっていません。通常は、業績リストを作ってもらったりはしません。思い上がることになるからです。でも、あなたは謙虚すぎます。また、ミーティングでは、もっと自分のことを話してほしいです」と言った。

私がグループセッションで自分自身について少し話し始めたのは、三週間後のことだった。だが、アルコール依存症を患っているときに、自分の業績リストを書く気にはどうしてもなれなかった。私がしてきたことが、本当に業績と呼ばれるのに値するとは思えなかったのだ。

マーワースに滞在中に、私が一〇年間暮らした東六三丁目のアパートを明け渡さなければならないことを知った。ニューヨーク病院がその建物を所有していて、新しい人を入居させたがっていたのだ。私は、病気ですぐには引っ越しできないと言ったが、九月の初めまでに退去しなければならないという返事だった。

私はマーワースのスタッフに、この問題に対処するために、二、三日間リハビリ施設を離れなければならないこと、そして、その後戻ってくることを伝えた。彼らは「まだあなたには無理だと思う」と言った。

「もしもアパートを引き払わなかったら、法的に大きな問題になります」

「今出て行ったら、大変なことになりますよ。あなたはお酒を飲んで死んでしまいますから」

「いつになったら、出て行っても大丈夫になるんですか？　半年後ですか、それとも一年後ですか？」

「必要なだけ、時間がかかるのです。出て行っても大丈夫だと思うようになったら、お伝いします」

スタッフの一人で、何年も断酒している元アルコール依存症患者である高齢のアイルランド人は、「物事はうまくいくものですよ」と私に言った。

それに対する私の最初の反応は、「夢を見続けろ」だった。最終的には、「オリビエ、それは君の手に負えないよ。心配してもしなくてもいいんだ」と自分に言い聞かせた。何とかそのことを心配しすぎないようにした。そして、物事は本当に上手くいったのだ。マーワースがニューヨーク病院に診断書を送ってくれ、そのおかげで二、三週間ほど余分に時間がもらえた。広いアパートに住んでいるジョーンに「しばらく君の所に泊めてもらえないだろうか？」と私は訊いた。

「指輪さえあればね」と彼女は言った。

「本気で？　強引に君と結婚させたいの？　私はリハビリ施設にいて、今は誰とも結婚するつもりはないよ」

ジョーンは冗談半分で言っただけだった。彼女は私のことをずいぶんじっと我慢してきた。しかし、レノックス・ヒル病院の精神科病棟に私が収容される前に、私たちの恋愛関係には将来がないことを私たちは話し合っていた、それは、私がお酒を数杯飲んでから、やっと勇気を出してした会話だった。彼女は、親戚の一人を介して、アッパー・ウエストサイドに賃貸用のアパートを見つけるのを手伝ってくれた。

非公式に診療所を閉めて一年経っても、私は診療所の家賃と、従業員の給与と福利厚生の一部を支払っていたし、そのうえ、ヒューレット・パッカード社製の心エコー装置のリース料金と、非常に高額な医療過誤保険のお金も払い続けていた。それに加えて、さらに通常の生活費や、クレジットカード払いになっている莫大な額のリハビリ費用があった。

活動していない診療所にこれほど多額のお金をかけるのは不合理だったが、それが私に医師としてのアイデンティティの一部を保たせてくれていた。私はまだそれを失いたくなかった。診療行為への最後の形のある繋がりが無くなってしまったら、医師であり続けられるとは、私には思えなかったからだ。

マーワースのスタッフの一人が私の保険の補償範囲を調べてくれ、私の通常の医療保険はこれ以上のリハビリには適用されないが、就業不能保障保険なら多分適用されるだろうと教えてくれた。依存症が障害とみなされるとは思いもよらなかった私は、診療所開業当時の保険外交員の執拗な勧誘を思い出した。以前はフランスの国民皆保険制度や、コーネル大学医学部の職員の福利厚生で保証されていた私は、初めて自分で医療保険に加入する必要があった。

総合医療保険に加入したが、私は外交員に「就業不能保障保険は必要ありません。健康上の問題は何もありません」と言った。彼は嫌とは言わせまいとして、繰り返しやってきては新たな売り込みをやった。「先生は、循環器内科医ですが、先生自身が心臓発作を起こすかもしれませんよ。癌になるかもしれないし、そこを出たヨーク街でタクシーに轢かれるかもしれません」と彼は言った。

結局、私は月々三五〇ドルの保険料を捨てるつもりで、彼に私の邪魔をさせないためだけに、保険に加入した。彼は、売り込み口上の中で、保証される障害として依存症を挙げたことは一度もなかった。私は、依存症は癌のような本物の病気とは考えられないと思っていたので、依存症になったときに、問い合わせようとは思わなかった。マーワースの医師たちの中には、就業不能保障保険が依存症に適用されないことをひどく嘆いている人がいた。しかし、前年にすべての費用を自動払いにしていたおかげで、私の保険料は全額支払われていて、最新の状態になっていた。

九月一六日にようやくマーワースを出てから、私は保険会社に連絡した。幾分議論はあったが、就業不能保障保険が私のアルコール依存症に適用されることに、保険会社は最終的に同意した。マーワースとハイ・ウオッチ・ファームでの費用が払い戻され、また一時的なものだが、コーネル大学医学部での最終給与額の何分の一かの生活費を受け取った。

就業不能保障保険の支払いを受けて、経済的に少し余裕ができた。そのうえ、私はマーワースのお墨付きが得られていた。リハビリ施設のハーバード大学であるマーワースから、二か月間の勉強で卒業が認められ、社会復帰の準備が整ったと保証されたのだ。

マーワースを去る直前に、臨床心理士が素晴らしいニュースを伝えてくれた。私の肝酵素の値が正常になったのだ。重度の肝臓病になる恐怖が、マーワースに滞在中頭から離れなかった。カウンセラーからは、CPHの私のケースマネージャーに電話して、監視システムを説明してもらうように言われた。

「では、CPHに所属する精神科医がときどき呼び出しをするので、あなたはポケットベルを持っていなければいけません。最初に、アッパー・ウエストサイドのその精神科医のオフィスで、あなたは精神科医に会います。その後、週に二回ほど、任意に呼び出されます。決まった日程はありません。連絡があれば、二時間以内にオフィスに行って、尿の検体を提出しなければなりません。何曜日になるかは分かりません」と、ケースマネージャーは言った。

「尿？　アルコールのために？　尿の検体はアルコール検出には役に立ちません」と私は言った。たとえ飲酒しても、体がアルコールを代謝するので、尿は二、三時間でアルコールが検出されなくなる。

「その通りですが、私たちは、コカイン、ヘロイン、メタンフェタミン、処方鎮痛剤、マリファナ、ベンゾ系薬剤、そしてその他の一般的な乱用薬物を調べなければならないのです。そういうものは、使用をやめてから数日間、あるいは数週間後でさえ、検出される可能性があります」

「私は人生で一度も、ほんの少しのコカインだって見たことがありません。違法薬物を摂取したことはありません」

「それでも、私たちは調べなければならないのです」

「でも、CPHはAAのように正直なプログラムだと、あなたは言いました。AAでは正直でなければ、回復は失敗すると言われています。私は正直な人間です。コカインもヘロインも見たことがないと、私は言っているんです。私が今までに乱用した唯一の薬物はアルコールです。あなたは私を信じるのか、信じないのか、どちらです?」

「もちろん、私たちはあなたを信じます。でも、それでも、私たちは調べなければならないのです」と、ケースマネージャーは言った。

「私がかかっている医師たちは、私の不安とパニックのために、定期的にベンゾ系薬剤を処方してくれています。私が診てもらっている依存症専門家のエリザベス・クーリ博士は、この分野の優れた研究者であり、ロックフェラー大学の精神科の准教授で、その彼女がその薬を処方してくれています」

「CPHの規定では、それらの薬剤は禁じられています。乱用される可能性があるのです。依存性の原因となるので、あなたはその薬なしでやっていかなければなりません。もう一つですが、あなたには立会人の前で排尿してもらわなければなりません」

「何ですって?」

「ええ、すり替えをしようとする人がいるので」

私はジョーンに言った。「今の私の状況を見てほしい。どこに行くにしても、事前に連絡をして、認可された検査機関を見つけなければ、連絡を受けてから数時間以内に尿を提出しなければならないので、週末を過ごすために出かけることさえできないんだ。私は、自分の飲酒が誰かの治療に影響しないように、診療所を閉じたんだ。なのに、今やビーッという音で、今まで見たこともない、ましてや使ったこともない薬物の検査のために、立会人の前で排尿しに行かなければならないのだよ。何よりも、私は不安に対する通常の薬をもらえないでいる。君は私のパニック発作を見たことがあるだろう。彼らは、私がお酒を飲まないでいて、医師免許を失わないでいることを望んでいると言うけれど、私に不利な状況を作り出しているんだ」

尿の監視の他に、CPHは、私が聖ルカ・ルーズベルト病院のアルコール依存症外来プログラムに再び参加し、さらにCPHと提携した心理士に週に二回会うことを義務付けた。「あなたは私との個人的なセッションを持つ必要がありますが、それは一五〇ドルの費用がかかります。それから、グループセラピー・セッションに参加する必要がありますが、これは八五ドルです」と心理士は言った。これにかかる月に九〇〇ドルから一〇〇〇ドルには、私の医療保険は適用されなかった。

私は、ロックフェラー大学のリズ・クーリに相談を続けたが、彼女は、私が仕事をしていなかったので、寛大にも、料金を請求しなかった。CPHの心理士に、週に一度のリズとの面談が彼との個人セッションの代わりになるかどうか尋ねたところ、幸いにも、代わりうると承諾してくれた。

ある日、私はリズのオフィスでパニック発作を起こした。彼女はとても心配してくれて、すぐに私にバリウムの処方箋を書いてくれた。

処方薬を出してもらったが、私は飲まなかった。私はCPHの心理士に電話して、バリウムを飲んでいいかどうかを尋ねた。「一錠だって飲んでは駄目です。尿中に出れば、まっすぐリハビリ施設に戻らなければならないでしょう」と心理士は言った。

「でも、私には重度の不安とパニック発作があるのです」

「バリウムを飲んではいけません。不安は治まります」

不安は一旦治まっても、すぐにまた高まってきた。潮のように満ち引きしたが、決して消えることはなかった。パニックも同じだった。私は手つかずのバリウムを、次のCPHのグループセラピーのセッションに持参して、全員が医師であるグループみんなの前で、それを心理士に手渡した。

「おめでとうございます！　あなたの行動はすばらしい」と彼は言った。

「私は、決して素晴らしいことをしているわけではありません。アルコール依存症から自分の命を救おうと、必死でもがいているのです。しかし、お尋ねしたいことがあります。私の精神科医であるエリザベス・クーリ博士の、依存症を研究している医師科学者としての評判はご存知ですね？」

「はい、もちろん知っています。彼女はその分野でとても有名で、尊敬されています」

「あなたの専門家としての意見では、目の前で私がパニック発作を起こすのを見たクーリ博士が飲酒以前から私に不安とパニックの病歴があるのを知っているため、バリウムを処方するのは正しいのですか、それとも間違っているのですか？」

彼は答えようとしなかった。「CPHがそれを禁じているのは知っています。だから、私は薬を全部あなたに持ってきたのです。しかし、あなた自身の専門家としての判断では、クーリ博士は正しいのですか？　それとも間違っているのですか？」

長い沈黙の後、彼は言った。「医学的には、彼女は正しいです」

「では、私はバリウムを飲めますか?」

「いいえ、あなたはCPHの決まりに従わなくてはなりません」

それは倫理的勝利にすぎなかったが、仲間の医師たちの表情を見ると、彼らも私と同じ程度に、この勝利を評価しているように思えた。彼らとの会話から、彼らも強要されたセラピーのセッションの見え透いた嘘に腹を立てているのを、私は知っていた。話した内容の一部がCPHに報告されると心理士から知らされていたので、このようなセッションで本当に正直に話すのは不可能だった。そのような状況では、治療の進展のための二つの前提条件である、本当の意味での患者の秘匿性と相互信頼は存在し得なかった。

どの州にもあると思うが、CPHのようなプログラムは、気分を変える物質の影響下で診療する医師から市民を守り、そして医師自身を支援するためにも重要だ。しかし、このプログラムによって、医師が標準以下の治療を受けさせられ、適切な投薬と思いやりのあるケアを受ける基本的人権を否定されるのは、実に奇妙なことだ。

リズ・クーリは彼女特有の患者への配慮で行動し、私が彼女のオフィスに座っているときに、ニューヨーク州の州都であるオールバニーにあるCPHに電話をかけてくれた。彼女の医学的判断では、なぜバリウムが私には適切な薬であるかを彼女が説明するのを、私は聴いていた。そして、電話の相手の話を聴いているうちに、彼女が青ざめるのを私は見た。

電話を切ると、「オリビエ、私はバリウムの処方をしてあげられません。本当に申し訳ないです」と彼女は言った。

アルコール渇望を引き起こすきっかけとなり、また渇望を強めることになる重度の不安に対する標準的な薬の処方を拒否されたことは、良くて状態は悪化し、悪くすると冷淡で無慈悲で酷い状態を引き起こす可能性があった。もし私がCPHの監視下になければ、リズ・クーリは私を普通のアルコール依存症患者のように治療できたはずだった。私は、適切な治療を受けられるフランスへ戻ることを、ますます考えるようになった。

こうしている間も私は、気分を高揚させすぎたり、沈み込ませすぎたりするかもしれない強い感情を、マーワースで教えられたとおりに従順に避けようと努め続け、抜け殻のような気分だった。根底にある不快感が治療されないまま断酒を続けようと苦闘している人たちのことを、私を診察する精神科医の一人が、後に「治療に従うことによる感情鈍麻」と呼んだが、私はまさにそれに苦しんでいた。私のエネルギーのすべては、アルコールへの渇望に抵抗することに注がれていた。

そんな私の心の拠り所の一つが、音楽だった。

私は、伝説的音楽プロデューサーであるアリフ・マーディンとその妻ラティーフェととても親しくなっていた。アリフと私は、アリフと同じトルコ人のエンギン・アンセイが開いたパーティーで一九八八年に出会った。エンギン・アンセイは、ムラット・サンガーが紹介してくれた外交官だった。アリフはフェリーニの映画に出てくるマルチェロ・マストロヤンニのような人物で、常に精力的にパフォーマンスをしていて、ドラマチックな身振りや発言をする素晴らしい才能の持ち主だった。

マーディン夫妻は、セントラルパーク・ウエストにある彼らの豪奢なアパートでのパーティーや夕食に、度々私を招いてくれた。そのようなとき、他のお客の中にも、彼が一緒に仕事をしている素晴らしい演奏家が一人と言わず、それ以上いたかもしれないのに、たいていアリフが私にピアノを弾いてほしいと頼んでくれたことは、私には特別の楽しみだった。私はアリフのために自作の何曲かを弾いたが、彼はそれをとても気に入ってくれて、そのうちの、私がキューバの詩人で小説家のレイナルド・アレナスと一緒に書いた、『記憶の中の一輪の花』で始まる数曲を、何年もかけて編曲してくれた。そのことは、アレナスが自伝『夜がくる前に』の中で語っている通りだ。

一九九〇年の春、「ベット・ミドラーに会ってほしいんだ。ラティーフェと私は、君とベットと彼女の夫だけを、夕食に招待するつもりなんだ。適当なときに、私が編曲した君の曲のうちの最後の曲を彼女に見せるつもりだ」と、アリフは私に言った。アリフとベットはそれぞれプロデューサーと歌手として、映画「フォーエバー・フレンズ」の主題歌「愛は翼に乗って」で、その年のレコードに対するグラミー賞を、獲得したばかりだった。デザートとコーヒーを前に寛いでいるとき、アリフは私にピアノを弾いてほしいと頼んだ。私はいつもアリフのコンサート用のスタインウェイのグランドピアノを弾くのを楽しんでいたので、喜んで応じた。

暫く鍵盤に向かっていたあと、アリフがベット・ミドラーに聴いてほしがっていた私の曲のメロディを弾いたらどうだろうかと、私は思った。しかし、その考えを実行する前に、それはホストであるアリフの体面を損なうことになるのではないかという不安が、頭をよぎった。確かに、もし私にそうして欲しいなら、私にピアノの所に行くように言ったときに、そのことについて何か言ったはずだった。両方の客の気持ちに配慮して、もちろん、たとえ彼女が曲をそれ程気に入らなくても、お世辞を言ったりする必要のない個人的な仕事の場で、彼は彼女にテープを聴かせるか、曲を見せるのだろうと、私は自分に言い聞かせようとした。

私の作曲したものは本当につまらない代物なんだという確信のような思いで、頭がいっぱいになった。その間、意識下の記憶に頼りながら、私の指は勝手に弾いていた。私は自分が何を弾いているのか分からなくなっていた。すると、ベット・ミドラーが、エディット・ピアフのトレードマークとなっている歌、「水に流して」の最初の行、「いいえ、何もありません、いいえ、後悔はしていません」を歌うのが聞こえてきた。

私はピアノから顔を挙げて、ベット・ミドラーの方を見た。彼女は、エディット・ピアフよりそれほど大きくない小柄な女性で、食事の間は静かで小さな内気な人のようだったが、椅子を後ろに引いて立って歌う彼女は、人生のあらゆる悲しみに見舞われながらも心の強さを失わない、巨人のような姿に変身していた。

ベット・ミドラーが歌い続けている間、彼女の歌声は、私の心全体を深く音楽に没入させた。歌が終わると、私は演奏を止めた。私が音楽家として今までに受けた最大の賛辞の一つであるこの自然発生的デュエットの後では、沈黙こそが、私が彼女に提供できる最高のアンコールだった。

アリフの友情は大きな支えだった。彼は飲酒のことで、決して私を非難したり批判することはなく、お酒を止めるためにできることは何でもするように、ただ励ましてくれた。ニューヨークでは、バーは午前四時に閉まる。もしもあなたがアルコール依存症で、最終の注文までにベッドに入って眠れるだけの量を飲んでいなかったら、また、もし私のように、二四時間営業の店で買えるようなビールを飲むのは我慢できなくて、そして、家にお酒がまったくなかったら、あなたは困ったことになる。ある夜、私はそんなことになって、アリフに会いに行くことにした。セントラルパークの西にある彼の自宅に行って、私はドアマンに「マーディン夫妻の所に行きます」と告げた。

ドアマンは、以前に何回か、これほどひどくはない時間に訪ねてきたことのある私に気付き、「本当に、こんな時間にいいんですか?」と言った。

「ええ、いいんです」と私は答えた。

彼はインターホンでアリフを呼び出し、それから、私に上がっていいと言った。アリフ・マーディンのお酒は友人たちの間では、彼の名前にちなんで「マーディニス」として有名だった。ローブを着て玄関に出て来た彼に、私は「ウォッカが必要なんだ」と言った。

彼はグラスに入れたウォッカを持ってきてくれた。私はそれをありがたく飲んだ。アリフは、「もっと飲むかい?」と言った、

「うん、お願いだ」

彼はもう一杯持ってきてくれ、私がそれを飲み干すと、彼は親切にも、「さあ、帰る時間だ」と言ってくれた。バツの悪い瞬間だったが、アリフは見事に対処してくれて、私は家に帰って眠ることができた。私が泥酔していたので、断酒することについて何を言っても耳を貸さないことが、彼には分かっていたのだ。

あの苦しい時期に、アリフが友人だったことは、とても幸運だった。モーリス・ブリンと友達になったのも、幸運だった。モーリスに出会ったのは、アリフに出会ったのと同じ頃だった。モーリスは七二

歳で、私は三五歳だったが、彼は私の一番の親友になった。モーリスと妻のメリタは、ニューヨークとサウサンプトンの自宅に、頻繁に私を招いてくれた。彼は人生にとても意欲的だった。また、モーリスはそれほどうまくはなかったがチェロを弾いていて、彼とメリタのために、彼らの素晴らしいスタインウェイのピアノを弾くのは、私にはいつも喜びだった。人を食事に招くときには、モーリスは自ら腕を振るって愛情を込めて料理をした。年の差があっても、彼はカリスマ性のある兄のようだった。「父は自分の子供たちのことよりはるかに多く、あなたの話をすると言われているんですよ」と、息子の一人がご機嫌で私に話してくれた。

私の飲酒が問題になってからは、強いお酒を止めておいしいワインを飲めば、適度な飲酒ができるようになると、モーリスは確信していた。彼は、ワインを飲んでアルコール依存症を治すことについての本までくれた。私には、これがうまくいかないのが分かっていたので、試しはしなかった。AAでは、これは「タイタニック号での座席交換」と言われている。しかし、モーリスは私の回復への希望を決して失わず、常に、「もう一度やってごらん。もう一度」と言った。

私がレノックス・ヒルの精神科病棟に閉じ込められている間に、モーリスの健康状態は悪化していった。それまでの彼は、毎日自転車に乗ったり、水泳をしたり、驚くばかりに活動的だった。しかし癌になって、留守番電話に「見舞いに来てほしい。私が君を一番必要としているときに、どうして君は私を見捨てるのか？」という悲痛なメッセージが残されていた。

マーワースに連れていかれたとき、モーリスは私が会いに戻れるようになる前に死ぬだろうと、私は思った。モーリスはとても弱っていて、それからの二、三か月間、ますます衰弱し、ときどき支離滅裂なことを言った。しかし、サウサンプトンには二、三回、ニューヨーク市のグラマシー公園近くのカブリーニ病院にはもっと定期的に、彼を見舞うことができた。

一二月にモーリスは亡くなり、クリスマスの数日前に、私は葬儀に参列した。途方もなく大きな喪失で、私は悲しかったが、私はその悲しみに浸ることを自分に許さなかった。一九九一年の一一月に父が癌で亡くなったときも、私は同じように反応した。父を悼んで泣けたのは一七か月後、子供の頃、父が兄や妹、そして私を連れて行ってくれたアルプスの場所近くをハイキングしていたときのことだった。

大晦日が近づいたころ、ジョーンは新年と、マーワースを出てから私が飲んでいないことを祝うために、レストランに予約をしようと提案した。私は一一五日の断酒を達成しており、これは今までで一番長いものだった。「AAもリハビリ施設もあまり祝わないようにと言っているよ。私はハヌカー〔エルサレム神殿の奪回を記念する八日間のユダヤの祝日〕もクリスマスも祝わなかったし、新年を祝うつもりはないよ。一日一日というのが合言葉で、一日一日変わりなく、祝日であろうとなかろうと、毎日を同じように過ごすよ。マーワースでの友人のパトリックが、泊まりに来ることになっているんだ。私たちは外出しないで、ここで互いに新年の挨拶をして、それでおしまいだ。パトリックの訪問については、既に十分プレッシャーを感じている。彼が来ている間に、失敗をしてお酒を飲んだりしたくない。そうなったら、私たち両方にとって大変なことだから」

お酒を飲まないジョーンは、これに不満だった。「出かけて、世間の他の人たちと同じようにお祝いしないといけないわ」と彼女は言った。

「世間の人たちは飲むんだよ」
「そんな意味で言ったんじゃないわ」

このプレッシャーと、意識下に押し込めてはあったモーリスの死に対する悲しみに加えて、私にはもう一つのストレスがあった。私がハイ・ウオッチ・ファームのリハビリ施設にいたときに、シラク大統領から授与されたレジオン・ドヌール勲章を私が受け取る式典を、母が一月二七日に準備していたのだ。受賞者のリストは、復活祭、フランス革命記念日、クリスマスの、年に三回発表される。通常は個人で自分の式典を手配するが、その唯一の条件は、式典がレジオン・ドヌールの大理事会に登録されなければならないことと、既に会員になっている人が授与の言葉を宣言して、公式の十字架とリボンをピンでとめることだった。

自分はこの勲章に値しないと感じていたので、私は授賞式が怖かった。そのことについてと、自分の人生の他のあらゆることについての不安で、私は震えていた。ひどいパニックに陥ることも次第に増え始めた。CPHに見つからないように、祝日の間、短期間だけ何とか飲酒できるのではないかと必死に願って、翌日にパトリックが到着するという日の前日の一二月三〇日に私は酒屋に行って、一瓶買ってきて飲み始めた。

CPHは、三日間、それに気づかなかった、私はグループセラピーのセッションを欠席し、酔って誰かに電話した。私を通報したのはCPHの人かグループのメンバーだった。それは避けられないことだった。もっと受け入れがたいのは、大晦日の夕方、ドアを開けて入ってきたパトリックが私が飲んでいるのを見たときの恐怖の表情だった。まるで私が感染症にかかっているかのように、彼は走って出ていきそうだった。

私は彼を非難しているのではない。私がそうだったように、彼も命がけで依存症と闘わなければならなかったのだ。

バーモント州の低い山並みにある小さな町のはずれにあるブラトルボロ・リトリート〔依存症の民間病院〕に、私は降り立った。パリから若い友人のアントワーヌがニューヨークまで飛行機で来て、私を送迎サービスの車に乗せ、一九〇マイル北に連れてきたのだ。

私は体調が悪かった。

バーモント州では、春、夏、秋、冬、そして泥の季節という五つの季節があった。四月の初旬、街を囲む丘の小道が雪解け水でまだぬかるんでいた頃、リトリートのスタッフは、「オリビエ、あなたは本当によくやっています。本当に素晴らしいです。もう家に帰っていいでしょう。大丈夫ですよ」と言った。

「みんなそう言うのですが、私はそんなにうまくはやれません」と私は言った。

スタッフは、今回は今までとは違うと保証してくれた。

ブラトルボロは、バーモント州からニューヨークに向かう鉄道路線の途中にある。私は一人で列車に乗り込んだ。ニューヨークのペンシルベニア駅に着いて二、三時間後には、私は再びお酒を飲んでいた。

一〇日後、アントワーヌが私をリトリートに連れ戻した。リトリートのスタッフは明らかな失望、そして非難とさえ思われる態度で、私を迎えた。「あなたは勝者になると思っていたのに、結局は敗者になりましたね」と、彼らの表情は語っていた。

しかし、私をそんな風に見ていないように思われる人が、スタッフの中に一人だけいた。アラン・コーンは心理学の博士号を持った背の高い内気な男で、肯定的承認と認知行動療法のクラスを担当していた。他人の評価を気にせず、人前で馬鹿な真似をして笑い者になるほどまで、自分を受け入れるようにと、彼は私たちを指導した。

「朝起きて、片方がそれぞれ色の違う靴下をはいてごらんなさい。もし人が笑うなら、あなたは意図的にその笑いを引き起こしたのであり、彼らが笑う理由をあなたは知っています」と、アランは言った。もし私たちがそのようなことをしても、起こりうる最悪の事態は、たいていそれほど悪くはないと言うことが分かり、恥や罪悪感に私たちの生活が支配されることもなくなるだろうという考えだった。私たちが不安になったり、落ち込んだり、お酒を飲みたくなるのは、「クソのようなもの」のせいだとアランは言った。アランは多くのことを「クソのようなもの」と言う言葉で、覚えやすく定義した。「毒性のある恥とは恥ずかしさにクソのようなものを加えたもの、罪悪感は自責の念にクソのようなものを加えたもの。恥ずかしさと自責の念は正常で健康的な感情です。毒性のある恥と罪悪感は、意図とは逆の結果をまねくクソのようなものです」と彼は私たちに言った。

それは単純で分かりやすい知恵で、私はその一言一句を大切にした。ニューヨークに戻って認知行動療法を紹介されたときには、私はそれをほとんど価値が無いように感じたが、アランは私のためにそのすべてに息を吹き込んでくれた。彼は認知行動療法をＡＢＣＤと同じように単純化してくれた。それはすべて、幼いときから内在化させてきた、「認知の歪み」を修正することについてのことだった。望ましくない感情や行動を経験するとき、

・Aはそのきっかけとなった活性化させる出来事。
・Bは出来事や自分自身について持っている否定的な信念体系。
・CはAとBの結果であり、望ましくない感情や行動を生み出す。
・Dはその信念体系にどのように異議を唱えるかであり、いかにしてパターンを破って安定を取り戻すかだ。

肯定的承認について、アランは言った。「肯定的承認が効果的だと信じる必要はありません。臨床研究によると、十分に実行すれば、効果があることが分かっています。新しい信念体系を、『私は馬鹿ではない、醜くない、好かれないわけではない』のような、否定的言葉で表現してはいけません。肯定的な言葉で表現しなければいけません。

自分自身について、『私は馬鹿だ』のように否定的に考えるなら、その反対の『私は知的だ』を、紙に書いてください。否定的自己認識を二、三挙げて、その反対を書いてください。肯定的言葉を暗記して、一日のうちに一〇回か一五回、頭の中で繰り返してください。たとえ信じていなくても、確信を持ってその言葉を言ってください。もし、これを一五日間続けて行えば、肯定的認識は本物になって、それを自分に当てはめることができるでしょう」と。

多くの人は、アラン・コーンの助言を、懐疑的に受け止めた。だが彼の言葉に耳を傾けながら、私は

「これこそ、私が探し求めてきたもので、これ以上お酒を飲まないために私が必要としているものだ。遂にトンネルの先に光が見えた」と思った。私は認知行動療法について少し読み、ほとんど取りつかれたように肯定的承認を実行した。一日に一〇回か一五回ではなくて、何十回も肯定的承認を口にした。思考の中では常にそれを繰り返していた。保護収容所のプログラムやAAミーティングに参加していないときには、ブラトルボロ周辺の丘を何時間もハイキングして、いたるところに咲く花、無数の鳥とそのさえずり、長くなった日中、暖かいそよ風など、春の息吹に浸った。アラン・コーンの指示に従って、「私は善い人間だ。私は魅力的だ。私は聡明だ。私は人に好かれる」と、何度も何度も繰り返した。

自然に囲まれていると、リハビリ施設の日課を守っているときと同じように、心が落ち着き、癒された。そして、まさにアラン・コーンが約束したように、私の自分自身に対する考え方は徐々に変わり、はるかに前向きになっていった。しかし、私はアルコール依存症が治らないで、普通の世界でどうやって生きていけばいいのか分からなかった。母が主張し続けているように、パリでのほうが、状況が良くなるのかもしれない。私は自分の生まれた町に戻る計画を立てた。

CPHが熱烈に支持したこの転居によって、少なくとも、CPHによる私のケアへの監視と制限が終わるだろう。フランスに帰って、普通の患者と同じように扱われることに安堵するだろう。

第五章　悪化の一途

アメリカでの一六年間、私は誇り高いフランス人でいた。しかし、私はニューヨークに居を構えてもいたので、アルコール依存症患者としてパリに戻ることは、後戻りのように感じた。私は、人として、また医師として、築いた生活を失うことを嘆き、これからどうなるのかと心配していた。

母と同居する予定だったが、それは悪くはなかった。七〇代になっても母は活動的なままで、楽しいことが大好きで、社交的で、世の中のことに大いに関心を持っていた。私のガールフレンドたちは皆母が大好きで、その多くが、私との関係が終わってずいぶん経っても、母に助言を求めた。エヴァの友人たちも母に助言を求めた。母は人生の苦闘で得た知恵をもって、高尚なことや下品なことについても、才気あふれる会話ができる人だった。私は母と一緒に時間を過ごし、母の秩序ある空間で安らぎを得るのを待ち望んでいた。

けれども、前途には恐ろしいことが起こりそうな不安があった。遅かれ早かれ、不安とそれを和らげるためのアルコールへの渇望のせいで、彼女の前で飲酒せざるを得なくなるのだ。それが私たち二人にとってどんなことになるかと、私は恐れていた。

一九九九年六月三日、もう一度アントワーヌに付き添われて、飛行時間七時間半のパリ行きの飛行機に搭乗した。飛行機が離陸するとき、私は高揚感と前途への不安の入り混じった気持ちだった。私は前向きなことに集中して希望を保とうとした。確かに、私が依存症で体調を崩していた間、友人たちはこれ以上ないほど助けになってくれた。私は感謝の気持ちで一杯になった（それに値しないという不安感はあったにしても）。しかし、時間が経つにつれて、幸せな気持ちより嫌な気分のほうが強くなっていった。ふくらはぎがぴくぴくけいれんし、緊張で胃がキリキリし、胸が締め付けられ、そして、母がどう思うかという不安が、しつこくアルコールへの渇望を刺激した。乗務員が飲み物を載せたカートを通路に押してきたときには、渇望は抑えきれなくなっていた。

「家族を愛しているなら、どうしてこんなことができるの？」ある日の午後遅く、私がお酒を一本持って入ると、母が訊いた。

「アルコール依存症だから、飲むんだよ。それが、アルコール依存症の人間のすることだから。法律違反をしているわけでもないし」

「あなたは才能ある音楽家で、良い医師で、素晴らしい人間よ」母はそう言うと、タバコに火をつけ、急いで深く吸い込んで、話を彼女のお気に入りの話題の一つに戻した。「気分を変えるために、結婚して、子供を持って、自分以外の誰かのことを考えたらどう？」

「妻や子供たちをお酒で苦しめたくはないですよ。ガールフレンドたちを十分傷つけてきたからね」

「精神的に支えてくれる妻がいれば、状況は変わるでしょう。子供がいれば、子供を養う責任が、飲まないでいる助けになるでしょう」

「母さんはニューヨークで私と一緒にミーティングに行って、アルコール依存症を抱える人が配偶者や子供たちを失う恐ろしい話を聞いたでしょう。思い出す必要があるなら、私ともっとミーティングに行けば、もう一度全部聞けますよ」

母は窓の外の、ジャン＝クロードとエヴァと私が子供のときに走り回った、U字型のテラスに目をやった。私は、自分が価値のないひどい人間だと感じながら、お酒を注ぎ入れた。

「ユダヤ人はシッカーじゃないわ」と、彼女はイディッシュ語〔東欧のユダヤ人の間で話されていたドイツ語に近い言葉〕で、大酒飲みを意味する言葉を使って呟いた。

「私はAAでかなりの数のユダヤ人に会ってきたし、ニューヨーク市では、ユダヤ人コカイン依存症者たちがサウス・ブロンクスで頑張っていますよ」

母は遮るように手を振って、荒々しく足音をたてて居間から出て行った。私が実家に戻ってきて二、三週間しか経たないのに、私たちは辛辣な会話を繰り返すようになっていた。

従兄のスティーブがニューヨークから電話してきて、私がパリでどのように生活しているのかを聞いた後、彼は付け加えて言った。「オリビエ、君は幸せになるためのものはすべて持っているんだ。君がアルコール依存症になる前にお父さんが亡くなっててよかったよ、だけど、君がお母さんに対してしていることを見てごらん。彼女はアウシュビッツを生き延びたんだ。君の両親は、戦争の灰の中から家族のために素晴らしい人生を築き上げたんだ。もし君がアルコールのせいで死ねば、ヒットラーが勝ったことになる。君の飲酒はお母さんを苦しめているんだよ」

AAやリハビリ施設で聞いた証言から、すべての依存症患者が、家族や友人たちからこのような話を聞かされることがよく分かった。善意からなされるものであるし、私は依存症が家族全体に与える痛みが、小さいものだとは考えたくない。しかし、「私を本当に愛しているなら、あなたは変わるでしょう」と言うことは、依存症患者の苦しい状況を理解していない証であり、精神的脅迫といえる。その言葉は、依存物質の使用は依存症患者のコントロール下にあるということ、つまり、「利己的」で、「わがまま」であるのをやめることを決めるかどうかの問題だということを、暗に示している。だが、そういう問題ではない。アルコール依存症患者やその他の物質依存症患者は、逃れることのできない生物学的牢獄の中で生きているのだ。フランスの近代的な「アルコホロジー〔Alcohology〕」という研究の創始者であるピエール・フーケが言ったように、アルコール依存症患者は「断酒の自由を失っている」のだ。

感情面での脅迫やショック療法は、成果が上がるのなら受け入れられるかもしれない。しかし、ショック療法という言い方は、倒れている人を、まるでもっと蹴れば、その人が起きあがって歩くかのように蹴るのに等しい。起き上がって歩けなければどうなるのだろう?

子どもの頃、私はいつも両親を喜ばせようと気遣っていた。両親はあまりにも苦しんできたので、幸せになる資格があった。幸せにならなければならなかった。両親を傷つけるかもしれないと思うと、耐えられなかった。通りでクラスメートに会ったときに感じた喜び、興奮もどういうわけか、両親、特に母への裏切りであるかのように思えて、彼らに会った喜びを表すことに罪悪感があった。

大人になると、この気持ちが一層強くなった。母は私に結婚して子供を持つように勧めたが、どういうわけか、私はそれも裏切りのように感じた。作家のロマン・ガリの言葉を借りると、母と比べると、私の人生で出会った女性たちは皆「ビュッフェ・フロイド」、大まかに訳すと、「冷えたごちそう」〔つまらないもの〕だった。賢くて寛大で素晴らしい女性たちである私のガールフレンドたちに、それはフェアではないと分かっているが、カリスマ的母を持つ息子なら、みなそれに共感できるだろう。

私がどれほど成功したとしても、卓越した立派な父のようになることは望むべくもなかった。父は優れた音楽家であり、豊かな教養のある知識人だった。社会的成功については、フランス軍で優秀な成績を収めることで、戦時にも平時にも気骨のあるところを示していた。また、ヘレナ・ルビンスタイン社の常務取締役としてだけでなく、引退後の数年間、父が再起を助けた偉大なクチュール・メゾン「バレンシアガ」の常務取締役としても、フランスの産業と貿易に多大な貢献をした。特筆すべきは、一九九一年に父が亡くなったときには、正義の人《ツァディク》、という賞賛の声が一斉に沸き起こったことだ。

容赦のない不安と、不安が作りだして強める歪んだ認識に捕らわれながら、私は母をこれ以上苦しませないように、必死で努力した。だが失敗した。多量飲酒している間は、私は独善的で偏執的になることもあった。私は母に、そして兄や妹、親しい友人たちに対しても、言葉の暴力を浴びせた。母が断酒を勧めると、母に対して、「不寛容でナチのようだ」というようなことを言った。

そのようなとき、母はいつも寛容で優しく、私の健康をとても気遣って話しかけてくれた。しかし、母は苦しんでいた。時折見せる母の苛立ちや怒りの爆発は、依存症に苦しむ人を愛するすべての人に依存症がもたらす代償の一部だった。

六月が近づくと、母は彼女が知っている精神科医の診察を受けるようにと、私に懇願した。

私は気が進まなかった。「その人はアルコール依存症や依存症治療の専門家じゃないでしょう。私は最高の専門家たちに診てもらい、最高のリハビリ施設に行ったんですよ。でも、今のところ、アルコール依存症に効果的な治療法はないんです。お酒を止めるのを勧められに精神科の診察室に行くのに、何の意味があるんですか。母さんが自分で十分止めるように言ってくれてるじゃないですか」

「彼は助けてくれるかもしれないわ」

そんな風に何度か話し合った後、遂に私は根負けした。

母が予約をとり、私についてきた。着いたとき、私は半分酔っていた。長く待たされていらいらして、母に向かって「もううんざりだ」と言って、私は出て行った。母と看護師が追いかけてきて私を連れ戻し、精神科医は私を鎮静剤で眠らせた。二、三時間後、研修医時代に過ごしたパリの病院で目覚めた。

帰宅したいと言う私に、「帰れません。あなたはHDT〔hospitalisation à la demande dùn tiers〕でこの精神科病棟にいるんですよ」と病院のスタッフが言った。

「なんだって?」私は仰天した。HDTというのは第三者の要請による入院のことで、家族と二人の医師の署名が必要で、患者が本人あるいは他の人にとって危険であることを意味している。友人たちのせいで、ニューヨークで精神科病棟に閉じ込められてから一年もしないうちに、家族のせいで、私はパリで同じ運命に直面していた。この体験は私を絶望させ、家族と私の間の信頼関係は完全に失われた。

二、三日後、外には出られなかったが、電話はかけることができた。HDTの完全な手続きを踏めば、私はかなりの期間、そこにいることになる。私の意志に反して監禁された屈辱に加えて、長い間フランスに戻らなかったので国民皆保険の資格を失っていたため、費用が随分掛かるはめになった。

母に電話すると、母は兄と妹と一緒に病院にやってきた。私たちは、その病院の精神科副部長である女性の精神科医と話し合った。

「自分がどうなったかご覧なさい」とその医師が私に言った。

「どういう意味ですか？」

「生活もままならない」

「そうかもしれませんが、アメリカでの私の収入は、多分あなたの病院の給与よりはるかに多かったし、いつでも戻ることができるんです」と私は言った。

「それは本当です」と、その精神科医が返事する前に、母が言った。母は内輪では私を批判するかもしれないが、世間に対しては、最後まで私を守ってくれるだろう。

精神科医との面談は無駄だった。私は通常の経過をたどるべき厳しい法的手続きに従って入院しているのだと彼女は言い、家族も同意した。

家族は帰宅し、私は行き詰まったようだった。それから少しして、法務省の役人が、患者の心配事に耳を傾けるために半年に一度の訪問をしていたので、病棟が少し騒がしくなった。最初は「何の意味があるのだろう？」と思ったが、「何を失うというのだ？　失うものはないだろう」と、私は考え直した。

私の前に患者が何人も待っていた。私の番がきて、役人は厳格だが親切な表情の五〇代の女性だと分かった。私は彼女に言った。「馬鹿げた状況です。私はアルコール依存症と診断されています。その事実を否定はしません。私はアルコール依存症治療のために世界最高の施設に行ってきました。そして、医師として言えるのは、ここから解放された日に私は飲みに行くということです。それがこの病気の本質です。したければ、私をここに六か月いさせることができるでしょうが、それで誰が得をするんですか？　しないでしょう」

「では、あなたはアルコール依存症者だというだけで、精神科病棟に閉じ込められているのですか？」

「そうです」

「カフカの作品のようですね」

「私もそう思います」

「あなたの退院を命じましょう。明日の朝には自由になりますよ」

「もし、病院の人が忘れて退院させてくれなかったら、どうなるのでしょう？」

「明日の朝、あなたが病院を出て行くか、精神科の責任者が出て行くかのどちらかですよ」

永久に監禁されるのでは、という悪夢は、その後、私がアルコール依存症だった間中ずっと続いた。

翌朝の退院が待ち遠しくて、いらいらして過ごした前夜に、私は二三歳の若くて美しい女性に出会った。彼女は金髪で青い目をしていて、うつ病と過食症の診断を受けていた。何時間も話し込んだ後、私たちは互いにお休みのキスをした。

翌朝、母、ジャン゠クロード、エヴァの三人が車で迎えに来たとき、その美しい若い女性は戸口まで見送ってくれ、私たちはまたキスをした。母は彼女が誰なのか、なぜ精神科病棟にいるのかを尋ねた。

「彼女はとても魅力的だけど、うつ病じゃない人を見つけられなかったの？」と母は言った。

「母さんに閉じ込められたから、病気の人と出会うしかなかったんです。彼女は良い家庭の出で、父親は医師で、母親は看護師ですよ」

家族、特に兄と妹への怒りは、私たちの間に溝を作り、それは実に長いこと続いた。最近、ジャン＝クロードとエヴァと話して、あの入院は計画的なものではなかったことが分かった。私が精神科医の所から出て行ったことに絶望した母が、考えてしたことだったのだ。実際、兄は入院に反対したが、母に懇願されて従っただけだった。

私が依存症だった間中、家族は私の飲酒に介入するかどうか、あるいはどのように介入するかで、苦しんでいたことも知った。彼らは、依存症治療の専門家たちからの相反する助言に当惑してきた。「介入しないでください。アルコール依存症やその他の依存症の人は、どん底に落ちて、自ら進んで変わらなければならないのです。あなた方ができることは何もないのです」とほとんどの専門家は言ったが、「ぜひ、機会があれば介入してください。何が助けになるか分からないです」と言う専門家もいた。実際、母、ジャン＝クロード、エヴァの三人が、私の重度のアルコール依存症を治すためにできることは何もなかった。私が母たちから必要としていたものは愛と思いやりだった。それは、すべての依存症患者家族にとって、本人に感謝されるようなやり方で伝えることが難しいものだ。

精神科病棟に閉じ込められたことに対する私の反応と、私が飲酒を続けたことから、家族には、私がアルコール依存症と闘うのを止めたように見えたかもしれない。実際は全くそうではなかった。私は定期的に、通常は少なくとも日に一回、ひょっとするともっと頻繁に、AAミーティングに出席した。私はパリで、一回に何時間も話してくれるとても親切で忍耐強いAAのスポンサーを見つけた。私はあらゆるところで助けを探し求めた。

医学博士論文の指導をしてくれた、世界的に名高い循環器内科医のフィリップ・クーメル医師に会いに行き、「飲酒をとても恥じています。電話をしたり、訪問してあなたを煩わせるべきではないのですが」と私が言うと、「医師なのに、どうして病気であることが恥ずかしいのですか?」と彼は答えた。

多量飲酒の最中には、これほど親切で賢明な助言に対してすら、家族に対してときどき浴びせるのと同様の暴言で応えた。一度、午前四時に電話して、彼とその妻を起こし、私の飲酒のせいで、私を見捨て、私と友人としての関係を絶ったと彼に毒づいた。私は一時的に意識を失って、自分がしたことの記憶が全くなかった。しかし、翌日彼は私に手紙を書いてきて、それには、「私は決して君を見捨てない。君と友人としての関係を決して断ったりしない。それよりも、君ほどの知性のある人が解決策を見いだせないことが、信じられない」と書いてあった。

クーメルの思いやりのある言葉が、私の心に希望の灯をともした。しかし、「この病気は、地球上の非常に意志が強く知的な人たちを何人も殺してきた。そして、その分野の非常に優秀な研究者や医者たちでさえ、この病気には歯がたたない。どうやって私は答えを見つけようというのだろう?」と私は思った。

母の健康は衰え始めた。何十年もの過度の喫煙のせいで、慢性閉塞性肺疾患と慢性気管支炎にかかっていた。その年の終わりには、夜は小さな酸素タンク——ベッドでタバコを吸うためにはマスクを外したが——を使い始めた。日中の使用は断続的だった。

それでも母は、活発な社交生活や、エヴァの幼い息子のエマニュエルの育児の手助けを、病気のせいで止めることはなかった。母はまた、私のためにレジオン・ドヌール勲章の祝賀会の手配をすると、言い張った。前回キャンセルしなければならなくなったことを考慮して、今回は、母は主としてパリ市内やパリ近郊に住む人を中心として、少人数だけ招待した。その他の点では、記録のためのビデオ撮影者を含めて、計画の内容は全く同じだった。母は呼吸器系疾患で短期間入院したので、残念なことに、二〇〇〇年一月二六日の祝賀会には出席できなかった。そして、兄と妹は出席しないことを選んだ。

母が退院して家に戻ってきたときに見せるために、祝賀会のテープをビデオ撮影者から貰ってきた。ビデオがあまりにバツの悪いものでありませんように、ひどすぎませんようにと私は祈った。

母と一緒に居間に行き、テレビとビデオデッキのスイッチを入れた。母はソファに座ってタバコに火をつけた。私がそばに座ると、母は頭を挙げて、愛情のこもった心配そうなまなざしで私を見た。それは私の気持ちを落ち着かせてくれると同時に、私の飲酒が母の生活にもたらした悲しみに対する罪悪感で私を一杯にした。私がリモコンのプレイボタンを押すと、母は視線をテレビ画面に移した。

ビデオはベル・エポック〔主に一九世紀末から第一次世界大戦勃発までのパリが繁栄した華やかな時代〕の至宝である、ラスパイユ通りのルテシアホテルの外で始まった。そのホテルは、寒くて空気が澄んだ夜、正面が煌々とライトアップされていた。私はビデオ撮影者に、私の音楽が入ったテープを渡しておいた。バックミュージックの始まりのこの場面には、以前の春、バーモントのリハビリ施設で、私が書いた歌が入っていた。「私の贈り物」という歌だ。

画面は急に素晴らしいロビーと、私が様々な客を迎えている場面に変わった（ビデオ撮影者は素晴らしい仕事をしていた）。母が準備するのを私は全く手伝わなかったが、少なくとも最初の客が到着したのを出迎えられるほど早くには、何とかロビーに着いていた。精神的支えのために、新しいガールフレンドのダニエルが同行してくれた。おまけに彼女は、私の大好きな彼女の子犬を連れてきていた。私は二四時間断酒し、急性離脱を防ぐためにバリウムを飲み、ダブルのエスプレッソを三杯飲んでいた。

私はビデオに映る自分の姿を見て、大いに安心した。上品なスーツを着こなし、輝く目を見開いて、顔には楽しそうな笑みを浮かべ、内心の動揺など微塵も感じさせずに、私はそこに立っていた。

腫瘍学と血液学の世界的先駆者であり、私たち家族が初めてお世話になった小児科医であったジャン・ベルナールが、九二歳という高齢にもかかわらず、足取り軽く私に近づいてくるのを見た。まるで本当の伯父さんのように誇らしげにジャンがほほ笑むのを見て、胸が熱くなった。しかし私は少し不安も感じた（あの夜に感じたように）。なぜなら、私は確かにそのような親切を受ける資格がなかった。そのような親切は、彼が私の家族と長い間親交を持っていたことの名残としか思えなかった。

当時、ラリボワジエール病院の循環器内科の主任だったフィリップ・クーメル、免疫学の研究で一九八〇年のノーベル医学賞を受賞した、一〇年以上の親友であるジャン・ドーセとその妻ロジータ、ミッテラン大統領の下での元保健大臣のブルーノ・デュリュー、元首相で、当時フランス第二の都市リヨンの市長のレイモン・バールが画面にいた。

レイモン・バールが満面の笑みを浮かべて私の所に来て、両頬にキスしてくれたときの「こんばんは、親愛なる友人」という声を、ビデオ撮影者のマイクが拾っていた。ビデオを見ながら、ビデオに映る私と実際の私との乖離をまた感じた。母のそばに座っていることで痛みを一層鋭く感じた。画面のレイモン・バールを見て、「あれは政治家の練習で身につけた笑顔ではなく、心からの愛情あふれる笑顔だ。私はどうやってそれに報いることができるのだろうか？」と思った。

私は画面の自分自身をじっくり見て、「素晴らしい。私は普通に見える。声もしっかりしている。その場ではみんな騙されていて、私がどんなに駄目な人間か分かっていない」と思った。

母に目をやると、母の喜びが分かった。母は凝視することで画面の中に入り込むかのように、画面の方に身を乗り出していた。

私はまたテレビの画面に戻った。ビデオ画面は、フランスの元帥でルネッサンス時代の偉大な勲爵士《ナイト》〔一代限りの栄誉称号〕の一人であるブシコーの名をつけられた、階上の部屋へ移動した。一〇年前、父は同じ部屋で、レイモン・バールからレジオン・ドヌール勲章を受け取った。

レイモン・バールが集まった客たちに、ノーベル賞受賞者のジャン・ドーセが、私のレジオン・ドヌール勲章の準備のための書類作成に喜んで参加したこと、そして、自らの手でそれを授けることができるのが特別嬉しいと話すのをビデオで見て、実際の私とビデオ画面の自分との間に私が感じているギャップは、一層大きくなった。受賞に「十分値する」業績を彼が列挙し始めたとき、彼は本当に私について話していたのだろうか？　勝利と思われていることをバールが列挙するごとに、私を病院の救急治療室や、解毒病棟や、精神科病棟やリハビリセンターなどに行かざるを得なくさせたアルコール関連の敗北のことを、私は思い起こした。

バールは私が「新しい医学研究を始めようとしている」と言って、締めくくった。

私は母の方を向いて、「次のボトルの研究を」と冗談を言った。

母は「やめなさい！」と言った。

ビデオでは、レイモン・バールが私に前に出てくるように手招きし、「フランス共和国大統領の名において、そして、私に付与された権限によって、私はあなたをレジオン・ドヌールの勲爵士《ナイト》に任ずる」と言って、シラク大統領個人の保有するレジオン・ドヌール勲位クロスを、襟の折り返しにピンでとめてくれた。

彼が私の両頬にキスすると、客たちは拍手した。ビデオを見ていた母も一緒に拍手した。ビデオでは客の一人が、「オリビエ、あなたの番ですよ」と大声で言った。

レイモン・バールは「返礼の挨拶は必要ないですよ」と親切に言ってくれた。

私は何も言葉を準備していなかったが、何とか笑顔で、自分が今夜の受賞に値する自信は全くないと言った。私は自分と家族を代表して、来てくれたことにお礼を言い、それまでに多くの人から質問されたことに答えて、母の病気のせいで兄と妹が欠席していることを説明した。母の表情からも分かるように、その言葉は母を喜ばせた。

別れを告げる客たちの映像が短く続いた。私はジャン・ベルナールと一緒にいて、彼にこのひどい寒さの中をどうやって家に帰るのかと訊いていた。「もちろん歩いてですよ。ほんの数歩です」と彼は答えていた。ジャン・ドーセは私が弾くピアノがなかったことにがっかりし、せめて私の歌のテープでもあったらと残念がっていた。レイモン・バールは「リヨンに訪ねてきてください。そうしたら長い時間一緒に過ごせますから。もう一度おめでとう。おやすみ」と言っていた。

ライトアップされたホテルの外観の映像が続き、マーワースでのリハビリを終えたあとに私が作曲し、アリフ・マーディンが編曲した、「あなたの心の願い」が流れていた。この歌を編曲し試聴盤を作るのに、アリフが費やした労力と費用のことを私は考えた。そのことは、キャリアの喪失とニューヨークの友人たちとの別離を、一層私に痛感させた。すると、音楽が切れて、テレビ画面が真っ白になった。

母の七九歳の誕生日が三月に迫っていた。「オリビエ、素敵な早い誕生日プレゼントをくれたわね」と母は嬉しそうに言った。母が本当に欲しがっている贈り物をあげられたらどんなにいいかと、私は思った。

レジオン・ドヌールの祝賀会の夜は、お客にシャンパンが振る舞われたが、私は何とか飲まないでいられたのに、翌日の夜にはボトルに手をだしてしまった。毎日午後と夕方に起きるのだが、今私はアルコールへの渇望が沸き上がるのを感じていた。身体の緊張、不安感、振り払えない強迫観念が、急激に高まるのを感じた。最近、私は昔住んでいたアパートに移り住んでいた。もう帰らなければならないと母に言って、クローゼットにコートを取りに行った。

「ビデオを持っていてもいいかしら?」と母が訊いた。

「もちろん。母さんのために持ってきたんですよ」と私は言った。私はもう一度見る気はなかった。フィクションの映画の中で、役を演じている自分を見た気分だった。ビデオの中の男は、実在の人物ではなかった。彼は自分の無能さを隠すために、私が世間に見せている仮面だった。レイモン・バールのような人たちがそうは思っていなかったとしたら、彼らはお人好しか騙されていたのだ。

私は転ぶようになった。

二〇〇〇年の初めの何か月間かに二、三回、母は短期間の入院を余儀なくされた。そのうちのある入院期間中に、私はダニエルと、まだ母の所に残していたあるものを取りに行った。私は酔っていて、躓いて、私が子供の頃に両親が買った、母のお気に入りのベネチアングラスの花瓶が収納されているガラスの飾り戸棚の方に、後ろ向きに倒れこんだ。それは母がいつも花を入れていた花瓶だった。

「花瓶、花瓶！」と私が叫ぶと、ダニエルは「あなたの後ろよ」と大声で言った。

花瓶は無事だったが、私の背中にはたくさんのガラス破片が突き刺さっていて、ひどい状態だった。救急治療室で、破片を取って、縫ってもらった。二、三日後、傷が化膿して、もう一度救急治療室に行かなければならなかった。

四月には、二日酔いでローラーブレードをしていて転んで、左手首を骨折した。ローラーブレードをするのは、二度目か三度目だった。すぐに手術が必要だったが、酔いが覚めるまで待った。ダニエルは呼気にアルコールの匂いはしないと言った。病院が私を普通の患者として扱ってくれるかどうか、確かめたかった。アルコール依存症やその他の依存症の人が医療を必要とするときに、通常の思いやりや心配りを期待できないことは、ずっと前から分かっていた。

転んだ瞬間から、もう二度とまともにピアノを弾けないのではないかと心配した。母も一緒に悲しんでくれた。ピアノを弾くことには、飲酒の影響はなかった。「私に残されているのはピアノだけだ。神はそれも私から奪おうとしている」と私は思った。

手首の柔軟性と強さをできるだけ回復させたいと願って、フランスの著名な手の外科医であるJ・P・ルメルル教授に相談したところ、私のような骨折のあと、患者は完全な可動域を回復することはできないと警告された。それにもかかわらず、私はルメルル教授のチームの理学療法士と一緒に、厳しいトレーニングに励んだ。トレーニングのときは、痛みのことは考えないようにして、私は必死で取り組んだ。今度も通常の患者とは違うように扱われるのを避けるために、ルメルル教授にも理学療法士にも自分がアルコール依存症だということを言わなかった。そのため、酔っていて予約をキャンセルしなければならないときには、馬鹿げた口実が必要だった。しかし、私は二、三回予約をキャンセルしただけで、二か月間の熱心な努力の末に、理学療法士は私が完全に回復したと断言した。

このことについて、母と私が幸せな気分でいられたのは、ほんの束の間だった。二、三日後、朝、二日酔い状態で目覚め、トイレでつまずいて転んで、左肩をひどく打ち付けた。起き上がった時には、血中アルコールの麻酔効果のお陰で、最初は大丈夫だと感じた。二、三時間後、鏡で肩を見ると、醜い青あざが広がっているのが見えたが、損傷の程度はそれだけだと思った。

午前中、時間が経つにつれ、肩の痛みはどんどん増してきて、私は骨折を疑い始めた。しかし、呼気にアルコールの匂いがする状態で、救急治療室に行きたくなかった。それで、さらに何時間も待ってから、体が不自由ながら身だしなみを整えて、服を着た。医師や看護師に「下衆な酔っ払い」と軽んじられないように願って、上着の襟にはレジオン・ドヌールの赤いリボンをつけた。

私が医学生として研修を受けたコーチン病院で、救急治療室のスタッフは、酷い骨折で、肩の動きは完全には回復しないだろうと言った。ピアノを弾くことには、全身の筋群が関わっている。同じように問題ある怪我を背負い込むために、私は手首を治したようなものだった。私は回復のためにもう一度最善を尽くそうと決意した。

コーチン病院の機能性リウマチ科の主任のミシェル・レヴェル教授の診察を、受けた。レヴェル教授は私が完全な可動域を回復することには非常に懐疑的だったが、プール療法という珍しいプログラムを提案してくれた。水中では浮力で肩に負担がかからないので動かしやすく、通常の理学療法よりもはるかに力を入れて訓練できるのだ。これは大きな挑戦だったが、私は取り組むことにした。

もう一度、私はほとんどの理学療法の予約を何とか守ったし、もう一度、逆境を克服して、完全に回復した。

母はこの勝利を私と一緒に喜ぶことはできなかった。二〇〇〇年七月二二日に亡くなったのだ。

母がまだ生きている間に、アルコール依存症を終わらせられなかったという事実に直面しなければばならないことは、ほとんど耐え難いことだった。悲しみの中で、私は旅をした。レマン湖、南フランス、スイスアルプスに友人たちを訪ねた。私の感情的混乱には終わりがなく、私は頭がさえた状態でいようと懸命に努力した。私の思いは、アルコール依存症の治療法に集中していた。治療法があるに違いないと思っていたが、それは、私が飲酒で死んだ一〇分後に発見されるのだと確信していた。山中で何時間もハイキングをして神経のエネルギーを燃焼させ、多量飲酒している間に失った筋肉の弾力性を取り戻すために早い速度で歩き続けることは、断酒状態を続けるのに役立った。

暫くの間は、スイスの小さな食料品店で食料を買った。そこでは陳列されたウォッカのボトルが、セイレーン〔ギリシア神話に登場する海の怪物。美しい歌声で航行中の人を惑わし、遭難や難破に遭わせる〕がオデュッセウスに呼びかけたように、来る日も来る日も私に呼びかけた。オデュッセウスと違うのは、私をマストに縛り付け、セイレーンの呼びかけに答えられないようにしてくれる、蜜蠟で耳をふさいだ船員仲間は私にはいなかったことだ。結局、私は屈服した。

二、三日後、観光客のカップルと知り合いになり、夜遅くまで話をした。私はお酒を飲んでいて、新しい友人たちと別れた後も飲み続けた。気が付くと、私は滞在先から一〇マイルほど離れた小さな病院の救急治療室にいた。歩道で酔っぱらって鼻を骨折している状態で発見されたのだ。

パリに戻ってから、多量飲酒をやめるのに二、三日かかった。それから、サンタンヌ病院の精神科の前主任で、フランスの最も優れたアルコール依存症の専門家の一人で、数か月間私が相談を続けてきた、ジャン＝ポール・デコンベ博士の診察を受けに行った。「リハビリ施設に入るべきでしょうか？」と私は訊いた。

「それはあなたが望んでいる本当の答えではないようですね？」と、デコンベ博士は言った。

「そうですが、でも、他に何が私にできるでしょうか？　多分、私はリハビリ施設で暮らすべきだと思うんです」

「それは実際には無理でしょう。でも、あなたの多量飲酒からの回復の仕方は並みはずれています。二四時間から四八時間以内には元気になって、それから、ほんの二、三日後には、また飲み始めます。このサイクルがどんどん短くなっています。このままだと死んでしまうのではないかと心配です」

私の循環器内科の診療では、男性患者の妻やガールフレンドは、診断の根拠となる重要な情報をくれることが度々あった。女性たちは行動に気づいていて、男性たちが恥ずかしくて言えない、あるいは抑圧していた経験を思い出してくれた。

＊

アルコール依存症になってからずっと、かかったどの医者にもセラピストにも、私の基本的問題は不安であって、それは慢性的筋肉の緊張に表れ、パニック状態にまで高まると、不安除去のためにどうしても飲酒が必要になるということを、私は伝えていた。だが私の依存症を治療した医者たちの誰も、これを真剣に受けとめなかった。

しかし、かつてのガールフレンドのジョーンは、多分どの医者よりももっと度々私がそのことについて話すのを聞いたからだろうが、そのことをよく覚えていた。二〇〇〇年一一月のある日、地下鉄に乗っていて、彼女は置き忘れられていたニューヨーク・タイムズを手に取った。そして、バクロフェンという筋弛緩剤が薬物依存症患者のコカインへの渇望に与える効果について研究した、ペンシルバニア大学の研究者についての記事を読んだ。彼女はその記事を雑誌から破り取り、パリにいる私に郵送してくれた。

それが届いたとき、私は多量飲酒の最中で、それをちらっと見て、脇に投げた。二、三日後、ぼんやり思いだして探したが、見つけられなかった。その上にお酒をこぼして、掃除婦が捨てたのだろうと思った。

私の生活は以前のように続いた。飲酒するということは、完全に病院を避けることはできないということだった。可能ならばいつでも、ニューヨークにいたときにいつもやっていたように、自分で解毒したが、一二月に、医学の勉強を少しさせてもらった病院へ、解毒のために行った。当時からの旧友のエロディが、今は看護師長をしていた。そして、二〇〇一年六月に、またひどい転倒をした。

路上か自宅で転んだのかもしれなかった。一時的に意識を失っているときに起きたので、どちらかは分からなかった。路上で起きたのであれば、何とか家に帰ってベッドに入ることができたのだ。血中にアルコールが入っているにも関わらず、左側の胸の痛みで目が覚めた。痛みは激しくなり、さらに凄まじいものになったが、治まるだろうと思った。今では、多量飲酒している間の転倒で、青あざや痛みで目覚め、もっとアルコールを飲むことによって痛みを麻痺させることに慣れていた。私は胸の痛みに同じ戦術を試みた。

二日後、一層激しい痛みに襲われて、私は病院にいる友人のエロディに電話した。エロディが研修時代からの私の友人でもある医学部長に話をすると、彼は私を市内の近くの病院でなく、パリ郊外の病院に運ぶように、救急隊に特別な手配をしてくれた。

私は意識のない状態で病院に着いた。翌朝の五時半に意識が戻ったとき、その階の看護師が、集中治療室で、肺に十分な酸素が確実に入るように挿管することを考えていたと、教えてくれた。しかし、私は自発呼吸ができていたので、通常の病室に入れることに決めたのだ。その看護師は、私は肋骨が三本折れていることも教えてくれた。骨折した肋骨は肺の周りをおおう胸膜を貫いていて、そのため肺の周りに空気があって、片肺または両肺をつぶす可能性のある状況である気胸を起こしていた。胸腔内には血液もあって、これは血気胸として知られる重篤な合併症だった。

医学部では、すべての傷害のなかで肋骨の骨折は最も痛みが強いと、学生たちに教える。私は研修医のとき、肋骨が一本折れただけでも患者が苦しむのを見た。薬を使わないで二、三秒でも痛みを抑えるには、息を止めるしかない。さらに、しゃっくりが始まり、痛みは凄まじくなった。息を止めたり、水を飲んだりしてしゃっくりを止めようとしたが、どちらも効果はなかった。

しゃっくりを止めるためにメトクロプラミド〔商品名はプリンペラン〕を、それから痛みに対して何かをもらえないかと、看護師に訊いた。「カルテには何も記載されていません。午前中の遅い時間に、ドクターが回診するまで、タイレノールで我慢できますか？」と彼女は言った。

私は当直のインターンを呼ぶように彼女に頼んだが、彼女はインターンを起こしたがらなかった。彼女はタイレノールをくれたが、なんの効果もなく、私は待った。しゃっくりは、長い間折れた肋骨を打ち付けていたが、結局はひとりでにおさまった。しかし、激しい痛みは続いていた。

四時間後、この看護師の勤務時間が終わって新しい看護師に交代した後に、主治医がインターンのグループを連れて回診にきた。彼の名前で妹の知り合いだと分かり、私たちは妹のエヴァの話を少しした。タイレノールでは痛みが軽減されないことを、私は彼に告げた。

主治医は「もちろん、タイレノールでは不十分です。コデインと一緒にタイレノールを飲んでもらいます――」ここで彼は黙り、それから「そうですね、あなたの場合は、そうしない方がいいでしょう」と言った。

「なぜですか？」

「コデイン依存症になる可能性があるからです」

「アルコール依存症患者は鎮痛剤に依存するようになる危険性が高いのは、十分理解しています。けれども、アルコール依存症の人でも、痛みを予想して予防的に服用する場合は依存症になりますが、実際の痛みに対して服用する場合は鎮痛剤に対して依存症にはなりません」これは基本的な痛みの医学で、痛みの医学の専門家だけでなく、すべての医師が知っているべきことだと言うことは、付け加えなかった。自己管理のモルヒネポンプを使う患者は、モルヒネ中毒にはならない。

「安全なほうがいいです。タイレノールを飲んで、少し苦しまねばなりませんが、痛みが消えるのを待つしかないでしょう」と主治医は言った。

「苦しむのは少しですって？　肋骨三本骨折と血気胸で？」

主治医は説得に応じようとせず、インターンたちを連れて部屋から出て行った。朝から勤務になった看護師も後ろからついて出て行った。一〇分後に戻ってきたとき、彼女はコデイン入りタイレノールを六錠持っていた。彼女はそれを私に渡して、「八時間ごとに二錠飲んでください」と言った。

そのとき、痛みがひどかったので、二錠飲んだ。すると、一五分もしないで、完全に痛みが消えた。八時間後、痛みがまた激しくなった。今回は、翌日追加がもらえないかもしれないので一錠だけ飲んだのだが、効き目があった。真夜中に眠るためにまた一錠飲んだ。痛みはまだ強かったが、何とか我慢できるほどまで和らいだ。翌日、さらにコデイン入りのタイレノールをもらったが、私は休息するのに必要な最低限のものを飲み続けた。

看護師から聞いたところによると、彼女は主治医のやり方を、無慈悲な行為として報告すると言って、無理やり彼に六錠の処方をさせたのだという。それは勇敢で思いやりのある行為だった。彼女の父親はアルコール依存症で亡くなっていて、アルコール依存症患者の訴えは妄想と片付けることができると分かっていた医師たちに、ときどき冷淡な扱いを受けていたと彼女は言った。彼女はまた、私が依存症の医師であることで主治医は私への怒りをあらわにし、私が鎮痛剤を求めるのは弱さの表れだと言っていたと、教えてくれた。

血気胸については、針で胸腔から血液を抜くための試みが二回なされた。針を刺すと空気が入って気胸が大きくなる可能性があるので、少しリスクがあるやり方だった。一回目は何も出なかったが、二回目、気胸が大きくなっていないことを確かめるためにさらにレントゲン撮影をした後に、少量の血液を抜いた。気胸は私の呼吸の障害になっていないので、これ以上何もしないで、胸膜の病変が自然に治るのを待つことになった。

この病院には立派なアルコール依存症治療センターがあった。入院中に、その科の医師の一人のS医師に相談したところ、私を患者として診ることに同意してくれた。彼女はさらなる体内の損傷がないかを調べるためのCTスキャンと、私の要望で、死刑宣告となる肝硬変を調べるための超音波検査の手配もしてくれた。私は肝硬変になっていることが怖かったが、知りたくなかったので、今まで超音波検査を頼んだことはなかった。

アメリカでは超音波検査は医療技術者が行うのが普通だが、フランスでは医師が行う。超音波検査の間に、やっている医師に肝硬変の兆候がないか尋ねた。本来なら、報告は検査を依頼した医師にのみなされて、患者にはその場では教えられないのだが、医師同士だから、「脂肪肝組織は見られますが、肝硬変は見られません」と言ってくれた。これを訊いて、私はとても安心した。

新しいアルコール依存症の専門家に患者として受け入れられたことと、もう一つの医療のライフラインを持ったことは、私の心を少し楽にしてくれた。しかし、一年三か月の間に、私は、手首、肩、鼻、肋骨三本を骨折していた。最後の骨折では、命を脅かすかもしれない合併症が起きた。背中や首を骨折して、両側下肢麻痺や四肢麻痺になるのは、ただ時間の問題だった。そのときには、私のアルコールへの渇望を鎮めるために、誰が私にお酒を飲ませてくれるのだろうか、あるいは、私がこの世から消えて私のアルコール依存症を終わりにするのを、誰が手助けしてくれるのだろうか。

＊

その年の一一月になって、ジョーンが一二か月前に送ってくれたニューヨーク・タイムズの記事を、ぼんやりと思い出した。私はジョーンに電話をして、その記事を探し出して、もう一度送ってくれるように頼んだ。彼女はそうしてくれた。

今回は、届いたときに酔っていなかったので、ペンシルバニア治療研究センターの依存症研究者である、心理学者のアンナ・ローズ・チルドレス博士が行ったPETスキャン〔陽電子放出断層撮影〕で、けいれんを抑えるために筋弛緩剤のバクロフェンを服用していたコカイン依存症患者の脳活動が、驚くばかりに鎮まったことを示したという記事を、夢中で読んだ。その依存症患者は、この薬は彼の渇望を大幅に減少させたと述べていた。過大な希望は持ちたくないが、バクロフェンは私が断酒する助けになりうるのではないかと、思わないではいられなかった。

多量飲酒の合間のすっきりした頭で、依存症患者に対するバクロフェン効果についてのニューヨーク・タイムズの記事を読んで、私は三つのことで励まされた。

第一に、バクロフェンは、研究に参加した対《つい》麻痺〔左右対称性の麻痺〕を持つコカイン依存症患者が苦しむ渇望を減少させた。さらに、コカインに対してだけでなく、アルコールやニコチンに対しても同様の効果があった。

第二に、バクロフェンは、PETスキャンで確認できる患者の脳内神経伝達物質のパターンを変化させ、扁桃体の活動を鎮めた。研究によると、扁桃体は、楽しい出来事の記憶と、様々な依存物質や強迫行動を渇望したり期待したりする経験に関連している。

第三は、バクロフェンは、それが本来処方された目的である、筋肉のけいれんを消滅させた。

記者のリンダ・キャロルはこれらすべてを劇的に、そして科学的に、生き生きと記事の中で伝えていた。バクロフェンが筋肉のけいれんと依存症の渇望の両方を鎮めることができるという考えに、私は興味をそそられた。恐らく、バクロフェンは私の慢性的な筋肉や神経の緊張を和らげ、それが慢性的不安やパニックへと激化するのを防ぎ、それによって、その極度の苦痛を解消するためのアルコール渇望を、起きないようにできるのではないだろうか。

リラックスするための運動は、体がリラックスすれば、心もそうなるという原則に基づいて、多くの依存症治療プログラムで大いに取り入れられている。それは、私自身の経験からも、私が他の人たちを観察したところからも、理にかなっていた。医学的文献には書かれていないが、アルコール依存症患者とアルコール以外の物質への依存症患者には共通して、ひどい身体的落ち着きのなさがあるようだ。AAやNAのオープンミーティングに出席すると、あちこちで、足を上下にゆすったり、つま先をコッコッと打ち付けたり、そわそわするなどしているのを見かける。そのような身体的な動きは依存行動の結果なのか、依存行動に先行するのか、それとも、その両方なのかという疑問がおきる。お酒を飲み始めるまでは、気分が良く、リラックスして、ありのままの自分でいられると感じたことはないと、AAで私は他の人たちから絶えず聞かされた。私も同じように感じていて、慢性的な身体的不快感が依存行動の引き金となり、アルコールによる自己治療は結局、不快感を増悪させ失敗に終わる。

リハビリ施設や外来プログラムで、私はリラックスするための運動を忠実に行った。ヨガのクラスにも頻繁に参加し、自己催眠法も実践したが、完全なリラックス状態になれたことはなかった。グループ活動で、他の人たちはときにリラックスしすぎて眠り込むことがあったし、一連のリラックス運動やヨガのクラスの後では一日かそれ以上、体がリラックスした状態のままだったと、多くの人が報告した。私にとっては、筋肉や神経の緊張は、二〇分から三〇分後には戻り始めた。

バリウムやその他のベンゾ系薬剤のような通常処方される抗不安薬は、いわゆる鎮静催眠薬というより大きいカテゴリーに属しており、薬のラベルが示すように、筋肉や神経の緊張に影響を与える。例えば、バリウムは重度の背中のけいれんを和らげるために投与されることが多い。しかし、ベンゾ系薬剤は依存症も引き起こし、記憶力や認知機能の低下を含む深刻な副作用がある。酔ったような気分になったり、ふらつくようになるので、私は、これらの薬を飲むのは好きではなかった。ニューヨーク・タイムズの記事には不快な副作用は記載されていなかったのだが、もしバクロフェンにそのような問題がないとすれば、私には大いに助けになるかもしれなかった。

バクロフェンが渇望を減らすという実験のきっかけが、部分的には患者の自己観察にあったことは、興味深かった。対麻痺に関連した筋肉のけいれんを鎮めるために、一日に六〇ミリグラムのバクロフェンを処方されたエドワード・コールマンは、それでは不十分だと分かって、八〇ミリグラムを試した。これでけいれんは治まったが、少なくとも彼の観点からは、マイナスとプラスの、二つの副作用があった。マイナスの副作用は、「バクロフェンを飲むのがコカインを飲む時間に近すぎると、ハイになる妨げとなった」ことだった。プラスの副作用は、「コカインが入手できないときの渇望をバクロフェンは抑えることができた」というものだった。以前に渇望へのバクロフェンの効果について試験的研究を行い、より長期的研究を計画していたチルドレス教授は、寛大にもエドワード・コールマンの洞察力を認めて、「ある意味で、彼は私のために私の実験を行ってくれた」と言った。[1]

それからの数日間、バクロフェンについての興奮と、そして不安とで、私の心はざわついていた。治療法を求める私の探求が再び袋小路に入ってしまったらどうしよう。バクロフェンはフランスで手に入れられるのか？　バクロフェンは安全なのか？　という二つの問いが私の脳裏を離れなかった。チルドレス教授に電話をして尋ねたかったが、自分自身のことで電話しているのであれば、真剣に受けとめてもらえないのではないかと恐れた。

　これらの疑問や心配からくる感情的な動揺が膨らんで不安になり、ある晩はかなりの量のお酒を飲んだ。翌日、勇気を奮い起こし、パリとフィラデルフィアの時差を考慮して、二日酔い状態でチルドレス教授に電話した。自分はアルコール依存症患者を担当している循環器医だと名乗り、一年前のニューヨーク・タイムズの記事を偶然目にしたと言って、「アルコール依存症にバクロフェンを使うのは理にかなっていますか？」と私は尋ねた。

「名前ははっきりとは知らないのですが、確か、ローマにドロなんとかさんという人がいて、アルコール依存症に対するバクロフェンについて調べています」と、チルドレス教授は答えた。

　私は彼女の研究で使用されたバクロフェンの用量について尋ねた。バクロフェンが依存的渇望に、より大きな効果があるかどうかを調べるために、彼女はより高用量を試すことを考えたのだろうか？　これは確かに更なる調査のテーマであるが、その時点ではバクロフェンについて十分知らなかったので、さらに高用量で起こるかもしれない効果について推測することはできなかったと、彼女は言った。彼女が私に言えたことは、エドワード・コールマンが、筋肉のけいれんのためにバクロフェンを一日に六〇から八〇ミリグラム服用しても不快な副作用はなかったと報告した、ということだけだった。

　それは大変元気づけられる会話だった。そのうえ、チルドレス教授は親切にも、連絡を取り続けようと言ってくれた。しかし、バクロフェンはフランスで手に入るのか？　バクロフェンは安全なのか？　という私の切実な問いには、答えが得られないままだった。

　私はアルコール治療の専門家と認知行動療法をしてもらっている精神科医に、バクロフェンについて尋ねたが、二人とも、バクロフェンについては何も知らなかったし、有効性が未知数の薬について話し合うことに、興味も持たなかった。

私は、どのようにしてこの薬についてもっと知ることができるかという問題を、一人で抱えこんでいた。コーネル大学医学部の准教授であり、ニューヨーク病院の指導医であった私は、研究チームや、医師でありなおかつ科学者である人たちのコミュニティの一員であったが、何千マイルも離れて暮らしていて、その研究所やそこにいる同僚たちと連絡を取っていなかった。

依存症は、依存症に苦しむすべての人を孤立させてしまう。私はこの世界で非常に孤独な存在だと感じていた。毎週、日曜日の昼食を母と一緒に食べるときに、ジャン゠クロードとエヴァに会うのを、私は期待にするようになっていた。そのようなときには、和気あいあいとやれたので、私たちの間の溝は癒されたのだと私は思った。しかし、母が亡くなってから数週間、私はいつものようにその中華料理店に顔を出したのだが、二人が来なかったことにショックを受け、傷ついた。彼らに電話をすることは不可能に感じた。彼らは私にうんざりなんだと私は思った。同時に、二人がそのように感じるのは正しいと思いながら、それでいて、二人が私を見捨てることは不当だとも確信した。アルコール依存症から回復して初めて私は知ったのだが、彼らにすれば、私をどうやって助けるべきか、苛立ち、困惑していたのだ。特に医師から「オリビエは放っておいて、最悪の事態を経験させなさい。彼は飲むのを止めるほどの喪失感がまだないのですよ」と言われたときには、特にそうだった。

AAの人たちも私によく同じことを言っていた。しかし、これ以上に失うものがどれだけあるのだろうか？　せめて飲酒をやめることが、意志の力、一二ステップの支え、リハビリ施設、認知行動療法、通常の薬物療法に基づいて、可能でありさえしたらいいのだが。大部分のアルコール依存症の人にとって と同様に、飲酒をやめることは私にはできなかった。私が現実を認識してアルコール依存症から回復できるまでには、私はもっと失う必要があるという考えは、残酷な冗談だった。

私は、バクロフェンのことをフィリップ・クーメルに話そうかと思った。フィリップはこの時期、親友で、度々昼食に招いてくれて、私の病気を含めて様々な話題について、長くて思慮深い会話を交わしてくれた。しかし、私はアルコール依存症治療への大いなる希望について度々興奮して彼に語ったが、結局はまた多量飲酒してしまっていた。バクロフェンの話をするのは早すぎた。まずその薬について私はもっと知る必要があった。

幸いなことに、その頃、間接的に私を答えに導いてくれる友人ができた。アレクサンダーという名の国外在住のアメリカ人で、映画「ラスト・タンゴ・イン・パリ」のマーロン・ブランド似の男性で、英語を教えている元ジャーナリストだ。アレクサンダーと私は、私の多量飲酒の合間には、毎日午後、同じ小さなレストランで会って、エスプレッソを飲みながら政治について大いに語り合った。私たちの意見は大きく異なっていたが、互いに良い主張をしていると認め合い、温かい信頼関係を築いていた。アレクサンダーが私との友人関係を断つのを恐れて、私は長い間彼に自分の飲酒のことを話すのを避けていた。ラスト・タンゴのブランド扮する登場人物のように大酒を飲んで私が現れたときにも、アレクサンダーは決して詮索しなかった。しかし結局、アレクサンダーが彼と彼のガールフレンドと一緒に食事をしようと私を熱心に誘うので、私はアルコール依存症であることが恥ずかしくて新たに人に会って交流することができないのだと、説明しなければならなかった。アレクサンダー自身が薬物使用に苦しんだことがあったので、彼は理解してくれた。それでも、私は彼のガールフレンドに会うことや、午後のコーヒーを飲む以外に彼に会うことは控えた。

会話の中で、アレクサンダーはインターネットや電子メールに関連したことをよく口にしていて、飲酒のせいで、時代の大きな技術的、社会的革命を見逃していたことが、私にも分かってきた。私はニューヨークでコンピューターを少しは使ったが、当時とは大きく変わっていた。検索エンジンで、今では世界のどこにいても、情報にアクセスできた。グーグルが使えるようになってから、四年経っていた。もし私がバクロフェンについて学ぼうとするのなら、それはインターネット検索によってだ。

二〇〇二年二月初旬、私はパソコンとプリンターを購入した。パソコンのセットアップと接続に少し時間がかかったが（私は技術に詳しくないので）、すぐに世界の仲間入りができた。パニックが私の一番深刻な症状だったので、「バクロフェン　パニック」という言葉を入力することから始めた。

検索で最初に出てきたのは、アリゾナ大学の研究者M・F・ブレスロー等による『米国精神学会誌』掲載の一九八九年の論文抄録へのリンクだった。その論文のタイトルは「抗パニック薬の有効性におけるガンマ-アミノ酪酸の役割」で、グーグルのウェブページのその論文を説明する数行には、バクロフェンはパニック発作の軽減において、「プラセボ（偽薬）よりも有意に効果的」であると書かれていた。私は、これには驚愕し、興味をそそられた。

私はそのリンクをクリックして一〇三語の抄録を読んだ。

パニック障害を治療するために使われるすべての効果的な薬剤は、ガンマ‐アミノ酪酸（GABA）の伝達を増す…GABA活性が抗パニック障害薬の有効性の構成要素であるという仮説を検証するために、著者らは、二重盲検プラセボ対照クロスオーバー試験において、薬物治療を受けていないパニック障害の被験者九人に、バクロフェン（一日三〇ミリグラムを四週間）の経口投与による治療を行った。選択的GABA作動薬であるバクロフェンは、パニック発作の回数とハミルトン不安尺度のスコアを減少させるのに、プラセボよりも有意に効果的であった。

パニックは脳内のガンマ‐アミノ酪酸（GABA）伝達に影響を与え、バクロフェンはGABA作動薬である…私はこれを今後の調査のために書き留めた。さしあたっては、バクロフェンを三〇ミリグラム飲むだけで、不安やパニックの経験をはっきりと減少させられるという発見に、私は夢中になっていた。それは、チルドレス教授の実験の患者、エドワード・コールマンが、彼の筋肉のけいれんのために毎日使っていた量の半分か、それ以下だった。

もしバクロフェンがパニックに効くのなら、なぜ私が診てもらった医師の誰も、バクロフェンを処方してくれなかったのだろうか、バクロフェンには重大な問題点があるのだろうかと、私は思った。もちろん、循環器内科医として、医師の処方習慣は、適用可能なすべての薬剤に基づいて形成されるのではなくて、医師たちの研修と製薬会社の売り込みによって形成されることを、私は知っていた。道徳的判断を下すために、私はこう言っているのではない。それは、専門化の進展と製薬業界の革新によって生み出された現代医療の現実であり、その両方が患者に大きな恩恵をもたらしてきたのだ。どんな医師も医学の多くの専門分野すべての発展に遅れずついていくことはできないし、利用可能なすべての薬に通じていることもできない。

研究員として、ニューヨーク病院および関連のコーネル大学の循環器科に加わったとき、私がフランスで使うように研修を受けた素晴らしい効能を持つβ遮断薬であるナドロールを、アメリカの医師たちが一般的に利用していないことに驚いた。一九八四年に、フィリップ・クーメルらは『アメリカ心臓学会誌』で、ナドロールは他のβ遮断薬より心拍数を五拍ほど遅くすると報告した。言い換えれば、競合するβ遮断薬が心拍数を毎分六三回にまで下げたなら、ナドロールは交感神経系へのより強力な効果があるため、心拍数を毎分五八回にまで下げるということだ。

不整脈があって努力の要ることに直面したり感情的になったりして、失神発作を起こす子供もいる。これはカテコラミンに影響された重度の心室頻拍が原因だ。診断が遅れると、予後は悪い。他のβ遮断薬はたとえ最大用量で使用してもこれを防げないかもしれないのに対して、ナドロールは完全に防げることが多い。

ニューヨークで、私はこのことを成人患者に応用して、何人かの大人の患者にナドロールを使った。その中には、他のβ遮断薬を最高用量で使用しても効き目がなく、深刻な毎日の胸痛に対する最後の手段はバイパス手術だと、治療を受けていた循環器内科医から言われたために、セカンドオピニオンを求めて私の診察を受けに来た、かなりの数の人が含まれていた。私はその患者がナドロールの恩恵を受けられると考えたときには、自分がその薬をよく知っていることを説明して、「ナドロールのこの効果はここではほとんど知られていないので、問題があれば、あなたは私を訴える十分な根拠を持っていることになるでしょう」とまで伝えた。幸いなことに、私がナドロールを投与した患者はそれがよく効き、ナドロールのお陰で、多くの人が侵襲的手術を避けることができた。

アミオダロンは、フランスで使うことを学んだもう一つの心臓の薬だ。一九八三年にニューヨーク病院およびコーネル大学にやってきて、患者にアミオダロンを勧めたとき、同僚は「駄目だ」と言って、アミオダロンが重度の肺線維症を頻繁に誘発することを示すアメリカの研究を紹介してくれた。私がそのデータを調べてみると、その研究は、必要量をはるかに超えた大量投与をしていたことが分かった。まるで、私がアスピリンを大量投与する研究をして、「アスピリンは毒性があります。内出血の原因になります」と言うようなものだ。「アミオダロンは安全です。適切な用量で適切な適応症に使用すれば、多くの場合、最良の薬です」と、私は同僚たちに言い続けた。アメリカの循環器内科医がアミオダロンを受け入れ始めるまでに、一〇年以上かかった。その間、私は低用量のアミオダロンで、何人もの患者を治療した。これにも、セカンドオピニオンを求めて私の所に来たかなりの人が含まれていた。「これまで説明したように、私はこの薬を適応外で処方しています。もしあなたが私を訴えようと思ったら、あなたには有利な状況ですよ」と、私は助言した。幸いなことに、患者には低用量のアミオダロンがよく効いて、その結果、ペースメーカーを使わずに済んだことを感謝してくれた。

ブレスローらの論文の抄録を読んだ後、「バクロフェン　パニック」のキーワードで他に検索し、いくつかのリンクをクリックしてみたが、興味深いものは何も見つからなかった。しばらくして、「バクロフェン　不安」のキーワードで検索することに決めた。すると、またしてもすぐに、有益な情報源らしきものを見つけた。それは、『薬物とアルコール依存』誌に掲載された、ロシアの研究者、E・M・クルピッキーらによる「アルコール依存患者における情緒障害の治療のためのバクロフェン投与」と題する、一九九三年の論文の抄録へのリンクだった。

私は期待に満ちてリンクをクリックし、短い抄録を読んだ。それによると、不安と抑うつの両方、あるいはそのいずれかがある九〇人のアルコール依存症患者を四つのグループに分け、バクロフェン、ベンゾ、抗うつ薬、プラセボのいずれかを投与した。バクロフェン、ベンゾ、抗うつ薬はいずれも、同程度に不安と抑うつを和らげる効果が、プラセボよりあった。しかしバクロフェンには、ベンゾや抗うつ薬のような副作用や合併症は認められなかった。残念ながら、抄録にはバクロフェンの使用量は書かれていなかったが、無作為化臨床試験で、バクロフェンが不安に対して効果があることが示されていたのを、私は興奮して読んだ。

最後に、私はグーグルの検索エンジンに、「バクロフェン　アルコール」とキーワードを打ち込んだ。最初に出てきたのは、アンナ・ローズ・チルドレスがその名を完全には覚えていなかったイタリアの研究者だった。その人に違いなかった。彼女は「ドロなんとかさん」と言っていた。ここに、『アルコール依存症――臨床的かつ実験的研究』誌に掲載の、G・アドロラートらによる二〇〇〇年の論文、「アルコール渇望と摂取量を減少させるバクロフェンの能力」の抄録へのリンクがあった。

背景：蓄積されたエビデンスはラットにおけるアルコール摂取量を減少させるバクロフェン…の有効性を示しているが、アルコール依存症患者を対象とした研究は行われてこなかった。我々は、今回の予備研究で、アルコール依存症患者におけるアルコールへの渇望、エタノール摂取、断酒などへの、バクロフェンの短期投与の効果を調査した。

方法：現在アルコール依存症である男性患者を研究対象とした。バクロフェンを四週間…はじめの三日間は一日一五ミリグラム、あとの二七日間は一日三〇ミリグラムに増やして、経口投与した。各被験者は四週間の間、毎週外来患者として検査された。来院時毎に…渇望レベルはアルコール渇望尺度（ACS）で評価され、断酒は個人の自己評価、家族との面接、および、アルコール乱用の主要な生物学的指標に基づいて評価された…

結果：九名の被験者がこの研究を終了した。このうち二名の被験者は、治療の最初の週に一日の飲酒量を大幅に減らしたにもかかわらずアルコールを飲み続けたが、七名の被験者は、実験期間中ずっと断酒を維持していた。渇望は薬物投与の最初の週から有意に減少し…投与期間中ずっとその状態を維持していた。被験者はまた、アルコールに対する強迫観念が消えたと報告した…忍容性はすべての被験者において許容範囲内だった。治療の最初の段階では、副作用として、頭痛、めまい、吐き気、便秘、下痢、腹痛、血圧低下、眠気の増大、および疲労感が認められた。薬物への渇望を示した被験者はいなかった。

結論：評価された被験者の数の少なさと非盲検試験（医師も患者も使用する薬を知っているオープン

な試験）の限界はあるが、この予備的臨床研究は、アルコール摂取量を減少させるバクロフェンの効果に関しての、非臨床試験のエビデンスを支持している。バクロフェンの抗渇望特性は、アルコール問題を抱える人の治療において、バクロフェンが役立つ可能性を示唆している。

動物実験において、バクロフェンがアルコール摂取量を減少させるという「エビデンスの蓄積」から、アルコール依存症の人におけるアルコール摂取量と渇望を、バクロフェンが「有意に減少」させた新しい知見まで、この抄録に詰め込まれたすべての興味深い情報に、私は頭がくらくらした。副作用はわずかで、投与の初めの三日間にしか起きないことと、バクロフェン自体は明らかに依存性がなく、バクロフェン自体への渇望を誘発しないこともまた私を魅了した。そして、今度も三〇ミリグラムの用量だが、これは、チルドレス教授がペンシルバニア大学における彼女の研究で使った量の半分だった。

論文全体を読もうと決意して、医学生時代以後は訪れたことがなかったコシャン病院の医学図書館に行った。私は父のものだったツイードのジャケットを着て、さらに、私がアルコール依存症だと感づかれず、またそれを理由に追い出されないようにと願って、レジオン・ドヌールの赤いリボンを、今度も襟の折り返しに留めていた。医学雑誌を調べるシステムはコンピューター化のお陰で変わってしまっていたが、司書の助けを借りて、その論文を見つけてコピーした。

それを読んだ後、安全性が確信できれば、バクロフェンを試してみたいという気持ちがますます強くなった。そのためには、抄録に頼ることはできないと感じた。実際にバクロフェンを患者に処方した人と、話す必要があった。

その論文には、筆頭研究者のフルネームであるジョバンニ・アドロラートの名と、所属であるローマの聖心カトリック大学の内科学研究所が記載してあった。私は、しらふのとき、酔っぱらっているとき、そして二日酔い状態のときというように、何度もアドロラート医師に電話で連絡を取ろうとしたが、上手くいかなかった。

私はこの論文を、私が受診しているアルコール依存症の専門医と、私の認知行動療法の医師のところに持って行った。しかし二人とも、その論文を見もしないで却下した。彼らは、「それは有効性が未知数の薬についての、一つの小さな研究にすぎません」と言って、どちらもよく知らない薬を処方することなど、考えたがらなかった。

私は不満で我を忘れていた。私の人生がどちらに変わるかという状態にあるというのに、二人とも、私がお酒を飲むのをやめる助けとなるかもしれない薬を処方することを拒否する、まっとうな医学的理由を持っていなかった。「もしバクロフェンを飲むつもりなら、自分で処方するしかない」と、私は思った。

私の唯一の心配は、バクロフェンがどのくらい安全なのかを、私がまだはっきりさせることができていないことだった。リンダ・キャロルの記事では、バクロフェンは「筋肉のけいれんを治療するために長年使用された古い薬」と書かれていたことを、私は思い出した。このことは、バクロフェンはおそらくある程度神経科で使われているということ、そして、私が絶対的信頼を置いている、私の同僚であり、友人であるジョン・シェーファーはその分野で長い経験のあるトップレベルの神経科医であることが、思い浮かんだ。もし、バクロフェンの安全性について私に教えてくれることができる人がいるとしたら、それはジョンだった。

しかし、私はバクロフェンに関心を持つ本当の理由を、ジョンに知られたくなかった。たとえ私が飲酒のことを言わなくても、「ああ、バクロフェンですか、アルコール依存症に対してのバクロフェンについて、尋ねているんですね。だが、オリビエ、そのたぐいの病気の場合、自分自身で治療しようとしてはいけないですよ」と彼が言うのを、私は恐れた。

それで、ニューヨークのジョンに電話をしたとき、「私のふくらはぎの筋肉の、良性特発性線維束性収縮を覚えていますか?」と私は言った。

「もちろん」と彼は言った。

「それにバクロフェンを使うのはどうでしょう?」

「悪い考えじゃないよ。依存性はないし、良い安全な薬です。しかし、徐々に服用しなければいけません。服用を止めると決めたら、ちょうどあなたが循環器科の自分の患者に高血圧の薬を次第に減らさせるように、徐々に減らしていかなければなりません」と、彼は強いオーストラリア訛りで言った。

「禁忌はありますか?」と私は尋ねた。

「あなたにはないです」

「病院であなたの科に入院したときに、私はけいれんを起こしましたね」

「ええ、でもあなたはてんかんではないです。あれは離脱のけいれん発作で、まったく禁忌なんかではありません。一日に五ミリグラムを三回で始めて、それから一日に一〇ミリグラムを三回まで増やし、そうやって続けるんです。投与量が増えるごとに、少し眠気を感じるかもしれませんが、二四時間から四八時間経つと消えるでしょう。そうしたらまた投与量を増やせます」

「どこまで？」

「効きめがあるところまで」

「でも…」

「オリビエ、バクロフェンはとても安全な薬ですよ。心配いりません」


フランスでは、医師国家評議会によって発行された身分証明書（ＩＤカード）は、処方箋なしで自分や他の人のために薬を買う法的権利を、医師に与えている。

しかし、フランスでバクロフェンが入手可能なのか、私はまだ知らなかった。私が試した最初の二つの薬局では、バクロフェンのことは聞いたことがないと言われた。三番目の薬局でも同じことを言われたが、私は薬剤師に私の医師の身分証明書を見せて、利用可能なすべての処方薬を網羅しているフランス版「医薬品便覧」を、見てほしいと頼んだ。安心したことには、ジェネリック医薬品の欄に、サノフィ社製の「バクロフェン　イレックス」を私は見つけた。バクロフェンは幾つかの製薬会社のものが販売されており、まだ比較的少ないものの、元々チバ・ガイギー（現ノバルティス）が特許を取得して販売していた製品名リオレザルが、一番よく知られている。米国では、製品名リオレザルと、他のメーカーの製品名ケムストロが利用可能だ。

薬局は喜んで、私のためにその薬を注文してくれた。次の日、私はバクロフェンの一〇ミリグラムの錠剤の入った小さなパッケージを手に入れたが、服用するのにはためらいがあった。数日間、私はそれを開けないまま持ち歩いた。ジョン・シェーファーは、その安全性を保障していた。しかし、バクロフェンを試してみたい理由について、私はジョンに完全に正直だったわけではなかったし、フランスでの私の担当医たちに関する限りでは、私は「医師の助言に反して」バクロフェンを服用することになるだろう。

この時点までは、私は忠実な良い患者であろうと努めてきたし、自分で自分の治療をすることは避けてきたが、アルコール依存症から私の命を救うためには、他の医師の監督という通常の安全策なしに、綱渡りをする危険を冒すしかないように私には思えた。

二〇〇二年三月二二日に、ジョン・シェーファーの勧めに従って、私はバクロフェンを、五ミリグラムずつを三回、そうするために、錠剤を半分に割って飲み始めた。すぐに、私には魔法のように思えた、筋肉の弛緩を経験した。そして、その夜は赤ん坊のようにぐっすり眠った。そのような劇的な効果は思いがけないことだったし、事前に言われたとしても、決して信じようとはしなかっただろう。

翌朝、認知行動療法の医師との予約があった。彼は私の変化に気付いていないようだったが、私はいつもより落ち着いた気分だった。

認知行動療法のセッションの帰りに、セッション後にはいつもするように、モンパルナスにあるフナックの大きな店に立ち寄った。そこに行って、膨大な量のCDやDVDを見て回るのが大好きだった。私は、そこで多くのものが欲しくてたまらなくなるのが常だった。ヨゼフ・ホフマンやアルトゥーロ・トスカニーニのような芸術家たち、リゲティ、ベリオ、モリコーネ、デュティユーなどの現代作曲家たち、アート・テイタム、アレサ・フランクリン、ナタリー・コール、ノラ・ジョーンズなどのクラシックやロマン派のレパートリーの画期的な録音を復刻したものなど、ありとあらゆるものが並んでいた。四五分後、店を出ようとしたとき、私は急に立ち止まった。「ああ、私の荷物はどこだろう？　袋をレジに置いてきたに違いない」と思い、私は大勢の買い物客の間を大急ぎで駆け戻った。そして、何も買っていなかったことに気づいた。

その瞬間まで、私は自分が長い間、強迫的な買い物をしていたことに気付いていなかった。ブルーミングデールズに靴下を買いに行って、袋一杯のシャツを持って出てきたこともある（元々のビニール包装を開けないままのシャツをまだ何枚か持っている）。他の買い物でも同じだったが、特にCDがそうだった。店を見て回っていて、例えば、ある交響曲のCDを目にすると、自分が素晴らしい録音を既に何枚も持っていると、立ち止まって考えたことはなかった。私はその交響曲のCDを見て、欲しければその瞬間に手を伸ばして手に取っていた。私は自分が欲しくてたまらないものを買った。そして、店に立ち寄ると、通常は半ダースほどがどうしても欲しくなったのだ。

そして今、記憶に残っていないほど前からの長い年月で初めて、意識することもなく、判断力と自制心を発揮して、一枚のCDも買わずに店を出たのだった。

それから二、三か月間かけて、一日に一八〇ミリグラムになるまで、私は着実にバクロフェンの服用量を増やしていった。

私にとって、バクロフェンの短期的効果は驚くべきものだった。バクロフェンで筋肉は完全に弛緩した。これは、今まで経験したことがないものだった。そのおかげで、これもまた今まで経験したことがない、平和な眠りを得ることができた。そして、睡眠薬でよくみられる翌朝まで持ち越すような副作用もなく、すっきりとした爽やかな気分で目覚めた。バクロフェンは標準的などんな抗不安薬よりも、私の不安を抑えてくれた。アルコールへの渇望も減り、多量飲酒の合間に、より長い期間、断酒を維持することができた。バクロフェンは多量飲酒の量を制限したので、多量飲酒からの回復が早まり、依存症を引き起こすベンゾや、ベンゾの体力を消耗させる副作用なしに、効率よく穏やかにアルコールから離脱できた。

バクロフェンは確かに、用量を増やすごとに私に眠気を感じさせた。しかし、それは心地よい眠気で、自然とリラックスした気分になり、頭がすっきりした。バリウムやその他のベンゾが誘発するような、ぼんやりした認知状態とは全く違っていた。そして、ジョン・シェーファーが言っていたように、眠気は一日か二日後には消えた。アドロラートと彼の同僚たちが、彼らの研究で一時的な問題として報告した、胃の不調、めまい、頭痛のような、他に起こりうる副作用は、何も経験しなかった。

しかし、バクロフェンの長期的安全性の問題が、私を悩ませ続けていた。一日に一八〇ミリグラムの服用で、私は、アルコール依存症患者を対象とした、簡単な実験で使われた量の六倍を服用するという、未知の領域にいた。最大の潜在的リスクは、バクロフェンが筋肉を弛緩させすぎて、呼吸が抑制され、その結果、睡眠中に私が窒息するかもしれないことだった。

ジョン・シェーファーにもう一度電話することは、選択肢だとは思えなかった。彼に情報を隠していたことを明かしたくなかったし、もう一度、彼に情報を隠すことは考えたくなかった。そんなことはできなかった。それに、もしジョンが、バクロフェンはアルコール依存症に適切な薬ではないと言ったら、どうなるだろう？　バクロフェンの他の利点に加えて、バクロフェンが私の幸福感と自尊心を向上させてくれたことを考えると、当然のことだが、私はバクロフェンを諦めたくなかった。

安全性の問題をパリのピティエ＝サルペトリエール病院の誰かと話し合えるのではないかと、私は思いついた。サルペトリエール病院は、一九世紀後半以来、神経学のトップレベルの病院だった。一九世紀後半に、その病院には、数ある病気の中で、多発性硬化症と筋萎縮性側索硬化症を初めて突き止め、記述したことで「神経症のナポレオン」と呼ばれる、ジャン＝マルタン・シャルコーがいて、ジークムント・フロイトが彼の下で学んでいた。私は神経内科に電話をして、循環器内科医だと名乗り、神経内科医に話をしたいと言った。私は名前をあげて頼まなかったので、それは難しいことだった。数回、電話はあちこちに回されて、長く待ってやっと、サルペトリエール病院スタッフの神経内科医に繋いでもらえた。

「私は、アメイセン医師です。循環器内科医で、米国から来たばかりの患者を担当しています。彼は四八歳で、筋肉の問題で米国の神経科医に処方されたバクロフェンを、一日に一八〇ミリグラム服用しています。何かアドバイスはありますか？　それはかなり高用量ではありませんか？」

「ああ、そうですね。高用量過ぎますね」

「分かりました。でも私の患者は二年間、この用量を服用し続けてきたのです」と私は言った。私はバクロフェンを二か月間飲んだのだが、この神経科医により長い期間を提示して、何か特別な反応があるかどうかを見るのも悪くはないなと、思ったのだ。「彼は眠気もなく、上機嫌で、元気で、体調がいいです。用量を減らすべきですか？」

「そんなにたくさん飲んでいる人のことは、聞いたことがありません」

「何かマイナス面についてご存知ですか？」

「筋力低下はありますか？」と神経科医が訊いた。

「まったくありません。彼はジョギングをしていて、活動的です」と、私は、多量飲酒の合間の、自分自身のお決まりの運動のことを説明した。

「分かりません。もし彼が大丈夫なら、多分変えないでいいでしょう。でも今までそんなことは、見たことがありません」

私が聞くことを望んでいた、「危険はないです」には程遠いものだった。それにその神経科医は、一日一八〇ミリグラム以上に私の服用量を増やすための安全な限界を、教えてはくれなかった。しかし、少なくとも彼は、米国から来た私の架空の患者に気を付けるようにと、私に警告する危険信号は発していなかった。今のところは、バクロフェンが与えてくれる健康上のはっきりとした利点のために、一日に一八〇ミリグラムの用量を続け、多量飲酒の合間に、バクロフェンと依存症研究におけるバクロフェンの使用についての情報を、ネットで検索し続けることに決めた。

安全のために、フランスの身分証明書の裏に、筋ジストニアのために一日に一八〇ミリグラムのバクロフェンを服用していて、離脱の危険性を防ぐために、急に服用を中止してはいけないことを、赤字で書いた。もし私が多量飲酒中に再び倒れて、意識不明になったり一時的にコミュニケーションが取れなくなったりしても、あるいは何か他の医療上の緊急事態でコミュニケーションが取れなくなっても、少なくとも医療従事者には、私にバクロフェンを投与し続けるか、徐々に減らしていくべきだということが分かるだろう。

同じ理由で、私がバクロフェンを服用していることを、私の担当医たちに知ってもらうことも重要だった。私を担当してくれているアルコールの専門家と認知行動療法のセラピストに、ニューヨークで私が診てもらっていた神経科医が私のふくらはぎの筋肉の収縮（筋線維束性攣縮）にバクロフェンを勧めてくれたことを、不十分だったかもしれないが、正直に話した。彼らは医薬品便覧から、筋肉の緊張の解消がバクロフェンの標準的使用法であることを知り、それを根拠に、喜んでバクロフェンを処方してくれた。バクロフェンは比較的安価だったが、処方箋があることは、私は自費で支払うのでなく、払い戻しを受けられることを意味していた。しかし、主な利点は、たとえ私が救急に搬送される状況に陥ったとしても、医師からもらったバクロフェンの処方箋を見せることができることだった。

私のバクロフェンに関するオンラインでの情報検索は、すぐに一般的依存症研究にまで範囲が広がった。ジャン＝クロードの妻のファビエンヌは、私に重要な助言を与えてくれた。ファビエンヌは中国語の教師としての仕事に加えて、ジャン＝クロードが免疫学に関する科学論文を書くのを手伝っていた。グーグルは一般的な検索エンジンとしては素晴らしいが、医学論文については、米国国立衛生研究所のウェブサイトでパブメド〔PubMed　世界約七〇カ国、約五〇〇〇誌以上の文献をインターネット上で無料検索できる医学・生物学データベース〕を試してみるべきだと、彼女は言った。「パブメドを使えば、世界中のすべての医学雑誌の抄録を、無料で検索して読むことができますよ」

抄録を見ていて、論文の全文を読めたらと思うことがよくあったが、医学雑誌のオンライン購読は手が出ないほど高かったし、今でも高額だ。個々の論文も同様で、一編が三〇ドルかそれ以上した。結局、大きな医学図書館でさえ、すべての専門誌を所蔵しているわけではなく、また、オンラインで興味深い論文を見るたびに、図書館から図書館へと走るのは現実的ではなかった。実は、私はまだコーネル大学ワイル医科大学の臨床准教授だったので、世界中どこにいても、何をしていても、大学の図書館システムを使って、論文の全文にアクセスすることができたのだが、アルコール依存症の間はそんな考えは思い浮かばなかったし、思い浮かんだとしても、電話に応対した人に私がアルコール依存症だと気づかれるといけないので、コーネルに電話してシステムの案内を求める勇気はなかっただろう。振り返ってみると、抄録を読むことに制限されていたのは、悪くはなかった。それぞれの論文の要点は抄録にあった。それは、一つの学術論文全体を読むのにかかる時間よりも短い時間で、一ダースかそれ以上の論文の要旨が書かれた抄録が読めるということだった。私はまた、詳細な内容に迷うことなく、木を見て森を知るように、より容易に一番重要な要点を把握することができた。

多量飲酒をしている最中は、ほとんどコンピューターの画面に集中できず、ましてや、科学論文の抄録を理解することなどできなかった。また、私はコンピューターにお酒をこぼすといけないので、飲酒しているときは、コンピューターに近づかないようにしていた。多量飲酒の直後は、頭がすっきりするまでに回復するには、二、三日が必要だった。しかし、その後は、数日間かそれ以上、少なくとも午前中は、グーグルやパブメドで、バクロフェンや依存症に関する情報を、オンラインで検索することができた。午後は、多量飲酒の合間であっても、そして、バクロフェンの弱める効果があっても、渇望にあまりにも気を散らされて、何十、何百、最終的には何万になる抄録の検索に集中できないことが分かった。

それはまるで学生に戻ったかのようで、オンラインでの検索は、医学生や研修医だったとき以来触れたことのない分野、特に化学、神経学、神経解剖学の分野に私を連れて行ってくれた。知的探求は私を陽気な気分にさせてくれた。しかし、私は、まだ自分の体調がいかに悪いかに、いらいらすることも度々あった。一日に一八〇ミリグラムのバクロフェンを服用していても、過度ではないものの、多量飲酒のサイクルは続いていた。数ある問題の中でも、失神、事故、致死性血中アルコール濃度と不治の肝硬変の可能性など、アルコール依存症の致命的リスクはすべて残っていた。もし私が酔っぱらって道でつまずいて車に轢かれるのなら、バクロフェンの服用で、一か月の多量飲酒の日数が少なくなることは重要ではないだろう。

バクロフェンは治癒そのものより、治癒のヒントを私に与えてくれているように思えた。魂は暗い夜のような状態が続いていて、その暗闇の中で「神よ、存在しているのなら、明日、目覚めさせないでください」と私は祈った。翌朝、「クソッ、まだ生きている」と思って、神を苦々しげに呪ったことがあった。依存症は本当にまったくの悪夢であり、その悪夢の中で、恐怖から目覚めるのではなく、恐怖へと目覚めるのだ。

断酒期間には、口にお酒の味がして目覚めることがあり、自分を責めるのだが（「いつ再発したのだろうか？　どのくらい飲んだのだろうか？」と）、結局は、「アルコールの夢」、あるいは「酔っている夢」と呼ばれるものを経験していると気づくだけだった。お酒の味が強すぎて、自分が飲んだと思われるボトルを探し回らないではいられない。酔っ払いの夢は非常に怖くて、動揺させられる経験で、何年も断酒した後でさえ、再発のきっかけになる可能性がある。AAやリハビリ施設では酔っ払いの夢にプラスの解釈をして、夢は断酒の進歩の兆候を表していると言う。しかし、それは、患者をそのような惨めな状態に押しやる奇妙なたぐいの進歩だ。アルコール依存症の間、私は一か月に一度の頻度で、酔っ払いの夢をみた。一日一八〇ミリグラムのバクロフェンは、この夢を止めるのに何の役にも立たなかった。

はるかに低用量のバクロフェンを服用している患者たちと私が共有した、前向きで重要な経験が一つあった。彼らと同様に、私にはバクロフェンへの渇望がなかった。依存症治療は、それ自体に依存性がないことが最も重要だ。これまでのところ、バクロフェンはその基準を満たしていた。

ゆっくりと、慎重に、私は世界に出て行った。そして、酒屋や断酒期間中の医師や友人たちとの小さな交友関係の輪以外の場所にも、まだときどきは顔を出すことができることを、自分自身に証明した。飲酒を始める前は、私は熱心なスキーヤーで、非常に急勾配の凍ったスロープを恐れず滑り降り、怪我をしたこともなかった。(ジャン=クロード、エヴァ、そして私はみんな、非常に幼いころに、ただ父の後を追い、父の自然な運動技術を真似ることで、スキーを学んだ。ジャン=クロードはとても才能があって、一〇歳の頃に、フランスの全国スキーチームのコーチが彼の才能を見抜いて、競技会のために訓練を受けたほうが良いと言った。)そして今、私は長年の空白の後初めて恐怖を克服することができて、フランス・アルプスのゲレンデで二、三日を過ごした。言葉にできないほど楽しかった(それに、何とか何も壊さないで済んだ。）アルコール依存症で失っていたことをほんの少し取り戻せたのは、素晴らしいことだと感じた。

私は一人の女性と別れ、別の女性と付き合い、三番目の女性と激しい恋に落ちた。紅海に面したイスラエルのリゾート地のエイラットで一週間、本物の休暇を過ごした。三年前にパリに戻ってきて以来、初めての飛行機の旅だった。イスラエルへの往復の機内で自分がお酒を飲むのではないかと心配したが、何とか飲まないでいられた。

ためらいがちではあったが、新しい友人関係を作り、古い友人関係を復活させた。二〇〇二年の秋のある日、通りを歩いていて、レベッカという名のエヴァの旧友に出くわした。私は二〇年以上も彼女に会っていなかったが、互いにすぐに分かった。レベッカは二人いる娘の一人を連れていて、息子も一人いると言った。ぜひ食事に来て、子供たちや夫に会ってほしいと彼女は言った。

私たちは電話番号を交換し、二、三日後に電話で話した際に、私はレベッカに自分のアルコール依存症のことを話した。「私が依存症であることは、あなたが私の家族に対して期待するようなことではないのは分かっています」と私は言った。しかし、彼女は私の打ち明け話を受け入れてくれ、改めて、彼女の家族との食事に招待してくれた。まもなく、彼女は私の最も親しい相談相手になった。私が多量飲酒をして実際に酔っているのを見るまでは、私が本当に深刻な飲酒問題を抱えているとは信じられなかったと、ずっと後になって彼女は言った。彼女の言葉を借りると、「あなたはいつもとても身なりがきちんとして、落ち着いていて、決して悩んでいるようには見えなかった。あなたのアルコール依存症の話は、ロマンティックな見せかけだと思っていたの」という理由からだった。

もしも私のアルコール依存症がみせかけであったなら、嫌になれば投げ捨てられるのだが。やがて、レベッカは私が酔ったのを見るだけでなく、私のアパートで嘔吐物にまみれて、あるいは、割れたガラスに囲まれて、私が失神しているのを見ることになった。彼女は何度も汚れた私をきれいにしてくれたり、アパートの掃除をしてくれたりした。

二〇〇三年の初め、二、三日の断酒を経て、私は地下鉄に乗って、パリの西部郊外の私のアルコール専門医のところに行った。それは通常の予約で、私の治療について、何か新たな話し合いや決定があったわけではなかった。何か月も前から通っていたその専門医のオフィスを出ようとしたとき、ふと思いついて、「ここからそう遠くないところに公園があるのを知っています。徒歩での行き方を教えていただけませんか？」と私は言った。一五分後、私は東にパリを見渡す、素晴らしい眺めのサン＝クルー公園にいた。

サン＝クルー公園はフランスの国立公園で、一六世紀後半に建てられたサン＝クルー城の跡地だ。マリー・アントワネットが彼女の私的な別荘として使うために、ルイ一六世がその城を購入し、一八〇四年にナポレオンが、続いて一八五二年に彼の甥のナポレオン三世がフランス皇帝の座に就いたのは、この場所でだった。城は一八七〇年の普仏戦争で破壊されたが、他の歴史的建物は、公園の一八五エーカーの庭と森の中に残っている。

しかし、私がこの公園に惹かれたのは、個人的歴史があったからだ。この公園は、家族で訪れたパリ市内やパリ周辺の他のどの公園よりも家から遠くて、冒険心にあふれていて、子供の頃、日曜日に家族と出かける際の、私のお気に入りの行先だった。また、この公園はパリからノルマンディーへの高速道の起点にもなっていて、夏休みの始まりや海辺での輝かしい日々を表す、私の個人的な道しるべだった。この公園に来るのは子供のころ以来になるが、公園内を歩きながら、不安もパニックもアルコールもない、清らかで穏やかな存在を予感しているかのようだった。「まるで、その後の人生に足を踏み入れているかのようだ」と、私は内心ひそかに思った。不思議の国のアリスの感覚は、その日中、強く残り、その後も二、三日続いた。

それは、アルコール依存症になる前の状態に戻る感覚とは違った。そんなことは、単に慢性的不安と依存症に無防備な状態に戻ることを意味していた。むしろ、それは、まるで依存症など全くなかったかのように、完全に依存症を回避し、私の最も初期の子供時代と私の未来の間の境界を超えるような感覚だった。

この頃、オンライン検索をバクロフェンを使った動物実験を含むものにまで広げるべきだという考えが浮かんだ。二月の半ばのある朝、私は、バクロフェン、パニック、ラット、アルコール、コカイン、ヘロインを様々に組み合わせて、キーワード検索をした。カナダのオタワのカールトン大学の神経科学研究所のD・C・ロバーツと、M・アンドルーによる、「バクロフェンによるコカイン自己投与の抑制」と題する『精神薬理学』誌の、一九九七年の論文の抄録へのリンクが出てきた。抄録によると、コカイン依存で、レバーを押すことでコカインを自己投与できるようになっているラットの実験では、体重一キログラム当たり、一・二五から五ミリグラムのバクロフェンを投与すると、「少なくとも四時間、コカインの摂取が抑制されることが示された」とし、「これまでの研究結果は、バクロフェンがコカインに対する反応意欲を特異的に減少させるように思えることを示している」としている。[2]

「抑制」や「抑制する」という言葉の使用が私の関心を引き付けた。私は、バクロフェンは依存物質への渇望を単に減少させるだけでなく、完全に抑制することが可能かもしれないと思った。しかし、バクロフェンはただ「コカインに反応する意欲を…減少させる」だけのようだという、抄録のその後のバクロフェンへの言及は、私の興奮を少し覚ました。アルコール摂取への意欲の減少は確かに前向きで望ましいが、抑制という語はそれ以上のことを約束しているように思われた。

私は、体重一キログラム当たり一・二五から五ミリグラムという抄録に書かれたバクロフェンの投与量の範囲にも、興味をそそられた。これは、バクロフェンの効果は、投与量に強く依存していることを示していた。それは、一日に一八〇ミリグラムより高用量のバクロフェンを服用すれば、私が夢見ていた持続的な断酒を達成できるかもしれないことを示唆していたので、私は勇気づけられた。同時に、おそらく一日に四〇〇ミリグラムを超えるような、非常に高用量の服用が必要かもしれないことを示唆していて、私は再び、バクロフェンの安全性について、不安になった。死んでしまっては、断酒も何の役にも立たないのだ。

私は新しい恋人を連れて、サン＝クルー公園に散歩に行った。私は再び、「これからの人生」に入っているような感じがした。

「あなたは幼い子どものようよ。あなたはすべてが素晴らしいと思っている。この花を見て、この木を見て…なんて美しいのだろうと言うのだから」と彼女は私をからかった。

「だって、そうだよ。素晴らしいよ」と私は抗議した。

「分かったわ、素晴らしいわ。でもなぜそんなことで、そんなに騒ぐの？」と彼女は笑った。

バクロフェンを服用していて、子供の頃から私に付きまとっていたノスタルジックな憂うつ感がなくなって、私は美しい日々を見始めていたのだと、振り返って私は実感している。私は現在にしっかりと生き始めたのだ。

*

私はテキサス大学の研究者であるB・A・ジョンソンらによる、『ランセット』誌の最新論文が引用されているのを偶然見つけた。その論文のタイトルは「アルコール治療のための経口トピラマート――無作為化比較試験」で、抄録には、一五〇人のアルコール依存症患者に、プラセボ（偽薬）、または脳内のGABA活動を促進させると考えられている薬品のトピラマートを、用量を増やしながら投与する一二週間の試験が記述されていた。バクロフェンがGABAの活動に影響を与えるのなら、おそらくトピラマートはより強力に影響するはずだから、私の目にとまったのだ。抄録によると、トピラマートを投与された人は、「多量飲酒日の二七・六％の減少…断酒日の二六・二％の増加…」。そしてアルコールへの渇望においても同様の減少を経験した。[3]
率の違いは、ナルトレキソンやアカンプロサートについて報告されたものと似ていた。私は既にこれらの薬を服用してみたが、何の効果もなかった。その論文が、『ニューイングランド・ジャーナル・オブ・メディシン』や『米国医師会誌』と並ぶ、世界三大有力医学誌の一つである『ランセット』に掲載されていることが、強く印象付けられた。私が見つけたその他の論文は、すべて、小規模で専門的な雑誌に掲載されていた。さらに、トピラマート研究は他の論文のバクロフェン研究より、規模も大きく、期間も長く、現代医学の絶対的基準である無作為化比較試験だった。最後に述べるが、決して忘れてはならないことは、それが、最新の論文だったことだ。

「これは、最先端のものにちがいない」と私は思った。それは、完全な断酒の達成を目指している私にとって、最も期待できる希望のように思えた。私はポンピドーセンターの医学図書館に行って、論文全文を読み、コピーをした。

一〇日間かけて、私はバクロフェンの用量をゼロにまで減らした。私の身分証明書を使用して、トピラマートを買い、それから、『ランセット』の論文の手順に従って、用量を一日に二五ミリグラムから三〇〇ミリグラムまで増やしながら、一二週間、トピラマートを服用した。

この一二週間のあいだ、トピラマートは、バクロフェンのように、私のアルコールへの渇望を、感じ取れるほどには減少させてはくれなかったし、不安や筋肉の緊張は全く軽減されなかった。また、バクロフェンとは違って、トピラマートには集中力や記憶力の低下を含む、不快な副作用があって、服用に慣れてきても、それは消えることはなかった。アルコール依存症との闘いと幸福感の促進の両方の点では、私にとってはバクロフェンの方がはるかに優れていることが証明された。一日一八〇ミリグラム以上を服用しても安全なのだろうかという疑問が、よみがえってきた。

私が探求してきたことを、フィリップ・クーメルに知らせるときがきた。

八月に彼を訪ねたときは、彼は入院中で、その姿に私はショックを受けた。彼の病状は明らかに重篤だったが、知的な目と笑顔は変わらず、頭の回転は鋭いままだった。

病室には彼の妻も一緒にいて、私は彼女とは初対面だった。しばらくして、彼女は部屋を出ていって、フィリップと私を二人だけにしてくれた。

私は、最近のネットでの調査と、バクロフェンとトピラマートの自己実験について、彼に報告した。不安とアルコール依存症のために私が服用してきた他のすべての薬と比べて、バクロフェンの私への効果は大きく異なることを説明した。完全な断酒ができるまでか、または、副作用のために服用できなくなる限界まで、バクロフェンの一日摂取量を増やすことが、今後の私の最善の治療だと思う理由を簡単に説明した。

私が博士論文の研究成果を報告したときとまさに同じように、フィリップは鋭い注意力を払って耳を傾けてくれ、時折、様々な薬に反応した私の不安やアルコール依存症の症状の変化について、詳しく説明するように求めた。私の良き師であり、友人である彼は、自身の心配事は忘れて、私の自己診断と高用量のバクロフェンでアルコール依存症を治療するための理論的説明を私が磨き上げるのを、手助けすることに完全に没頭していた。

「オリビエ、君はいつも患者の話によく耳を傾けてきたけれど、今度は君が聴いてもらう番だよ。君の説明は素晴らしい。筋肉の緊張と依存的渇望が未知のメカニズムで繋がっているに違いないという君の仮説は、完璧に理にかなっているよ。たとえ間違っていても、失望に押しつぶされてはいけない。君の計画は上手くいく可能性がある。私はうまくいくはずだと信じている。結果を聞くのを楽しみにしているよ」とフィリップは言った。

フィリップが私に自分を救うように激励してくれてから、四年が経っていた。彼は、「私は決して君を見捨てない。君と友人としての関係を決して断ったりしない。それよりも、君ほどの知性のある人が解決策を見いだせないことが、信じられない」と書かれた、忘れることのできない手紙をくれていた。

彼は約束を守った。そして、私は彼の誠実さに応えるために全力を尽くそうとしていた。

第七章　アルコール渇望の克服へ

晩夏の歴史的熱波がパリを襲った。この異常な暑さで多くの高齢者が亡くなった。

私の悲劇はそれとは比べ物にならなかった。私が失ったのはコンピューターだけだ。完全に壊れてしまい、バックアップもとっていなかった。自分の命を救おうとして私が集めていた重要なすべての抄録が消えた。全身に冷や汗が流れ、気を失いそうだった。心臓発作を起こすかもしれないと思った。日に一八〇ミリグラムのバクロフェンを服用していたが、この衝撃的打撃に直面して、その鎮静効果は消えてしまった。すぐに追加で八〇ミリグラムを飲んで、横になった。

驚き、またほっとしたことには、一時間もしないうちに気分が良くなり始めた。バクロフェンがなければ、何日も、何週間も、絶望的な状態のままだっただろう。「ほら、生きているんだ。以前にやったように、もう一度全部集められるさ」と、前向きな思いになれた。実際、私は非常に重要な抄録はプリントアウトしていたし、記憶力の良さと、新しいネット検索のお陰で、すぐに私の研究の基礎になっていたもののほとんどを手に入れた。少しずつ自信を取り戻しながら、アルコール依存症、依存症全般、そしてバクロフェンについて学び、推論したことすべてを見直した。そうするうちに、重要な結論に達した。

依存症を他の大多数の病気と区別する一つの特徴は、依存症は症状主導で、症状依存であることだった。そのうえ、依存症では、症状自体が病気なのだった。

他のほとんどすべての病気では、症状が病気の進行を促進させることはない。症状が認識されている場合には、病気自体が体内で猛威をふるっていても、症状は抑えることができることが多い。結核の発熱、すい臓がんの腹部の痛み、重度の冠状動脈性心疾患である狭心症を考えてみよう。症状を止めても、病気を止めることはできない。

癌や心臓病など、多くの病気は無症状だ。患者には認識できる症状がないため、このような病気は、医学的には「サイレント・キラー」と呼ばれ、発見が遅れて命を落とすことも少なくない。しかし、依存症に関しては、依存症と症状を切り離すことは不可能だ。渇望、強迫観念、依存物質を使う、あるいは、依存行動を行う動機などの依存症の症状を止めれば、実際には病気は停止する。患者は完全寛解することができるのだ。

依存症の症状をなくしてしまえば、病気のすべての武器は奪われ、病気は不活化する。

同様に、私を含む非常に多くの依存症患者が、依存物質に向かう原因であると説明している依存症前の病的状態において経験する症状——例えば不安、パニック、抑うつ——と病気との間には、密接な関係がある。ここでも、眼に見える症状を止めることで、病気を止められる。癌の腫瘍で痛みがある場合は、痛みを和らげることと腫瘍を取り除くことの両方が必要だ。不安や落ち込みをもう感じなくなる場合は、治療の必要はなくなる。

依存物質への渇望あるいは強迫行為は、以下の二つの観点から依存症と強迫の主な症状だ。苦しんでいる患者の観点からは、渇望は依存物質を何年断っていても戦わなければならない不変の敵だ。そして、病気のプロセスの観点からは、渇望は現在、再発の第一の原因と認識されている。

しかしながら、他の点では、渇望は依存症研究において、依然として熱い論争のテーマだ。依存性の渇望はあまりにもとらえどころのない概念なので、実用的価値を持たないと言う研究者もいる。それに対しては、痛みと同じように、自分が依存性の渇望を持たない場合にのみとらえどころがないのだと、言いたい。

大多数の研究者たちは、依存症における渇望の重要性を認めており、異なる種類の渇望の違いを明らかにしようとする研究者もいる。アムステルダム大学のアムステルダム依存症研究所のR・ヴェルホイールらは、『アルコールとアルコール依存症』誌に掲載された一九九一年の論文の中で、脳内でそれぞれ独自の神経伝達経路が関与していると考えられる三つのタイプの渇望に関する様々な研究について論評した。三つのタイプの渇望とは、快楽追求的な「報酬」渇望〔reward craving〕、緊張を減少させたいという欲求である「救済」渇望〔relief craving〕と呼ばれるもの、依存物質あるいは依存行動について考えるのを止められない「強迫」渇望〔obsessive craving〕だ。この論文やその他の研究では、この三つのタイプの渇望を、依存症の異なる症状と関連付けようと試みており、例えば、「報酬」渇望は早発性の依存症を、「救済」渇望は遅発性の依存症を特徴づける傾向があると仮定する。

二〇〇三年に私が渇望の問題を考えたとき、これらの区別は、医学が最終的に依存症を理解する際に、恐らく重要な意味をもつのではないかと思った。私はまた、治療の観点から、この三つの渇望の分離がどれだけ有効なのだろうかと思った。私のアルコール依存症は遅発性で、私の渇望のほとんどは、極度の緊張からの救済を求めるものと言ってもよい。しかし、私はたまには良い気分になりたくて、頻繁に報酬渇望も経験したし、アルコールのことを考えるのを止められない強迫渇望にも、しばしば悩まされた。

渇望タイプが異なることは、実際にはどれだけの意味があるのだろうかと私は思った。本当に重要なことは隠された微妙な違いにこそあると、私たちは思いたいものだ。しかし多分、依存症者や依存動物に見られてきた神経伝達における共通の特徴は、神経伝達における微妙な違いよりはるかに重要なのだろう。

この点で、バクロフェンが実験動物のアルコール、コカイン、ヘロイン、メタンフェタミン、そしてニコチンの自己投与を抑制したことに、私は興味をひかれた。十分な量のバクロフェンを投与すると、動物たちは、何であろうと、依存物質を摂取する意欲を失った。報酬渇望、救済渇望、強迫渇望のどれが最も頭の中にあったのかを、実験動物たちは研究者たちに告げることができたわけではなかった。科学実験の一環として、ある物質に故意に依存させられた動物たちの依存症の発生が、早発性か遅発性かを区別することは、確かに意味がないことだ。動物たちは、依存物質の摂取が健康に有害であることを理解したり、悟りを開いたりしたから、依存物質の摂取をやめたのではなかった。それでも、動物たちはやめたのだった。

知れば知るほど、バクロフェンを大量に投与すれば、自分もアルコールを摂取する意欲を失くすことができるのではないかと、思うようになった。だが、どのくらいの量を摂取すればいいのだろうか?バクロフェンは体重一キログラム当たり一から三ミリグラムで、実験動物のアルコールを摂取したいという意欲を抑制し、体重一キログラム当たり一から五ミリグラムで、他の様々な依存物質を摂取する欲求を抑制した。異なる実験動物が同じ依存物質の摂取を止めた用量の範囲は、個々の動物の依存性の重症度が要因の可能性であることを示唆していた。私が診てもらった医師たちは、私のアルコール依存症は非常に重度だと私に言った。それなら、どのくらいの高用量を私は飲まなければならないのだろうか？

それには、どんなリスクを伴うのだろうか？　私の渇望を抑制するのに足るほどの高用量は、私を殺してしまう可能性があった。ひょっとしたら、眠っている間に呼吸がとまってしまうほど筋肉を弛緩させるかもしれない。酒におぼれて死ぬというだらしない屈辱に身をゆだねるよりも、治療法を求めて尊厳を持って死ぬ方が良いように思われたが、私は死にたいとは思わなかった。

私はもがき続けた。他の治療法をあれこれ試したり、何度も多量飲酒をしたりし、事故も何回かあった。その年の終わり頃、私はバクロフェンの摂取量を増やすために綿密に計画を立てた。そして、二〇〇四年一月八日、やるなら今だと決めた。もし医師たちの助言に従い続け、従来のアルコール依存症の治療を続けていたら、再発を繰りかえして酒乱を続け、結局は飲酒で死ぬことになるのだ。私は自分で自分を治療しなければならなかった。

バクロフェンの実験を再スタートさせるために、三〇ミリグラムの低用量に下げ、三日ごとに二〇ミリグラムを加えた。アルコールへの渇望の高まりやストレスレベルの急な高まりに対処するために、一日につき二〇から四〇ミリグラムの追加は容認することにした。私のアルコール渇望はいつも午後と夕方に強まるので、私はバクロフェンを、朝は少なめに、夕方以降は多めにして、三回に分けて服用した。

用量を制限しないといけないような副作用はないと想定して、一日三〇〇ミリグラムまで増やすように計画した。その用量は、私の体重一キログラム当たり四ミリグラムのバクロフェンで、実験動物のアルコール摂取意欲を抑制することが示されている用量範囲の、体重一キログラム当たり一から三ミリグラムを超えていた。

初日から、筋肉の緊張と神経の不安がおさまってきて、睡眠がより安らかになった。最初にアルコールへの欲求を経験したとき、追加で二〇から四〇ミリグラムのバクロフェンを服用すれば、それがおさまるまで一時間ほど強烈な渇望と格闘しなければならなかっただけで、過去にはいつも強い渇望がすぐにまた起きたのだが、そのようなことは起きなかった。

バクロフェンを二〇から四〇ミリグラム追加すると、深いリラックス状態になり、続いて眠くなり、頭がすっきりした。これはバリウムのようなベンゾ系薬剤によって起きる頭の不明瞭さとは全く異なるものだった。眠りに落ちたときでさえ、目覚めると、精神活動が活発に感じた。（私の経験に基づくと、認知能力の強化はバクロフェンの特徴の一つであり、詳細に研究するに値する。バクロフェンで眠気が襲ってきても、頭はとてもはっきりしているのが印象的だった。依存症に付随する、ほとんどいつも頭に侵入して占拠するうざったくて取り憑くような思考はなかった。）

深いリラックス状態の間、以前は決してできなかったAAや認知行動療法で教えられた、渇望への対処スキルを使うことができた。バクロフェンは、渇望と飲みたいという衝動の間に、思考過程を介入させることを可能にした。

二月一一日の水曜日までに、一日二五〇ミリグラムのバクロフェンに到達した。友人のレベッカが、彼女の家族と山中のメジェーヴにドライブに行こうと私を説得していたので、私たちはその日の午後早くに出発した。レベッカの家族が大好きだったし、私は山の中にいるときが一番幸せだった。それでも、私は用心した。リゾート・タウンは飲酒の刺激があふれていたし、特に夜になると、お酒を飲んで人々がリラックスする光景がいたるところで見られた。しかし、飲酒する場所をできる限り避ければ、自分は大丈夫だと思った。

初日の夕食で、レベッカ夫妻は自分たちと娘たちのために、ワインを注文した。誰もグラス一、二杯以上は飲まなかった。私はミネラルウオーターで通した。テーブルを離れるとき、ボトルにはまだワインが少し残っていた。

次の数日間、ときには一人で、ときには他の人たちと一緒にグループで、長距離のハイキングをした。山々の眺望と度々降ってくる新雪は爽快だった。スキーをしようかと考えたが、バクロフェンの実験を中断せざるを得ないような怪我をする危険は冒さないことに決めた。

実験を始めて三七日目の二月一四日の土曜日に、服用量は一日に二七〇ミリグラムに達した。これは、ジョバンニ・アドロラートが、アルコール依存症患者の渇望を減らすためにバクロフェンを試用した量の九倍だ。レベッカは、その日の午後、メジェーヴで一番素敵な場所であるル・ロッジ・パークホテルにお茶を飲みに、私に一緒に行って欲しがった。ホテルには広々としたバーとラウンジがあって、どの窓からも見える息をのむような景色だけでなく、人間観察ができるのでも有名だった。私はそこで飲んでいる人たちを見るのは不安だったが、行くことにした。

到着したのは五時頃で、まだ少し明るさが残っていて、素晴らしい景色が見えた。私たちはテーブル席に座り、私は『ル・モンド』と『インターナショナル・ヘラルド・トリビューン』を手に取った。この二紙を毎日忠実に読んではいたが、そのときはこれによって飲んでいる人たちから気をそらしたいと思ったのだ。

私たちはお茶を注文し、レベッカはくつろいで人々を観察し始め、私は新聞を読み始めた。五分か一〇分後、私がちらっと新聞から目をあげると、右側の肘掛椅子に座っている男性が、多分ウイスキーかコニャックだと思うのだが、グラスに入った何か濃い色のものを飲んでいるのが見えた。何も感じなかった。また紙面に目をやって一、二分して初めて、この何も感じていないことを意識的に認識できた。

「不思議だ」と私は思った。

私はもう一度目をあげて、肘掛椅子の男性を見た。そこに二、三人の友人が加わっていて、乾杯のために、互いにグラスを持ち上げあっていた。今度も、何も感じなかった。アルコール依存症になってからの年月で、こんなことは起きたことがなかった。バクロフェンは、五週間でそれを可能にしてくれた。

部屋をぐるりと見回してから、思い切って、輝くボトルのあるバーに目をやった。ボトルはこれまで非常に長い年月私に呼びかけてきたのだが、もう私に呼びかけてはこなかった。人々が、コーヒー、紅茶、ソフトドリンク、ビール、シャンパン、強いお酒など、さまざまなものを飲んでいるのを見たが、私はお酒のことを考えることもなく、お酒への渇望に悩まされることもなかった。

「おとぎ話の中にいるか、夢を見ているんだ。一瞬で魔法がとけて、お酒が必要だという恐怖に気づくのだろう」と私は思った。

ところが、そうではなかった。

三〇分後、レベッカと私はお茶を済ませて、夕食のために彼女の家族に会いに行った。魔法はとけず、夢も終わらなかった。その夜、アルコール依存症になって初めて、私はアルコールへの渇望を感じなかった。

私たちは、メジェーヴでさらに三日間を過ごした。最後の午後、レベッカと私はスキーを借りて、ゲレンデで少しの時間楽しんだ。彼女の子供たちは、もちろん毎日スキーをしていたので、最後の最後になってやっと私たちがスキーをしたことをからかった。夕方、パリに帰る車の中で、家に帰っていつもの生活をしていると、アルコールへの渇望が戻ってくるかもしれないと思った。戻ってはこなかった。

この時点でバクロフェンの用量を増やさなかったのは、一日に二七〇ミリグラムの服用で、断続的な眠気が起きていたからだ。それより少ない用量での眠気と違って、治まることがなかった。不快なことは何もなく。それどころか、不安感は全くなかった。しかしときどき眠くなりすぎて、一度など、夕食のテーブルで友人と向かい合っているときに眠り込んでしまった。一二日間二七〇ミリグラムのままで、再びアルコールへの渇望やアルコールのことを考えてしまうことはなかった。実験の一五日目以来、酔っ払いの夢はまったく見なかった。そのうえ、これまでの人生の中で一番穏やかな気持ちで、身体的にも一番リラックスしていた。

それからの一二日間、バクロフェンの分量を次第に一二〇ミリグラムまで減らしていった。この用量では、眠気はなく、アルコールへの渇望やアルコールのことを考えることも、戻ってはこなかった。筋肉の緊張も不安も感じなかった。二七〇ミリグラムまで増やしたことにより、用量閾値が明らかになった。そして、今はより少ない用量で維持できた。

奇妙なことに、過去にはしょっちゅう起こっていた私のふくらはぎの筋肉のけいれんはときどき起きていたが、そのけいれんが筋肉の緊張の増加や不安感が増す前兆になることは、決してなかった。

三月一一日のバクロフェンの実験開始から六三日目以降は、一日の投与量を一二〇ミリグラムに維持し、ときどきストレスの多い状況で、二〇から四〇ミリグラムを追加した。人生では誰でもそうだが、私は感情の起伏があり、時に非常に激しいときもあった。しかし、バクロフェンのお陰で、極度の不安やパニック発作を経験するほどまでに、感情の起伏が私を不安定にさせることはもうなかった。

おとぎ話か夢の中にいるような感覚はしばらく続いた。アルコール依存症患者やその他の依存症患者には不可能とされている、渇望からの完全な自由を生きていたので、私は起きていることに懐疑的だった。

時間が経つにつれて、アルコールを飲まなくても、飲まない努力をしなくても、普通に生活でき、機能するという、新しい現実に慣れてきた。それは奇跡のように感じた。AAと認知行動療法の両方から助言されているように、私は最初、アルコールが存在するかもしれない状況や場所を避けていた。しかし、このことについて心配する必要がないことに、まもなく気が付いた。レストランやパーティーで飲んでいる友人たちと付き合っているときでさえ、私にはアルコールへの渇望がなかった。

アルコール依存症患者やその他の依存症患者が順調だと言う通常の基準は、依存物質を断つこと、つまり、アルコールやその他の依存物質への渇望に抵抗することに成功することだ。私はアルコールに関して節制していたのでなく、完全に何の苦労もなく、アルコールに無関心になっていた。

誰もが私の変化に気づいた。澄んだ目をしていて、とても元気そうだと、直接言ってくれた。電話でも、声の調子の変化に、皆が気づいた。友人や知人たちは、「全く別人のようだ」と言った。彼らは、「お酒を飲まないなんて、なんて感心なんでしょう」というようなことを言って、褒めてもくれたが、これは私の考えでは間違っている。強力な渇望にもかかわらず、断酒を維持することは価値あることで、賞賛に値する。しかし、この変化はひとえにバクロフェンが渇望を抑え、不安を鎮め、飲みたい気持ちを消してくれたおかげなので、私は褒められるのに値しなかった。私はそのことを、お酒を飲まないことで私を褒める人には誰にでも説明しようとした。私の家族や友人たちは、私が飲まないでいることがたやすいことなのを理解するのは難しかった。私は医学界の他の人たちに、話をする必要があった。

私はこの良い知らせをフィリップ・クーメルと分かちあう心構えができたが、悲しいことに、彼はその月の初めに亡くなっていた。

六月の終わりに、友人のボリス・パッシュに電話すると、ノースウェスタン大学医学部の血液学と腫瘍学部門の研究室にいる彼につながった。「もしもし、元気かい?」と私が言うと、すぐにボリスが「オリビエ、何かとっても良いことがあったんだね。声で分かるよ。今までとは違う声だ」と言った。

「だから電話したんだ」と私は言って、バクロフェンの実験について、説明を始めた。「それは、簡単なスリーステップだ。一は、バクロフェンは、実験室のラットにおける依存物質の摂取意欲を用量によって抑制する。二は、低用量のバクロフェンは人間の依存性渇望を減少させる。三は、実験動物においてと同じ比率、つまり体重一キログラム当たり一から三ミリグラムの高用量のバクロフェンが、私のアルコールへの渇望を完全に抑制して、私が試してきたどの薬よりもよく不安を解消してくれた。私は全部試してみた。これを医学界と共有したいのだが、アルコール依存症なので信用されないのではないかと心配で」

「最終的には、事実が決めることだよ。そして、君は報告すべき強力な事実を持っている。君がなし得たことはとても素晴らしい。いつその論文を送ってくれるんだい？」

「なんの論文？」

「君が発見したことについて書かなければならない論文だ。私は今『米国医師会誌（JAMA）』の寄稿編集者なので、その論文を適任者に回して読んでもらうことができるよ」

それからの数週間、私は自分のアルコール依存症と高用量のバクロフェンによって、僅か五週間でもたらされた変化について、自己症例報告を書くのに大忙しだった。この症例報告を匿名で発表すべきか、偽名ですべきか、この時点では迷っていた。私は七年前に、自分の病院で、依存症の医師であることを公にしていた。出版される論文で公表することは、さらに大胆なステップで、後戻りはできないだろう。そうなると、グーグル検索をする人は誰でも、私がアルコール依存症患者であること、少なくとも、元アルコール依存症患者であることが分かるだろう。症例報告に名前があっても、仕事が見つかるだろうか？　家族に恥ずかしい思いをさせることも心配だった。しかし、幸いにも、ジャン＝クロードもエヴァも反対しなかった。

個人的リスクと公共の利益の可能性を比較検討しながら、私は解毒病棟やリハビリ施設で出会った人々を思い出していた。彼らの多くはアルコール依存症やその他の依存症で亡くなっていた。そうでない人たちは、まだ生き残りをかけて戦っていた。症例報告に最大限の影響力を持たせるために、症例報告で名前を明らかにすることに、とりあえず決めた。私の身元を明かすことは、依存症で苦しむ人は他の病気で苦しむ人と同じように、尊厳と敬意をもって扱われるべきだということを、指摘することにもなる。

私がこれまでに発見したバクロフェン関連の研究で欠けている一つのことは、バクロフェンの高用量での安全性の証拠だった。しかし、ある日、「経口高用量バクロフェン」に関する論文を検索していて、有望なものを偶然見つけた。一九九一年、アルバート・アインシュタイン医科大学の多発性硬化症のための医療リハビリテーション研究と研修センターのC・R・スミスらは、「高用量経口バクロフェン──多発性硬化症患者における経験」と題する論文を『神経学』で発表していた。その論文の抄録は、一日八〇ミリグラム以上を摂取している多発性硬化症患者らについて述べていて、「高用量の摂取は治療の中断と関連はなかった」としていた。

その論文を求めてパリ中を調べたが、『神経学』を置いている図書館を見つけることはできなかった。八月に、ネッカー病院の図書館にあることを知った。私がその論文を読みに行った時には、学生たちやスタッフのほとんどがいなくて、図書館は空っぽに近かった。

その論文は、三六か月間、私自身の上限である二七〇ミリグラムまで経口でバクロフェンを摂取して、副作用がなかった多発性硬化症患者について、報告していた。同じように重要なのは、著者たちが、「残念ながら、医師たちはバクロフェンを十分に活用していない傾向がある…ピントーらは、一日上限二二五ミリグラムを最長で三〇か月間摂取した患者らを特定し、多くの患者は一日一〇〇ミリグラム以上を必要としていること、また、副作用が持続的な問題になることは、極まれであることを強調した」と、書いていたことだ。いまや私は、自分が異常なのではないこと、そして、経口摂取のバクロフェンは、依存症研究者たちがバクロフェンの臨床試験で使っていた三〇から六〇ミリグラムよりはるかに高用量で安全であるという、十分な証拠を手にしたのだ。だが、どのくらいの高用量まで安全なのだろうか？

私は「バクロフェン過剰投与」で検索し、ある女性が、「これまでに報告されたバクロフェンの最大の摂取量である…二グラム以上のバクロフェン」を飲んで自殺しようとして、失敗したことを報告した、『救急医療紀要』のR・ジャーキンらによる一九八六年の論文の抄録を見つけた。私のアルコール渇望を抑制した二七〇ミリグラムのほぼ七・五倍近くで、維持用量一二〇ミリグラムの一六・五倍以上である二グラムのバクロフェンは、致死性がないと証明されただけでなく、その女性は副作用が続くこともなく完全に回復したのだ。

ジョン・シェーファーが、「オリビエ、バクロフェンはとても安全な薬だよ」と言ったのを思い出したとき、彼のオーストラリア訛りが耳に聞こえるようだった。多発性硬化症患者に関するその論文は、ジョンの専門分野の主要誌である『神経学』に掲載されていたので、私は彼に電話して、バクロフェンのことをもう一度訊くことにした。

自分のアルコール依存症へのバクロフェンの効果について私が話す前に、ジョンは私の声の健康的な響きに気づいていた。彼は私の回復を聞いて喜んでくれた。初めてバクロフェンの話をジョンとしたとき、私は自分の飲酒のことを話すのが怖かったと話すと、彼は大笑いした。

「自分の患者に一日八〇ミリグラム以上を処方しますか?」私が訊くと、彼は「もちろんだ」と答えた。

「限界はどのくらいですか? 一〇〇ミリグラムまで?」

「もっと高く」

「二〇〇ミリグラムまで?」

「もっと高く。もちろん、個々のケースによるけれど」

「三〇〇ミリグラム?」

「それが限界だ」

「四〇〇ミリグラムは?」

「いや、一日三〇〇ミリグラムが私の上限だ。君の論文で、それについての私の言葉を引用してくれていいですよ」

一日三〇〇ミリグラムのバクロフェン経口摂取は、彼の世代の慎重な神経科医にとっては上限であること、そして、副作用もなくその分量を服用した彼の患者がかなり多数いることを、ジョンは説明してくれた。彼より若い神経科医たちは、一二〇ミリグラム以上を摂取している患者を、最近発売された脊椎ポンプに切り替える傾向があった。しかし、脊椎ポンプによる感染症やその他の合併症がしばしば報告されていることを考えれば、多くの神経科医には、これを行う積極的理由を見出せなかった。

これを聞いて、私はもっと早くジョンに投与量について質問しておけば、一年半も安全に服用できる量について悩む必要がなかったのにと後悔した。しかし本当に、その知識を得るのは遅かったにしても、全くないよりはよかった。

依存症の実験動物に高用量のバクロフェンを使った実験が成功していることと、神経科の患者の快適さのために高用量のバクロフェンが日常的に処方されていることを考えると、依存症研究者たちが、人間での実験でなぜこれほど少量のバクロフェンを使っているのかに、私は当惑した。依存症医学や研究に携わっている人たちが、神経科医たちが何十年もバクロフェンをどのように使ってきたのかを本当に知らないことが、あり得るのだろうか。私が発見することになったように、答えはイエスだった。それは、医学の専門化が進んだことによる残念な結果だった。

＊

自分の症例報告を書いている間、私は激しい感情の揺れを経験した。大胆にも、私の論文が他のアルコール依存症患者やアルコール以外の依存症患者に救済をもたらすのに役に立つことを願うときもあれば、アルコール依存症の医師は、たとえそれを克服して、元アルコール依存症の医師となっても、決してまともに受け止められることはないと確信するときもあった。

いわば、バクロフェンについて秘密の暗号を知る唯一の人間として、できる限り早く論文を書き終えなければならないように思われた。「この論文が完成しないうちに私に何事か起きれば、Eメールで、すべてをボリス・パッシュに送ってください」と、私のために論文をキーボードで打ち込んでくれている女性に、私は繰り返し言った。彼女は忍耐強く「そうします」と、そのたびに答えてくれた。

私は人間の依存症史を通して新しいこと――つまり、渇望の減少ではなく渇望の抑止を、断酒や断酒の助けとなるものでなく、努力を要しないアルコールへの完全な無関心を、そして、それと同時に起きていた不安の軽減――を記述していたので、その論文を書くことはかなり難しいことだった。

「今まで存在していなかったものを存在するようにした」と、私が草稿を完成させた後に、貴重な意見や示唆を与えてくれたジャン＝クロードは言った。彼は兄なので論文に好意的すぎるのかもしれないと私は少し心配だったが、私たちは知的なことに関しては、お互いに常に徹底的に正直だったし、免疫学者としての彼の研究業績は、循環器内科医としての私の業績よりはるかに上だった。ジャン＝クロードは、先駆的単著論文の中で、エイズやその他の病気を理解するために、予め組み込まれている細胞の死であるアポトーシスの概念を紹介していた。彼は他にも多くの重要な論文を、研究仲間と共同で執筆してきた。医学的、かつ科学的問題に関しては、彼は決して遠慮することはないだろう。

症例報告の中で私が強調したかった重要な点の一つは、アルコール依存症患者やその他の物質の依存症患者は、不安や抑うつのような障害と関連した、生涯にわたる既往症を抱えている傾向があることだ。しかしながら、雑誌の編集者や査読者たちは、これは私の個人的な観察に基づいた不確かな主張にすぎないと反論して、それを断固として不掲載にしようとすることを、私は恐れた。しかし、大いに安堵したことには、ちょうどこの時期に、私の観察を実証する重要な論文が現われた。『総合精神医学文書』の二〇〇四年八月号で、ブリジェット・F・グラントらは、米国国立衛生研究所の、アルコールと関連疾患に関する全国疫学調査について報告した。第二章で私が引用したその調査での主要な発見は、「ほとんどの物質使用障害と、独立した気分障害や不安障害との関連は、非常に明確で重要だ」ということだ。[3]

この論文が何年も前に出ていればと、どれほど願ったことか！　それでも、今は手にしていて、症例報告の中でそれを引用できることに、私は感謝した。

私は草稿をボリス・パッシュにメールで送り、ボリスはそれを精神科医で依存症医学の専門家である、『JAMA』の副編集長であるリチャード・グラス博士に渡した。グラス博士は、論文は素晴らしいと思うが、『JAMA』は症例報告を掲載しないと、すぐにメールをくれた。彼は、オックスフォード大学出版局が英国アルコール医学評議会のために発行している『アルコールとアルコール依存症』誌に、論文を送るように勧めてくれた。

オンラインでその雑誌を調べると、エディンバラとベルギーに拠点を置き、二人の共同編集長がいることが分かった。ブリティッシュ諸島には、独創的なアイデアを歓迎し、ヨーロッパ大陸より新しいことを受け入れる伝統がある。私の論文がスコットランド人編集者のジョナサン・チック博士の関心を引いてくれるようにと、私は願った。

ジョナサン・チックは、私の自己症例報告を読んでとても感動したので、自分の感情的反応が編集者としての判断に偏りを与えているのではないかと思ったと、後に私に話してくれた。通常の編集の手順に従って、彼はその論文を二人の優れた依存症研究者に送り、査読をし、論評してもらった。匿名の彼らの意見は、やがて私に伝えられた。二人の査読者は、発表することを熱心に勧め、一人は、「科学界に広めるのに値する珠玉の論文だ」と言ってくれた。二人とも、その論文はもっと短い方が効果的だと言い、改善するために、いくつか細かい提案をしてくれた。

論文を修正して再投稿すると、非常に適切なことだったが、ジョナサン・チックがさらにもう一つ、私の担当医の一人による裏付けを求めてきた。私はジャン＝ポール・デコンベ医師に電話し、翌日に予約を入れてもらった。彼はチックあてに、次のように書いてくれた。

元サン＝タンヌ病院の精神科主任で、フランスアルコール学会のメンバーであり、末尾に署名した私、ジャン＝ポール・デコンベ医師は、オリビエ・アメイセン医師に関して、以下の証言をする立場にあります。

一、アメイセン医師は、米国からフランスに帰国後まもなくから今に至るまで、ずっと私の患者でした。…彼はアルコール（ウイスキー）の多量摂取をしていないときには、明白な不安症状のある、強度の神経症要素を伴うアルコール依存症に苦しんでいました。

様々な専門的な環境での度重なる入院、根気強いAAミーティングへの出席、彼の状況が許す限り行った毎週のセッションでの私との積極的な関係にも関わらず、アメイセン医師は、二〇〇〇年から二〇〇二年にかけて、二、三日以上の断酒を達成できたことはありませんでした。

彼の病気の経過は、多数の事故、つまり、彼のアルコールの多量摂取に関連した身体的外傷に特徴づけられています。彼の身体的状態は、自分の体のことや居住環境のことに配慮しないために、悪化しました。アメイセン医師の状態や行動に度々当惑させられて、二、三人のAAの友人という注目すべき例外はあるものの、彼の親しい人たちは、数人の同僚や友人たちを除いて、離れていきました。それにも関わらず、彼の生物学的指標は、（肝酵素の）γGTP〔ガンマ－グルタミルトランスペプチダーゼ〕とトランスアミナーゼ以外は正常なままでした。

アメイセン医師の状態は、精神医学の専門家との継続的な関係さえも不可能になり、正直さを欠いたうわべだけの治療になってしまう恐れがあるところにまできていました。

アメイセン医師は時折電話で様子を知らせてくれましたが、私は彼に一年以上会わないでいました。

二、アメイセン医師から、最近電話があり、それまでの電話での会話で聞いたのとは全く違う、はっきりとした自信に満ちた声で、彼の良いニュースを知らせてくれました。

彼はバクロフェンで自己治療していて、この経験について専門誌に発表するために論文を書いていると、説明してくれました。

私たちは二〇〇四年一一月三日に会うことにしました。

会ったときのアメイセン医師の外見と行動は、内面の安らぎを反映した自信に満ちた身振り、解放的な顔、透明感のある肌、慢性的アルコール使用の兆候はなく、気取らず卑屈でもなく、はっきりとした話し方、冷静で、完璧な表現力、着飾りすぎない適切な服装など、あらゆる面で、眼を見張るような変化がありました。

要するに、彼に当然あると私に思いこませていたようなアルコール使用の兆候が、アメイセン医師には全くなかったのでした。

…「完全なアルコール依存症」の時期には推測することしかできなかった人格が、彼の中に容易に見て取れます。ただ「悔い改めた」だけのアルコール依存症患者にときに見られる、順応主義的な活気のない行動を、彼は全く見せません。また、アメイセン医師は、バクロフェンを止めれば、アルコールへの心理的依存へ逆戻りする危険性があると述べているので、勝者のおごりのような様子は全く見られません。

この変化がバクロフェンのせいなのか、他の関連因子のせいなのかを推論するのは、私の役目ではありません。…しかし、私がはっきりと印象付けられたのは、変化、回復という事実です。臨床医として、そしてセラピストとして、あるいは、少なくともこの目的を達成するためにあらゆる努力をしてきた開業医として、私は喜んでアメイセン医師のために証言します。

医師　ジャン＝ポール・デコンベ

パリにて　二〇〇四年一一月四日

私の自己症例報告は、科学論文にしては短い六週間足らずで、査読、修正され、そして出版のために受理された。二〇〇四年一二月一三日に、まず電子版で掲載され、続いて、『アルコールとアルコール依存症』誌の通常の印刷版に掲載される予定だった（論文全文は巻末の補遺参照）。公表される論文の中で、依存症であることを認める最初の医師になることについて、私はしばらく再考した。今まで医師で、実名ではなおのこと仮名であっても、そのようにした人は明らかに誰もいなかったということは、いかに多くのものを失うかを示していた。それは苦渋の決断だった。しかし、私はニューヨークからパリに戻ったときに、フィリップ・クーメルが私に送ってくれた言葉、「医師なのに、どうして病気であることが恥ずかしいのですか？」を思い出した。依存症はずっと前から、正しい道徳的観点から、他の病気と同じように病気として見られるべきであった。そして、論文を実名で発表することが、その理解に寄与できることを、私は願うばかりだった。このタブーを破ることがアルコール依存症の治療を前進させるのなら、タブーを破ることはそれだけの価値があった。

第八章　本当に依存症が治ったのか？

二〇〇四年一二月一二日、『アルコールとアルコール依存症』誌に私の症例報告が電子出版される前日、アルコール依存症の担当医であるS医師に、私の回復と症例報告のことを、まだ話していないことに気がついた。この一年間は、従来のアルコール依存症治療がうまくいかなかったこともあり、S医師とはあまり会っていなかった。しかし、S医師はいつも親切に接してくれたので、私の体験談を直接聞く権利があると思った。そこで、私は簡単な添え書きと一緒に、自分で執筆した症例報告のコピーをメールで送り、一月下旬に会う約束をした。

その一週間後、ジョバンニ・アドロラート氏から連絡があった。彼は、低用量バクロフェンの効果に関する論文で、私自身に高用量を試すことに踏み切らせるきっかけを与えてくれた。彼は、私の報告書の別刷りが欲しいと書いてきたので、私はすぐに送った。その一〇日後、私はネットで、アルコール離脱症候群の予防にバクロフェンを使用するという、アドロラート氏の新しい論文の抄録を目にした。彼は私の請求に応じて別刷りを送ってくれ、こう書いてきた。

『アルコールとアルコール依存症』誌に掲載されたあなたの論文に、多くの賛辞を贈ります。質問ですが、あなたはまだバクロフェン療法を続けておられますか？（もし続けておられるなら、その用量はどのくらいですか?）まだ断酒が続いていらっしゃるのでしょうか？　よろしくお願いします。

ジョバンニ

このときから、ジョバンニと私はファーストネームで呼び合う仲になり、彼の同僚のジャンカルロ・コロンボ、ロベルタ・アガビオ、ファビオ・カプートともすぐに親しくなった。ジョバンニとジャンカルロは、私がイタリアに来れば、私の自己症例報告書と治療モデルについてのセミナーを開くと言ってくれた。

この頃、私は希望に満ち溢れていた。今や私は、世界でも有数の医学雑誌に査読を受けて掲載された、アルコール依存症の症状を完全に抑えたという最初の報告書の著者となったのだ。このままでは、医師や研究者からメールが殺到してしまって大変なので、電子メールアドレスと電話番号に加えて、私書箱を自己症例報告の連絡先にした。「バクロフェンの効果について、本格的な無作為化試験が始まるのも時間の問題だ」と、私は思った。

エベレストを登り切ったような気分だったが、実際は、ベースキャンプまでやっとの思いでたどり着いただけだった。

一月下旬になり、私はS医師との面接に行った。私が論文を送ってから一か月ほどしか経っていなくて、S医師はまだ読む時間がなかったそうだが、私の状態の変化を喜んでくれた。翌日にアルコール学部門のスタッフ会議で、私の自己症例報告が話題になるとのことだった。

私は、次のステップとして、他のアルコール依存症患者に対するバクロフェンの用量依存的な有効性の研究を提案した。すると彼女は、「他のアルコール依存症患者のことは心配しなくていいです。アルコール依存症という試練を乗り越えたのですから、自分の生活に集中すべきです」と答えた。彼女は、他のアルコール依存症患者がバクロフェンを試したいと思うことに懐疑的で、バクロフェンの研究を煽ることは、依存症医学領域の人々の反感をかうだけだと私に警告した。

彼女の反応は、控えめに言っても、困惑するものだった。今にして思えば、それは患者である私への配慮から来ていたのかもしれない。彼女は、この分野で特定の見解がどれほど定着しているか、そして新しい視点を導入することがいかに難しいかを、私よりもよく知っていた。そして、おそらく彼女は、私が回復しているという事実をまだ信じていなかったのだろう。

私が帰る前に、彼女は一か月後の再診の予約を取りたがった。私は一年間全く依存症の症状がなかったので、その意味を理解できなかった。

そして、S医師は継続してきた私のバクロフェンの処方箋を書き直した。一日一八〇ミリグラムから一日最大七五ミリグラムまで減量した。というのも、私が飲んでいた高用量は通常、筋肉の問題にのみ処方されるもので、依存症に処方するのは気が引けるからだ、と彼女は言った。

アルコール依存症の完全寛解は、その量では維持できなかった。その上、一日一二〇ミリグラムのバクロフェンの服用は、確かに私の慢性的な不安を鎮めていたのだ。医学の世界では、適応外使用（off-label use）、あるいは適応外処方（off-label prescribing）というものがあり、それは一般的に行われていることだ。ある薬が特定の用途で承認されると、医師が他の症状で処方することは完全に許容される。全処方量の二三％以上、がん医療では六〇％以上が適応外処方である。米国医師会は、適応外処方の決定要因は、「患者の最善の利益」であるとしている。[1]

アメリカ同様、フランスでもバクロフェンの最大投与量は八〇ミリグラムが標準となっている。しかし、スミスらが発表した一日二七〇ミリグラムまで服用した患者に関する論文や、ジョン・シェーファーから学んだところによると、神経科医は数十年にわたって、それ以上の量を適応外で処方していたが、患者には永続的な副作用は認められなかった。

S医師にこの点について、しつこく言わないことにした。

この面接に動揺させられたが、私は気を取り直し、帰宅後、S医師が所属する診療科の長にメールで、翌日のスタッフ会議で私の自己症例報告について話し合う予定であることを聞いたと伝えた。「私の体験談を詳しく説明したり、質問に答えたりするために、私が出席した方がよろしいでしょうか？」と送ると、すぐに彼から「結構です」と返事が来た。そして、私の自己症例報告を掲載したことについて、『アルコールとアルコール依存症』誌の共同編集長であるジョナサン・チックに対して賛辞を送ってきた。その論文には、私がどのような不安に苦しんでいたのかについては書かれていなかったことに注目して、「デコンベ博士なら、正確に診断してくれるかもしれませんよ」と彼は提案した。そして最後に「S医師は、あなたのケースについて、継続治療のために連絡を取り続けるでしょう」と、付け加えた。

なぜ、私が抱えている具体的な不安の種類が問題になるのか、私には理解できなかった。ジョナサン・チックや、私の症例報告の出版を強く勧めた二人の依存症研究の専門家は、そんなことは気にもしていなかった。このメールによって、少なくともS医師の診療科の長は私の論文を読んだことが分かった。しかし、特に論文の著者である医師が患者でもあり、自ら考案した治療手順で自分自身に試して成功しているときに、論文の著者と質疑応答できる好機を利用しないで、医学雑誌の論文について議論することを好む医師がいるというのは、残念であり、通常の慣習からするとかなり奇妙なことであった。私が注目したのは、「S医師は、あなたのケースについて、継続治療のために連絡を取り続けるでしょう」というメールの記述であった。このことは、診療科の長が私の論文を真剣に受け止めず、私を一時的に禁酒しているだけのアルコール依存症患者としか見ていないことを、強く示唆していた。

無反応が続いた。イタリアのジョバンニ・アドロラートとその同僚数名を除いて、依存症の研究と治療分野の内外で、アルコール依存症という死に至る病気が完全に抑制され、併存する不安も緩和されたという初の査読付き報告書に、関心を持つ者はいないようだった。私の報告はほとんど無視されるのではないか、それほど価値がないので、無視されても仕方がないのではないか、と心配になり始めた。

二月、友人のジョルジュ・モロズ（精神科医であり、不安神経症の薬物療法に関する研究をしている精神薬理学者）が、ニュージャージーの自宅からパリを訪ねてきた。いつもは控えめな彼が、「君の論文は爆発的だ！」と私に言った。

「爆発にしては、かなり静かですね」と私は答えた。

「導火線にはもう火がついています。あとすべきことは、適切な人に知ってもらうことだけです。バクロフェンはGABAに作用するから、ジョージ・クーブに論文を送るのがいいでしょう。彼はミスターGABAです。きっと強い関心を示すでしょう。」

行動生理学者であるジョージ・クーブは、カリフォルニア州ラ・ホーヤにあるスクリップス研究所の、「嗜癖性障害の神経生物学に関する委員会」の委員長を務めている。クーブと同僚のミッシェル・ル・モアルは、依存症に重要な役割を果たす脳の報酬メカニズムに関する、世界的な第一人者である。クーブの論文の中にメールアドレスがあったので、私は彼に自分の症例報告を送り、意見をもらえないかと頼んだ。しかし、しばらくしても何の連絡もなかった。

三月に、私の症例報告が掲載された『アルコールとアルコール依存症』誌の印刷版が発行された。香港中文大学の臨床心理学者であるコリン・マーティン教授は、私に感謝のメールを送ってきて、私の発見の重要性と身元を明かす勇気を祝福してくれた。ジョバンニ・アドロラート氏を除けば、論文発表後一年近くの間で、バクロフェンについて私に連絡を取ってきたのは、医療と研究の分野で彼だけだった（現在でも、私に連絡をとるひと握りの医師と研究者の一人である）。医学界が慢性かつ不可逆的と定義する死に至る病であるアルコール依存症を完全に克服したという医学文献上の最初の報告が、これほどまでに関心を集めなかったことに、私は困惑した。

『ビジネスウィーク』誌が、二〇〇五年四月一一日号に、「アルコール依存症は治療できるのか？」という記事を掲載したのは、まさに青天の霹靂だった。その記事には、私の自己実験が特集されていた。キャサリン・アーンストは、多くの依存症の専門家にインタビューをしていたが、私と接触することはなく、私の自己症例報告からの情報や引用を用いているのみだった。とはいえ、いくつかの小さな間違い——彼女は後にオンライン版で訂正したが——を除けば、彼女はこの事柄の主な事実を、正確かつ劇的に表現していた。

『ビジネスウィーク』誌の記事がきっかけとなり、医療と研究の分野から連絡が増えて、バクロフェンがもっとメディアに取り上げられるようになると、一時は期待した。しかし、その期待もすぐにしぼんだ。

ジョルジュ・モロズ、コリン・マーティン、キャサリン・アーンスト、さらにその前にはボリス・パッシュと私の兄のジャン＝クロードが、それぞれ異なるバックグラウンドを持ち、誰一人として依存症の専門家でないにもかかわらず、私の治療方法が従来の依存症治療とは全く異なることを、すぐに理解したのだ。そのため、私は、依存症医療や研究に携わる人たちは、自分たちの分野のドグマを超えた見方ができないのではないか——これは、すべての医学領域で普通にあることで、人間の性質を表しているものであることは言うまでもないが——あるいは、S医師と彼女が所属する診療科の長は私の議論に大きな欠点を見つけたのだろうかと考えた。しかし、『アルコールとアルコール依存症』誌へ自己症例報告の投稿を勧めてくれたJAMAの編集者リチャード・グラス、ジョナサン・チック、そして、査読者二名は、依存症の専門家であるが、そのような欠点には全く気付かなかったのだ。

私は、自分の論文の価値をより確かなものにするために必死でフィードバックを求めて、フランスの数少ない存命のノーベル医学賞受賞者であるジャン・ドーセに論文を送った。彼は、私との友情から、この論文を好意的に受け止めてくれるだろうと思ったが、科学者として大変厳格な人なので、そのことが彼の判断を偏らせることはないだろうとも考えた。私がバクロフェンで経験したことが幸運な例外であると思ったならば、彼は、はっきりと私にそう言うだろう。数日後、妻のロジータから電話があった。

「ジャンがあなたに会いたがっています」と。私は、何か月かぶりにサンジェルマンの素敵なアパートを訪ねた。二人とも、「元気そうでよかった」と、私を温かく迎えてくれた。

ジャンは私を抱きしめ、「あなたは、依存症の治療法を発見したのですね」と言った。

「まあ、私自身のアルコール依存症に対してだけかもしれませんけどね」と私は言った。

「アルコール依存症の治療法だよ！」と彼は断言した。

そして、私たちはこの症例報告の重要性について話し合った。「医療のドグマはなかなか変わらないものだ」と、ジャンは忠告してくれた。

それでも、ジャンがこの症例報告の医学的、また科学的価値を評価してくれたことに勇気づけられ、私は自発的に先手を打って多くの研究者にこの論文を送り、フィードバックをもらうことに決めた。パブメドには、抄録だけでなく、必ずしも最新のものではないが、研究者のEメールアドレスも載っていた。五月、コカイン依存症ラットの研究で、その後の依存症分野におけるバクロフェンの研究基礎を築いた生理学者、デイビッド・ロバーツに、どう書こうかと思案していたとき、ジョージ・クーブからメールが届いた。

クーブ教授は、返事が遅れたお詫びと、私が古いメールアドレスに連絡していたことを伝えて、ジョルジュ・モロズが予測していたように、「あなたの病歴に大変興味があります」と書いていた。そして、アルコール依存症の実験用ラットのアルコール摂取を抑制するバクロフェンの実験を終えたばかりであることに触れ、「私個人としては、この動物実験データとあなたの考えが、最終的にアルコール依存症の治療において、バクロフェン様化合物の検討の実現につながることを願っています」と、書き加えてあった。

この励ましのメールに刺激されて、私はデイビッド・ロバーツに自己症例報告を送り、私が多量飲酒の合い間にバクロフェンについて調べていたとき、彼の論文がいかに希望となったかについて深い感謝を伝えた。すぐに、「あなたの手紙のおかげで、バクロフェンやその関連薬剤の研究をさらに進めようという意欲を、取り戻すことができました。また、あなたの経験を出版することは、非常に懐疑的な読者を、バクロフェンは徹底的な評価に値すると、納得させるのに役立つと信じています」と、彼から返事がきた。彼は、この自己症例報告をアンナ・ローズ・チルドレスに転送し、彼女からも同様の内容の連絡がきた。

クーブは後に、もう一人の世界をリードする依存症研究者であるチャールズ・オブライエンを、私に紹介してくれた。彼はペンシルベニア大学のチャールズ・オブライエン依存症治療センター長でケネス・E・アベル精神医学教授でもあり、アンナ・ローズ・チルドレスの先輩だ。オブライエン教授は、「あなたの論文は、すでに私や他の人たちに影響を与えています。アンナ・ローズ・チルドレスは、私たちのバクロフェン研究について、あなたに話したと思います。もちろん、我々の投与量が少なすぎるかどうかが問題です」と書いてきた。

ニューヨークには、是非とも意見を聞きたい医師である科学者がいた。それは、神経腫瘍学の創始者として世界的に有名な、ジェローム・B・ポズナーである。ポズナー医師は、ワイル・コーネル医科大学の神経学と神経科学の教授であるのに加えて、イヴリン・フリュー米国癌協会臨床研究教授であり、メモリアル・スローン・ケタリング癌センターの、ジョージ・C・コツィアス神経腫瘍学部長である。

同じアパートの隣人で、エレベーターやロビーで短い挨拶を交わしたことはあったが、私は実際には彼のことをよく知らず、彼も私を全く覚えていないと思っていた。しかし、私は彼をとても尊敬していた。論文を彼に送ったが、内心、不安だった。というのも、彼は、ニューヨーク病院の同僚から、誤った主張にはズバリと反論することで定評があると聞いていたからだ。その日のうちに返事が来た。

親愛なるオリビエ、

お便りと別刷りの論文を有難うございます。私はあなたの病気のことを知らなかったのですが、まず、治療が成功したことを祝福したいと思います。あなたの治療は、ジョージ・コッツィアスが、L－ドーパがパーキンソン病の治療に有効であることを証明した方法を、思い起こさせるものです。他の人たちは、この薬を試してみたものの、ほとんど成功しませんでした。それは、彼らが、この薬を許容範囲いっぱいまで増量しなかったからです。

敬具

ジェリー

メモリアル・スローン・ケタリングのコツィアス神経腫瘍学部長からのこれ以上ない励ましの言葉だった。

『ビジネスウィーク』誌の記事をきっかけに、研究者やマスコミから連絡が来ることはなかった。しかし、この記事が引き起こしたことは、ある意味、もっと心強くもあり、それでいて、痛々しいものだった。依存症患者やその家族から連絡が入るようになったのだ。メールや電話で、バクロフェンについての質問に答えたり、どのように医師へ話せばよいかについて助言したりすることに、私は大変な時間を費やした。しかし、悲しいかな、ほとんどの場合、彼らは適応外のなじみのない薬を処方してくれるように、医師を説得することができなかった。私は、患者たちに、高用量バクロフェン療法をどのように管理すればよいか、喜んで医師に話をすると伝えた。しかし、医師から連絡が来ることはなかった。

私のことを見出した患者の一人は、中西部の会社の重役であるA氏だった。A氏は、アルコール依存症に陥っており、このまま過度の飲酒を続ければ、キャリアだけでなく結婚生活も失うかもしれないと恐れていた。飲酒に先行して存在した不安と抑うつの治療のために、精神科医と心理士の両方に相談をしているとのことだった。しかし、A氏は、完全な断酒を目指していたわけではなかった。彼の仕事は、顧客や従業員とつきあうことが要求されることが多かったので、コントロールを失って仕事や私生活を危険にさらすことなく、普通にアルコールを飲めるようになることが目標だった。

AAや医師は、適度で安全な非依存的飲酒は、アルコール依存症患者には不可能だと言う。「一度ピクルスになったら、もう二度とキュウリには戻れない」ということわざがある。しかし、非依存的飲酒は多くの問題飲酒者の夢である。「普通の人のように二、三杯お酒を楽しめたらいいのに」と、AAミーティングやリハビリ施設で、他の人が――私も例外ではないのだが――話すのを何度も聞いた。

二〇〇四年二月にバクロフェンでアルコール依存症を克服してからは、私はお酒にまったく興味がなくなった。しかし、やがて「自分はどれだけ再発しやすいのか」という疑問が頭から離れなくなった。

一杯飲めば、またアルコール依存症の地獄に逆戻りになるのだろうか？　自分はまだ、アルコール依存症なのだろうか、それとも、バクロフェンのおかげでアルコール依存症から解放されているのだろうか？

二〇〇五年五月、最後の飲酒から一六か月後、私は自分の回復を厳密に調べるため、連続して三つの挑戦をした。

まず、一日一二〇ミリグラムのバクロフェン維持量を服用しながら、ある懇親会の席で二、三時間かけてジントニックを三単位〔アメリカでは一単位は純アルコール換算で一四グラム〕を飲んだ。すると、アルコールに依存していた頃にいつも感じていたような、最初の一杯を早く飲み干したいという衝動がないことにすぐに気づいた。その代わり、四〇分ほどかけてゆっくり飲むことに満足した。二杯目のジントニックもゆっくり飲んだが、軽い多幸感があった。三杯目のジントニックを飲み始めたが、最後まで飲めなかった。これは、アルコール依存症が良くなっていないときは、不可能だったことである。翌朝、目が覚めると、飲酒に伴っていた以前の後悔や恐怖、罪悪感は全くなく、普通の気分だった。さらに、アルコールへの渇望も全くなく、その後数週間は、アルコールのことを考えたり、酔った夢を見たりすることもなかった。

二回目の挑戦では、バクロフェンの維持量である一日一二〇ミリグラムの服用を続けていたが、今度はアルコールの量を増やした。今回も懇親会の場で、ウォッカとトニックを、六時間かけて五単位〔純アルコール換算七〇グラム〕を飲んだ。このときも急激に飲みたくなることはなく、軽い多幸感を感じただけだった。しかし、翌日の午後、私はアルコールを欲する発作に襲われた。四〇ミリグラムのバクロフェンを追加投与すると、一時間以内に渇望が抑えられた。

数時間後、アルコールへの渇望が復活した。これは、二回目の挑戦でアルコールの量が増えたため、以前の渇望のサイクルが再活性化したことを示唆していた。毎日服用するバクロフェンを一八〇ミリグラムに増量したところ、アルコールへの渇望は完全に抑えることができた。その後、六日間かけてバクロフェンの量を一日一二〇ミリグラムまで漸減したが、渇望は再発しなかった。これは、動物実験やこれまでの自己実験に続いて、バクロフェンの症状抑制効果は用量依存的であること、ストレス時にはより高い用量が必要かもしれないこと、そして、有効維持量は症状抑制量より低いことを示すものだった。

したがって、最後の三つ目の挑戦は、多量飲酒や本格的な再発時に摂取するような大量のアルコールを摂取しても、通常より多量のバクロフェンの内服で渇望を抑制できるかどうかを確認することだった。

挑戦当日は、朝三〇ミリグラム、八時間後に三〇ミリグラム、そして夕方、七五〇ミリリットル入りボトルのスコッチを飲み始めると同時に八〇ミリグラムの計一四〇ミリグラムのバクロフェンを服用した。その晩は、ボトルの五分の四、約六〇〇ミリリットルのスコッチを飲んだ。

翌日、軽い二日酔いはあったものの、飲酒欲求はなく、飲み続けたいとは思わなかった。その日の朝はバクロフェン一四〇ミリグラム、夜は八〇ミリグラムを服用した。その後六日間は、バクロフェン六〇ミリグラムを朝、昼、晩の三回、合計一八〇ミリグラムを服用し、その後は通常の維持量である一日一二〇ミリグラムに戻して、渇望を感じなかった。

バクロフェンを使えば、非依存的に飲めることを発見できたのはよかった。それ以来、まれに友人との集まりでシャンパンを一、二杯、ウォッカトニックやジントニックを一杯飲んだりすることがある。

しかし、私が病気のときに体に負担をかけ続けてきたアルコール総量を考えれば、飲まないに越したことはなかった。

A氏のアルコール依存症に関しては、精神科医がナルトレキソンの経口投与を試みていた。一日一〇〇ミリグラムの服用で一時的に渇望が軽減されたが、その後は効果がなかった。経口ナルトレキソンの研究によると、その効果は、一般的には三か月ほど持続し、その後消失する。ナルトレキソンを一五〇ミリグラムに増量したが――標準的な用量は五〇ミリグラムであり、これは異常に高用量で適応外使用と言える――全く効果がなかった。それでも、精神科医は、適応外使用のバクロフェンを処方したがらなかった。

A氏は不安と抑うつのために精神科医と心理士にかかり続けていて、私はアルコール依存症にバクロフェンを処方することに前向きな、別の精神科医を見つけるよう助言した。何人かの医師に断られた後、夏には、アナーバーの依存症精神科医であるウィリアム・バックナムを見つけ、彼は、A氏を診療することと、A氏の症例について私と話し合うことに同意した。

バックナム医師は、これは至極当然のことであるが、A氏が従来の抗渇望薬にどう反応するかを、自分の目で確かめたいと考えた。彼はA氏に一日一五〇ミリグラムの経口ナルトレキソンを服用させ、効果がないことが分かると、一日二グラムのアカンプロサートを併用した。これも、A氏の渇望と飲酒に改善効果を認めなかった。そして、最後にトピラマートを試したが、さらに悪い結果となった。トピラマートは、彼の欲求と飲酒に何の効果もないばかりか、単語を思い出す記憶力を低下させた。A氏は、ビジネス会議や集会で大勢の聴衆の前で話すことが多かったので、これは災難だった。これらの薬を服用しながら、A氏は一回に平均一二単位の大量のお酒を、飲み続けた。

A氏は、九月からバクロフェンの服用を開始し、一か月かけて、一日一〇〇ミリグラムへと、徐々に増量していった。バックナム医師に促されて、私がバクロフェンの服用に何を期待すべきかを教え、問題が生じた場合の対処を手助けできるように、A氏は毎日メールや電話で私に連絡を取ってきた。また、A氏はバックナム医師にも定期的に報告し、週一回のペースで診察を受け続けた。月が明ける前、ある晩、毎日行っている三マイルのランニングから帰宅したA氏は、飲酒が問題になってから初めて、冷蔵庫を開けて、ビールではなく水のボトルを取り出したと報告した。いつもは夕食前に三、四缶のビールを飲み、食事中にさらにアルコールを摂取していた。この晩は、飲みたいとは思わなかったが、バクロフェンを追加して飲もうとは、思いつかなかったので、その夜遅くにアルコールへの渇望が戻ってきた。

A氏は、バクロフェンの用量が一〇〇ミリグラムになり、特にストレスを感じたときには四〇ミリグラムを追加するようになると、多量飲酒が「異次元」のことのようになったと言い、バクロフェンを「奇跡の薬」と呼んだ。彼は、一度に三単位以上飲みたいという衝動に駆られることはなかった。また、顧客や他の人と交流するときに、適度な飲酒ができるようになり、コントロールを失って過剰に飲酒する危険もなくなった。さらに、彼はバクロフェンの用量を一〇〇から一四〇ミリグラムの範囲に増やし、そのレベルで維持しながら、傾眠や他の副作用を経験しなかった。

A氏は、不安と抑うつに対して選択的セロトニン再取り込み阻害薬（SSRI）の服用を続けた。バクロフェンの投与量を増やせば、SSRIを使わなくても済むように、私には思われた。しかし、バクロフェンを一日一四〇ミリグラム以上投与すると、A氏は軽い傾眠を経験した。私自身の症例からだけでなく、神経内科の患者の緩和ケアのために、バクロフェンを安全に長期使用することができるとするエビデンスから、彼が数日仕事を休んでいれば、高用量での傾眠は十分に治まったかもしれない。しかし、彼はSSRIが不安と抑うつの管理に有効だったため、バクロフェンの投与量を一〇〇から一四〇ミリグラムに保つことを希望した。

うまくいくと思ってはいたが、とても安心した。一方、この頃知ったことだが、高用量バクロフェンによって、アルコール依存症を完全に克服した人がアメリカにいた。

二〇〇五年八月二四日、ミネソタ・パブリック・ラジオで医療メインコメンテーターを務めるジョン・ホールバーグ医師が、「筋金入りのアルコール依存症患者」が私の自己症例報告をネットで見つけて、バクロフェンの処方を求めてきたことを、放送で報告したのだ。「私の患者の場合、（高用量バクロフェンは）驚くほどよく効きました。彼は毎日一リットルの蒸留酒を飲んでいましたが、バクロフェンを飲んでから二、三日で、蒸留酒を飲むのが止まりました。」とホールバーグ医師は言った。

これで、バクロフェンに反応する人間三人と、何匹もの実験用ラットを確認できたことになる。この治療効果が、バックナム医師やホールバーグ医師の患者にも、私の場合と同じように続くかどうかはまだ分からないが、幸先は良かった。

私が夢見ていたのは――他の人もバクロフェンで依存症の症状や害を完全に寛解させることができるのか、それとも、私が例外だったのかを示す研究――すなわち無作為化臨床試験だった。私は、高用量バクロフェンの無作為化試験を行うように自己症例報告で書いたことを、『米国医師会誌』の編集者に宛てた査読付きのレターの中で、再度呼びかけた。反応は全くなかった。[2]

今の私は、ただ文書に記述されたアルコール依存症患者というだけでなく、大学や医療機関に職を持たない医師だった。二〇〇五年一月二五日、私の症例報告が発表されてから一か月余り後、ワイル・コーネル医科大学医学部長から、医学部の教育、臨床、経営、研究努力への参加が不十分であるという理由で、二〇〇四年から二〇〇六年の医学部臨床准教授としての任命を更新しないと告げられた。二一年という歳月を経て、この素晴らしい大学との関係が、このような形で終わってしまうのは、とても残念なことだった。

私自身は、研究を行う手段もなく、バクロフェンの可能性を議論するために、学会に出向く資金さえなかった。このような研究に着手しようとする研究者は、たしかに多くの制約を受けていた。制度医学の時代には、助成金などの資金を確保し、倫理委員会で研究計画の承認を得、研究室を運営し、スタッフや大学院生、ポスドクの要望に配慮するなど、これらのすべてに多くの時間を費やさなければならない。現在進行中の研究プロジェクトや、これから始まる研究プロジェクトは、計画的に遂行され、書き上げられなければならない。また、極度に専門分化が進んでいるため、関連性の高い分野の研究者同士ですら、協力し、互いに学び合うことができない。要するに、現代の医学ビジネスには独自の課題があり、研究者は今やっていることをやめて、少ない資源を新しいアイデアの研究に変更する自由がない。

最後だが決して忘れてはならないことは、次のような障壁があることだ。バクロフェンは一九八〇年代以降、特許が切れ、ジェネリック医薬品として販売されている。つまり、製薬会社は、依存症治療薬の、ヒトを対象とする高額な臨床試験の費用のほとんどを負担するのだが、製薬会社にとって、バクロフェンの効果を証明するため、あるいは反論するために必要な大規模研究を引き受けるだけの、財政的動機付けがないのだ。

どうにかしてフランスで研究を始められないか、と私は思った。六月、パリのある医療機関の精神科医長で、ポール・ギロー病院の精神薬理学研究室長を務める、精神科医で神経生物学者のルノー・ド・ボーレペール博士に連絡を取るように勧められた。出版論文を見ると、ニコチンから他の薬物までの依存症や、パーソナリティ障害、神経伝達に関する素晴らしい研究をしていることが分かった。ド・ボーレペール博士は、私に会ってくれた。背が高く、陽気で、機知に富んだ人物だった。私たちは、いろいろな話をしたが、その中で、フランスで高用量バクロフェンのヒト臨床試験を行うには、X教授なる人物が最適であると言われた。私はすぐに連絡を取った。X教授は喜んで話をすると言ってくれた。しかし、X教授はとても忙しく、なかなか時間がとれなかった。

もし私がバクロフェンを内服できなかったら、バクロフェンを依存症で苦しんでいる人が用いられるように世に送り出すことができない悔しさと不安から、またお酒に手を出していただろう。五か月後の一一月二二日に、やっとX教授に会えた。教授は、ルノー・ド・ボーレペール教授と私をランチに連れていってくれた。そして、よく話し合った結果、X教授は「研究の根拠を書いて下さい、そうしたら、何ができるか考えてみます」と言ってくれた。

この昼食会の前日、パリの病院の内科医であるY教授から、私の症例報告について話を聞きたいという、熱意ある手紙を受け取っていた。X教授にY教授の手紙のことを伝え、この研究が進めば、二人とも参加することが間もなく決まった。

私は、二〇〇五年末から二〇〇六年初めにかけて、フルタイムかつ無償でこの研究に取り組んだ。私はまず、アルコール依存症に対するバクロフェンとナルトレキソンの多施設共同無作為化比較試験の詳細な理論的根拠を作成した。バクロフェン群の最大投与量は一日一二〇ミリグラム（私はもっと多く投与するよう主張したが）、ナルトレキソン群の投与量は一日五〇ミリグラムとした。スミスらが行った多発性硬化症患者への高用量経口バクロフェン研究では、一〇〇ミリグラム以上で最大の効果が得られる可能性が高く、増量を制限するような副作用もないことが分かっていながら、また、動物実験や私自身の症例から得られた証拠にもかかわらず、このような結果となった。

とはいえ、一二〇ミリグラムは正しい方向への大きな一歩であり、私はこの研究が、患者が依存症の克服を達成する最初の研究となることを望んでいた。バックナム医師の患者であるA氏は、私が必要としたよりも少ないバクロフェンでその結果を経験していたし、アルコール、コカイン、ヘロイン、メタンフェタミン、ニコチン依存症に対する動物実験では、様々な用量で、バクロフェンの有益性が示されていた。

また、フランスの病院臨床研究プログラムであるPHRC（Programme Hospitalier de Recherche Clinique）に研究計画書を提出するために必要な書類も作成した。中でも重要だったのは、高用量バクロフェンの安全性に関する項目で、これはアルコール依存症の患者が試験に参加する際に署名するインフォームド・コンセントの基礎となるものだった。X教授とY教授が集めた準備チームの統計学者によると、統計的に有意な結果を得るためには、少なくとも、各グループに一二五人ずつ二五〇人の患者が必要だということだった。

数か月後、ジャンカルロ・コロンボが、四月に欧州アルコール医学生物学会（ＥＳＢＲＡ：the European Society for Biomedical Research on Alcoholism）に出席のため二日間パリに滞在するので、会おうと手紙をくれた。

私は会員ではないので、この学会のことは知らなかったが、彼に会うのを楽しみにしていると書いたところ、彼はすぐに私を学会の新会員になれるように推薦することを、申し出てくれた。要求される二通の推薦状のうち一通はジャンカルロが、もう一通は彼の妻であり同僚でもある、ロベルタ・アガビオが書いてくれた。

一方、私は、依存症における脳の報酬メカニズムの専門家であり、ニューヨークのイェシーバー大学アルバート・アインシュタイン医科大学の行動神経薬理学研究室長であり、米国国立衛生研究所薬物乱用研究所（ＮＩＤＡ）の研究プログラムの神経精神薬理学セクションのチーフでもあるエリオット・L・ガードナー博士に、私の症例報告を送っていた。三月上旬、ガードナー博士から電子メールが届いた。

…私はあなたの仕事を称賛し、高用量バクロフェンの大規模な多施設臨床試験であなたが大成功を収めることを願っています…そしてまた、私は渇望の抑制のトピックについてあなたに完全に同意します…あなたは正しい方向に進んでいます。頭の固い人に考えを変えられないようにしてください。また、ナルトレキソン、アカンプロサート、トピラマート、低用量バクロフェン、および（抗渇望薬として）リモナバンについてのあなたの懐疑についても、私もまったく同じ意見です……

これは、PHRCの前向き研究〔一定の期間を経て前向きにデータをとる縦断研究の一つ。ここでは、無作為化比較試験を意味する〕に対する大きな自信となり、私はこのことを、喜んでX教授とY教授に伝えた。そして、一九九九年六月に、アルコール依存症で人生と循環器内科医としてのキャリアを棒に振って以来、初めてニューヨークへ飛んだ。当時重病を患っていた、親愛なる友人アリフ・マーディンの七四歳の誕生日パーティーに出席するためであったが、悲しいことにその年の夏、私の誕生日と同じ日に、マーディンは亡くなった。七年ぶりにマンハッタンの街を歩いていると、過去の友人たちとの、また過去の経験のほろ苦い記憶が押し迫ってきた。失ったものと向き合うのは精神的に辛いことだったが、バクロフェンのおかげで、アルコール依存症との闘いと回復の過程で、人として得たものに感謝できるようになった。

大好きな街に戻ってくることができて、とてもうきうきした気分だった。故郷に戻ったように感じられた。バクロフェンを内服するようになる前に私が経験しがちだった感情的な興奮とは違うものだった。感情に流されそうな危うさではなく、地に足がついた落ち着きを感じた。数日後、私はパリに戻った。アリフの健康状態は心配だったが、彼に会えて嬉しかった。頭の中は高用量バクロフェンの研究を実現させたいという思いで、いっぱいだった。

最終的な研究計画書は、すぐにPHRCに提出しなければならなかった。

締め切り前日、X教授とY教授から、「研究を今の計画で行うことは中止することになりました。この決定は最終的なものです」、と告げられた。高用量バクロフェンの試験ではなく、高用量バクロフェンとナルトレキソンの併用と、ナルトレキソン単体の試験を行うことになったのだ。

私は仰天した。これでは、高用量バクロフェンの価値について、決定的なことは何も言えない。もう一つの問題は、私が名付けた「バクロトレキソン baclotrexone」は、事実上、安全性が不明な新しい薬物であるということだった。

高用量バクロフェンの唯一の無作為化試験が、計画され組織されていたにもかかわらず、開始前に、一夜にして解体されてしまった。私は、この研究計画に全力を尽くしたにもかかわらず、いまは、今後の高用量バクロフェン試験の機会を台無しにしないように、PHRCがこの変更された研究計画を拒否するよう、私は願っていた。

ESBRAの会議が始まる前日の四月一二日、ジャンカルロ・コロンボ氏から夕食に招待された。どうしたら彼だと分かるかをメールで尋ねると、身長は二メートルだという。私はてっきり、オペラに出てくるような丸々としたパスタ腹の男を想像していたが、実際はスリムで物静かな、気さくな男で、本当に心が通じ合った。いずれにせよ、彼を見逃がすことを心配する必要はなかった。

老舗カフェのラ・ロトンドのテラスでコーヒーを飲んだり、私の提案でラ・クロズリー・デ・リラで食事をしたりしながら、ジャンカルロは、私のアルコール依存症との闘いや私のバクロフェンの使用についてて、いろいろ訊いてきた。一方、私は、彼がどのような研究をしているのかについて、探っていた。

私は話の中で、医師の身分証明書――それが無ければ私がバクロフェンを服用することができなかった――を取り出し、「これが私の人生のパスポートだ」と言った。

実験では、ジャンカルロの方は、自分の研究室の実験について話してくれたが、その内容はとても興味深かった。コカイン依存症のラットにバクロフェンが用量依存的に有効であることを示したデイビッド・ロバーツに続いて、アルコール依存症のラットは、十分なバクロフェンが投与されると、アルコールを摂取するためにレバーを押すのを止め、代わりに自発的に水を飲むようになることを示したという。ジャンカルロは、表情豊かな手振りを交えて、ラットが最初は熱心にアルコールのレバーを押し、やがて全く押さなくなる様子を真似た。ラットの脚の筋力は正常のままだが、アルコールを摂取する意欲が失われたのだ。

ジャンカルロは、研究室に新しく入ってくる大学院生やポスドクには、私の症例報告を必ず読むように伝えているとのことだった。彼は、自分のバクロフェン実験について、「あれはラットに関してだけです。私たちは、人に効果があるものに興味があるのです」と言う院生やポスドクに、憤りを募らせていた。私の論文は、そのようなコメントに対して、ジャンカルロが先手を打つものとなった。それを聞いて、私は大変満足した。そして、専門家である二人の査読者から、私の論文を『アルコールとアルコール依存症』誌に掲載するよう熱心に勧められただけでなく、査読者の一人から、「科学界に広めるに値する珠玉の論文」と言われ、驚いたことを伝えた。ジャンカルロは、微笑んで言った。

「私がその査読者だったのです」

ＥＳＢＲＡの会議は、依存症全般と特にバクロフェンについて、この分野の世界的な研究者と議論する素晴らしい機会だった。ジャンカルロは、親切にも、メールでは連絡を取っていたものの、まだ実際には会ったことがなかったジョージ・クーブをはじめ、何人もの人たちに、私を紹介してくれた。クーブ教授が誘ってくれたランチの席で、私のコンセプトである「渇望を減らすのではなく、渇望を抑制する」ことを前提とした考え方が、彼や彼の同僚が行っている実験とよく合っていると、クーブ教授は述べた。「私たちの実験とあなたのアイデアで、何か大きな進展があるかもしれませんよ」と、陽気に彼は言った。

また、ＥＳＢＲＡの会議で、私の自己症例報告の出版を担当したジョナサン・チック氏に直接会う機会もあった。そして、和やかに話をすることができた。「医学では、新しいアプローチが受け入れられるのに、一世代かかることもあります」と、彼は言った。

私は、ジャンカルロ・コロンボやジョージ・クーブとの会話で勇気づけられ、「すでに状況は変わってきていると思います。この流れを早めるために、できることは何でもする覚悟です」と言った。

学会後、依存症医療におけるバクロフェン療法の最初の展開は、非常に前向きなものだった。その二、三か月前の一月、スイスのジュネーブ大学病院アルコール科部長のパスカル・ガシェ医師からメールが届いた。彼は、フランスの『トップ・サンテ（最高の健康）』という雑誌に、最近掲載された私のバクロフェン体験記――これは友人のジャーナリストのおかげで実現したものだが――を、アルコール依存症の女性患者から見せられ、初めて私のことを知ったという。その雑誌は彼がいつも読む物ではなかったが、『アルコールとアルコール依存症』誌に私の自己症例報告が掲載されていることに興味を持ち、それを読んだ後、彼は、ジュネーブ大学が交通費とホテル代を負担するので、六月にジュネーブで講演をするようにと、招待してくれた。これは非常に歓迎すべき事だったので、すぐに受諾の返事を書いた。

その後の会話でガシェ医師が言うには、高用量バクロフェン療法に適していると思われる患者が四人いるとのことだった。いずれも、入院による解毒治療、リハビリテーション、薬物療法など、従来のアルコール依存症治療では効果がなかった人たちである。ガシェ医師と私は、高用量バクロフェン療法の管理方法について何度か話し合い、冬から春にかけては、患者の薬物に対する反応について、定期的に連絡を取り合った。数か月後、彼は一人の患者があまり良い反応を示さないことを報告してきた。彼は、バクロフェン投与中に常に眠ってしまった。（私はパスカルに、患者がバクロフェンに慣れるまでは、運転や危険なことはさせないようにと警告しておいてよかったと思った）。しかし、他の三人の患者、つまり最初に『トップ・サンテ』の記事を見せた女性と二人の男性は、素晴らしく良い経過だった。

この三人の患者は、全く異なる投与量で、バクロフェンがアルコール欲求を抑制することが分かった。女性の患者は、一日七五ミリグラムのバクロフェンで渇望が抑制されるのを経験していた。他の二人の患者はより高用量が必要で、一人は一日三〇〇ミリグラムを服用していた。

ガシェ医師は、女性患者が送ってきた次のようなメールを、私に見せてくれた。「特に重要な状況で、お酒のことを考えないで済むようになったことに驚いています。本当に素晴らしいです。これまで、軽いめまい以外は、眠気もありません。今の状況にとても感激しています。めまいはすぐに消えました。

この治療を提案してくださり、有難うございます」

他の二人の患者も同じような感想を述べた。彼らも少し、眠気やめまいなどの副作用を経験したが、一時的なものだった。

六月、私はパスカル・ガシェが企画したバクロフェン療法の講演のために、ジュネーブに行った。パスカルが私の講演に、「アルコール学の蟻塚を蹴る——大切なのは投与量（dose）」という題をつけてくれたのを知って、嬉しいやらおかしいやらであった。副題は、ジルベール・ベコーのヒット曲「大切なのはバラ（rose）」をもじったものである。会場には私の報告を読んだ人がかなりいて、バクロフェンについてや、実験動物や人において、依存症の症状を抑制する確からしいメカニズムについて、かなり突っ込んだ質問が相次いだ。

私がジュネーブを去る前に、パスカルは、バクロフェン療法に適していると思われる患者を他にも数人見つけたと、教えてくれた。最初の四人と同様、これらの患者も、外来や入院での治療や薬物療法など、従来のアルコール依存症治療がうまくいっていなかった。私たちは、パスカルがバクロフェン患者について私に相談すること、そして私が無償で彼に助言することに同意した。

もうひとつの朗報は、バックナム医師の患者であるA氏が、一日一〇〇ミリグラム、ストレス時には最大四〇ミリグラム追加のバクロフェン療法で、継続して上手くいっていることだった。一〇か月後、A氏はアルコールへの欲求がなく、一〇〇から一四〇ミリグラムのバクロフェンで少しリラックスでき、多忙な仕事の妨げとなる眠気や朦朧状態もなく、非依存的に適度な飲酒を続けていた。これは、ナルトレキソンのような他の抗渇望薬での経験とは、全く対照的であった。

A氏は飲酒しても軽い多幸感を感じる程度で、一回に三単位以上飲みたいと思うことはなかった。このため、問題飲酒や多量飲酒の診断基準である男性一回五単位をはるかに下回り、以前の危険な摂取量よりもはるかに下回っていた。

A氏は、幸せに関する別の要素について、直接知らせてもくれた。アルコール依存症の終焉により、妻との関係が劇的に改善され、これからの結婚生活にもはや不安がなくなったというのだ。

バックナム医師は、私の励ましと助言を受けて、A氏の症例報告を作成し、『アルコールとアルコール依存症』誌のジョナサン・チックに提出した。そして、通常の査読と修正を経て、その症例報告は、二〇〇六年一二月一五日に、電子版で出版されることになった。これは、私の症例報告からほぼ二年後のことだった。

同じ頃、PHRCが、「バクロトレキソン」と「ナルトレキソン」の比較研究を却下したことを知った。バクロトレキソンの安全性に対する懸念、ならびに、計画されているバクロフェン一二〇ミリグラム投与へのためらいもあったのだ。

「バクロトレキソン」は試験されていない組み合わせの薬剤であり、安全性が不明である。さらに、臨床試験に用いても何の結果ももたらさず、高用量バクロフェン単剤の価値にも疑問を投げかけることになるだけなので、私はある意味で安堵した。しかし、当初考えていた高用量バクロフェンの多施設共同試験を実施するチャンスがなかったことには、もちろん失望した。

私は、高用量バクロフェンの無作為化試験を促進するために、これからも通常の学術的な分野で活動を続けるつもりだ。しかし、この時点で、バクロフェンが公正に評価されるためには、そのような学術分野の外に出て、科学者、医師、依存症患者を含めて、広く一般の人々に証拠を提示する必要があると思った。それで、この本を書き始めた。

第九章　バクロフェンの作用：既知と未知

「以前のままの君に会えて、すごく嬉しいよ」と、兄のジャン＝クロードが言った。

「全然違うよ」と私は言った。「人生でこんな風に感じたことは一度もなかった。大丈夫なように見えていたかもしれないけれど、実際は、ひどい状態だったんだよ」依存症という生物学的な牢獄からだけでなく、それに先行して存在していたしつこい不安からも解放されて、やっと自分自身にも他人にも安らぎを感じることができるようになった。私はようやく、自分が本来あるべき姿になれたと感じていた。

二一世紀の最初の一〇年間が終わろうとしている今、依存症のプロセスには未知の部分が多く残されている。しかし、医学はパズルの大きなピースをいくつも発見し、この致命的な病気に対する包括的な理解がなされ始めている。そして、製薬会社による有効な治療法の発見と特許取得のための激しい競争の中で、高用量バクロフェンが治療法として最も有望であることが示されつつある。

アメリカ精神医学会の「精神障害の診断と統計マニュアル」第四版（DSM‐Ⅳ）によると、同じ一二か月の期間で、以下の基準のうち三つ以上があれば、アディクション（物質依存症）と診断される。

一、物質に対する耐性があり、同じ量ではもはや望ましい効果が得られず、その効果を得るためには、量を増やす必要があること。
二、離脱時の不快感。
三、物質使用中にコントロールが効かなくなり、意図したよりも長く、あるいは極端に使用すること。
四、物質のさらなる使用を制限することができないこと。
五、物質の調達とそこからの離脱を含めて、物質使用が多大な時間を占めること。
六、物質の使用が通常の生活活動に影響を与えること。
七、深刻な悪影響があることを認識しているにもかかわらず、物質使用を続けること。[1]

これらの症状や結果がすべて何らかの形で物質依存症を抱える人の心や意識に表れるということは、当然、依存症は意識的な影響やコントロールが可能であるという希望、あるいは期待を抱かせるものである。このことは、一方では、物質依存の人々には徳や意志の力が欠けているとか、霊的な悟りが必要であるといった、道徳的な判断につながっていき、他方では、薬物依存症の人々が不健康な行動を認識し修正する能力を高めることを目的とした、非審判的な一二ステッププログラム、心理療法、リハビリテーションへの道を示している。

一二ステッププログラム、心理療法、リハビリテーションに基づく依存症治療は、一九三五年にAAが創設されて以来、実質的にはほとんど変化していない。過去七〇年以上にわたって治療法が変わっていない主要な病気は、他にはほとんどない。これらの依存症治療法は物質依存症の人に対してごくまれに断酒と断薬を可能にしたが、大多数の物質依存症の人には断酒と断薬を可能にはしてこなかった。

しかし、神経生物学というあまり固定化されていない分野は、この数十年の間に、新たな依存症治療への希望をもたらす形で進化と発展をしてきた。神経生物学は、依存症の症状や影響が、特にドパミン、ガンマ－アミノ酪酸（GABA）、グルタミン酸などの神経伝達物質が関わる脳内の神経伝達が分子レベルでどのように媒介されているかを、より正確に明らかにしてきた。例えば、ドパミンは快感の体験や想起に主導的な役割を果たしており、依存症に極めて重要であることは明らかである。しかし、ある伝達物質は常に他の伝達物質と協調したり対立したりして作用し、あらゆる脳活動は複数の神経伝達物質を必要とし、それらの組み合わせによって、多少異なる役割を果たすことがある。

異なる神経伝達物質の受容体は、多くの異なる物質に直接的または間接的に反応し、その結果、神経伝達物質の放出を促進させたり抑制させたりする。閾値反応とは、神経伝達に対してある効果を得るためには、ある物質の量が非常に重要であることを意味する。例えば、低用量のアルコールは主にGABA受容体を活性化し、思考、快楽の追求、身体のリラックスに関わる脳の領域を刺激する。一方、高用量ではグルタミン酸の受容体を活性化し、ブラックアウトで認められるように、学習や記憶に支障をきたす。

まとめると、神経伝達物質と受容体の機能と特性は、さまざまな物質や行動に対して、私たちが身体的、感情的、精神的にどのように反応するかを決定している。私たちの反応――つまり感覚、気分、イメージ、思考――は、プロセスの一部となり、自己組織化と自己強化のフィードバックループを通じて、ますます反応を増大させていく。したがって、過度の不安や抑うつ感情を生み出すアンバランスは、その感情の強さによってさらにアンバランスになり、不安や抑うつをより強く、より頻繁に再発させる可能性がある。

同時に、この不均衡な神経伝達は、他の器質性疾患のプロセスと同様に、意識的な影響や制御を受けることはない。研究により、神経伝達のパターンは、すべての薬物依存症だけでなく、過食症、強迫的ギャンブリング、強迫的買い物、セックス依存症などのいわゆる非薬物の嗜癖行動にも非常に類似していることが明らかになっている。また、不安障害、うつ病、衝動性障害に見られる神経伝達とも、非常に密接な重なりが認められる。[2]

依存症とその根底にある不快感の両方に関連する神経伝達の特徴的なパターンが明らかになったことは、依存症患者が脳の活動に影響を与える薬物療法によって救われることを示唆している。アルコール依存症に対する最初の薬であるジスルフィラム（アンタビュース）は、間接的にそうしていると言えるかもしれない。ジスルフィラムの主な効果は、体内でアルコールが代謝されるのを防ぐことである。これにより、体内にホルムアルデヒドが蓄積され、アルコールを飲むと体調を崩すようになり、その結果、飲酒に対して精神的な嫌悪感が生まれることを期待している。

一九八四年に、米食品医薬品局（FDA）がヘロイン依存症の治療薬としてナルトレキソンを承認したのを皮切りに、神経伝達に直接作用する新しい種類の依存症治療薬が登場した。ナルトレキソン〔商品名レビアとデパード〕は、一九九四年にFDAがアルコール依存症の治療薬に特定して認可したもので、脳のオピオイド受容体に作用して、ドパミンの放出を抑制する。その後、脳のNMDA受容体に作用してグルタミン酸を減らすアカンプロサート〔商品名カンプラル。日本での商品名はレグテクト〕、GA

BAA受容体を活性化してグルタミン酸を減少させる抗てんかん薬のトピラマート〔商品名トパマックス〕、セロトニンを増やすオンダンセトロン〔商品名ゾフラン〕などの薬剤が続いた。これらの薬は抗渇望剤として知られており、一二ステッププログラム、心理療法、リハビリテーション治療の補助として、渇望を抑えるために使用される。

渇望を軽減するアプローチは、依存症医学における重要な発展だった。それは、渇望が依存症の最も消耗させる症状であり、長期間断酒した後でも、再発の主要な予測因子、および原因であることの重要性に、対応するものだった。それにもかかわらず、渇望低減アプローチの最も熱心な支持者でさえ、それによってはせいぜいわずかな結果しか得られないことを認めている。

ヨーロッパの研究では、渇望の減少においてやや大きな効果を示してきたが、アメリカの研究では、アカンプロサートはプラセボと変わらないという結果だった。すべての研究で、アカンプロサートには、増量を制限しなければならないような、重大な副作用がないことが確認されている。

アカンプロサートの他に、アルコール依存症治療で最も一般的に使用されている抗渇望薬、ナルトレキソンとトピラマートは、無作為化試験において渇望を減少させ、多量飲酒日数のわずかな減少と、多量飲酒を始める日までの期間をわずかに延ばすことが、明らかにされている。経口ナルトレキソンのわずかな効果は、約三か月後に弱まる傾向があり、注射用ナルトレキソン〔商品名ビビトロール〕では、これらの効果は六か月間のフォローアップで継続することが示されているが、渇望は試験中持続し、多量飲酒日の漸減は見られなかった。[3] 加えて、ナルトレキソンとトピラマートには、増量を制限する潜在的な副作用の可能性があった。

ナルトレキソンは肝障害を起こす可能性があるため、肝硬変の患者には使用できない。
トピラマートは、抗てんかん薬として開発され、トパマックスという商品名で販売されているが、一般に記憶、思考、会話、動作に影響を及ぼす。一部の不満な患者は、これを「ドパマックス Dopamax」と名付けている〔薬物で頭が働かないことを意味する Dopey と Topamax をかけて、Dopamax と皮肉っている〕。トピラマートは腎臓結石を作ることもあり、緑内障を誘発するリスクもわずかながらあるため、二人の眼科医が『JAMA』誌の論文で「失明はアルコール依存症に劣らない問題だ」と書いている。二〇〇八年初め、FDAは、トピラマートが自殺念慮や自殺行動のリスクを倍増させる可能性があると警告した。[4]

重病に対する治療法で押さえておきたい重要ポイントは、死亡率と罹患率の低下、つまり、病気で死ぬ人と病気に罹る人の両方が減るかどうかである。薬物療法による高血圧の改善に関しては、高血圧に関連する死亡率や罹患率の低下と強い相関があるが、薬物療法によって渇望を緩和するという考え方は、二〇年近く前に導入されているにも関わらず、依存症に関連する死亡率や罹患率を低下させることは、これまで証明されていない。

新しい抗渇望薬であるビガバトリンが登場したが、この状況は変わらないだろう。サブリルという商品名で販売されているビガバトリンは、二〇〇八年にFDAによってヒトを対象とした依存症治療の第三相試験のために、速やかに承認された。ビガバトリンは、コカインとメタンフェタミンに対する渇望を抑えることが示されており、アルコール依存症に対する試験も計画されている。てんかん治療におけるビガバトリンの研究では、高い確率で眼毒性があり、治療を受けた患者の三〇%から六〇%が、不可逆的な視野狭窄を発症すると報告されている。

ビガバトリンの眼毒性リスクとその効果がまだ証明されていないことを考えると、たとえ代替手段がなかったとしても、私は依存症に苦しんでいるときにも、決して服用しなかっただろう。医師として、四〇年以上にわたって安全性が確認されているバクロフェンという効果的な代替薬がある以上、患者をそのような危険にさらしたくないと考える。

最近の歴史を振り返ると、ある薬が市場に出たときには、その薬を最初に服用する患者に深刻なリスクが生じることがある。抗炎症剤「バイオックス」がこの良い例だ。この薬は、一九九九年に発売され、広く処方された。しかし、FDAの調査によると、一九九九年から二〇〇四年の間に、二万七、七八五人の死亡と心臓疾患がバイオックスによって引き起こされた可能性があることが分かり、その後、この薬は市場での承認が取り消された。

最近発売された二つの禁煙補助薬、リモナバント〔商品名アコンプリア〕とバレニクリン〔商品名チャンティックス。日本での商品名はチャンピックス〕も、発売後に深刻な副作用の可能性が報告された。リモナバントはうつ病を大幅に増悪させることが報告され、二〇〇八年初めには、バレニクリンは自殺傾向を倍増する可能性があると、FDAが警告した。

依存症における寛解とみなされる状態を、見直す必要がある。DSM-Ⅳでは、依存症からの完全寛解は、依存物質に対する渇望や強迫観念の存在にかかわらず、一二か月以上の断酒断薬をしていることと定義する。言いかえると、患者はまだ不自由な主要な症状を抱えているのだ。他の病気で、このような状態を完全寛解とみなすことは決してないはずだ。一九四八年、世界保健機構WHOがその規約の前文を発表したとき、健康とは、障害〔impairment or disability〕がないことだけでなく、ウェルビーイング〔完全に良好な状態〕が存在することであると定義した。

ナルトレキソン、アカンプロサート、トピラマートなどの抗渇望薬は、たとえ最善の場合であっても、患者を病勢が強い状態のままにするため、依存的物質や行動に対する渇望や強迫観念、再発や死のリスクを伴う症状に対して、ときには何時間も、患者は闘わなければならない。さらに、これらの薬剤は、もともと存在している不安や抑うつ気分などの根本的な不快感――これが多くの人を依存症に対して脆弱にしている――を和らげるものではない。WHOの健康の定義に照らし合わせると、これらの薬剤は、依存症の障害を軽減することはあっても、取り除くことはできず、慢性的な不快感を和らげることによってウェルビーイングを促進するものでもない。

バクロフェンは、動物実験において、アルコール、コカイン、ヘロイン、ニコチン、アンフェタミンなどの摂取意欲を低下させるのではなく、抑えてしまう作用を示す、依存症治療薬の中で、これまでにない薬剤である。また、バクロフェンは、依存症を抱える人が持つ不快感に対する有益な効果を示す点でも、依存症治療薬の中でユニークな存在である。

すでに述べたように、私は二〇〇三年に、動物において依存物質を摂取する意欲を、バクロフェンが用量依存的に抑制する能力は、ヒトに対しても同様に認められ、さらに、私の根本にある不安への効果を認めたことから、バクロフェンがウェルビーイングを促進することができると、仮説を立てた。私はこの仮説を検証するために、高用量のバクロフェンを用いた自己実験を行った。私の自己症例報告――「高用量バクロフェンを用いたアルコール依存症の症状と害の完全かつ長期的な抑制――医師の自己症例報告」――では、実験の成功を記述し、高用量バクロフェンの無作為化試験を求め、依存症の新しい治療モデル、「治癒とウェルビーイングの統合」を提唱した。それは、「物質依存の症状抑制と併存する不安の緩和」、より一般的には、「依存症症状の臨床的発現の抑制と同時に根底にある不快感の緩和」である。（論文全文は巻末の補遺参照）。

その後、私は、査読付き医学雑誌に掲載された論文や、依存症研究と臨床コミュニティの人たちとの個人的な交流の中で、抗渇望薬は、渇望低減薬（craving-reduction agents: CRAs）か、渇望抑制薬（craving suppression agents: CSAs）かに分類されるべきであると提案してきた。低用量バクロフェンを含む渇望低減薬は、本当の寛解状態の閾値まで依存症患者を引き上げることはない。これらは、患者を病気の状態に留めるが、一方の高用量バクロフェンは、アルコール依存症という病気から私を救い出し、全ての症状と害から解放してくれた。

今のところ、高用量バクロフェンが、唯一の渇望抑制薬として知られているが、もっと多くの渇望抑制薬が探求され研究されるべきである。すべての人に有効な薬剤はなく、バクロフェンも確かに例外ではない。

二〇〇八年二月、『サイエンス』誌に掲載されたD・T・ジョージらの論文「アルコール依存症に対する可能性のある治療としてのニューロキニン1受容体拮抗薬」というタイトルの抄録を読んで、私は興奮した。抄録によると、「イーライリリーにより開発された薬のLY686017は、内発的アルコール渇望を抑制し、全体的な健康を改善し、負荷手順によって誘発される渇望を減弱させた」とあった。

論文の主要著者であり、米国国立アルコール乱用・アルコール依存症研究所〔NIAAA〕の臨床部長であるマルクス・ハイリヒ博士は、論文に対するコメントで、LY686017は、「多くのアルコール依存症患者がそもそもボトルに手を伸ばす原因となる不安」を標的としている点で、「アルコール依存症治療におけるかなり新しいアプローチ」であると述べている。[5]

抄録とは対照的に、論文自体には、高用量バクロフェンのように渇望を抑制するのではなく、LY686017は、研究では、渇望を軽減しただけだったことが明確に記載されていた。実験終了時に、標準的な渇望尺度で計測されたところ、被検者はまだ持続する渇望を経験していた。LY686017の効果に関する不正確な記載は残念なことである。アメリカン・ヘリテージ辞典によると、何かを「抑制する〔suppress〕」ことは、それを減少させることではなく、それを終わらせること、または完全に止めることを意味し、他のいくつかの辞書でも同様の定義がなされている。しかしながら、この抄録で不正確ながらも抑制という語が使われていたことは、依存症治療薬には根底にある不快感に対処できる渇望抑制薬が必要である、という認識の高まりを示唆している。

バクロフェンと同じように長期使用で安全であることが示されるのならば、バクロフェンに他の渇望抑制薬が加わることは嬉しいことだ。だがそれまでは、バクロフェンが依存症治療の最大の希望である。入手可能なすべてのデータは、バクロフェンが有効であるのと同じ程、長期使用しても安全であることを示している。二〇〇七年末、ジョバンニ・アドロラートらは、『ランセット』誌で、重度アルコール依存症で肝硬変になった人にも、低用量バクロフェンが安全に使用できることを示す論文を発表した。[6]

一九六〇年代半ばから、経口の高用量バクロフェン——アルコール依存症患者を対象とした臨床試験で、これまで使用されてきた一〇倍量である最大一日三〇〇ミリグラム——が、神経科の緩和ケアにおいて、安全に使用されてきたことについては、既に述べた。自己症例報告を出版した後、高用量経口バクロフェンが、成人患者と同様に、小児や青年にも緩和ケアのために、安全に使用されていることを私は知った。コロンビア大学医療センターで行われた八年間の追跡調査では、歩行制御などに問題のある小児と青年の場合、一日四〇ミリグラムの投与から開始し、副作用を認めることなしに、一日一八〇ミリグラムまで投与することができた。[7]

しかし、過去二〇年間、依存症の研究者は、アルコール依存症の研究では一日三〇ミリグラム、コカイン依存症の研究では一日六〇ミリグラムを超えて使用することは全くなかった。これらの用量は、平均的な成人男性の体重一キログラム当たりそれぞれ〇・五ミリグラム、一・〇ミリグラムに相当する。これは、動物実験において、バクロフェンがアルコールの自己投与を抑制することができる体重一キログラム当たり一から三ミリグラム、その他の依存物質の自己投与を抑制することができる体重一キログラム当たり一から五ミリグラムを、かなり下回っている。ジョバンニ・アドロラートらは、アルコール依存症研究において一日量が三〇ミリグラムに制限されている根拠を、「副作用を避けるために医薬品メーカーが推奨している治療的最小用量であるため」と書いている。[8]

高用量バクロフェンの副作用は、眠気と筋肉の脱力の二つだが、通常はせいぜい一日か二日程度で、常に完全に回復する。私は、一日二七〇ミリグラムのバクロフェンで不快な傾眠を経験したが、低用量では軽い眠気だけだった。維持量である一日一二〇から一六〇ミリグラムでは全くなかった。また、バクロフェンで筋肉の脱力を経験することはなかった。

バクロフェンの用量依存的投与によって、依存症の完全な抑制を達成したことが文献化されたのは私が初めてだが、私が最後というわけではない。バックナム博士の患者であるA氏、そしてホールバーグ博士がミネソタの公共ラジオで取り上げた患者も、私の後に続いた。『臨床精神薬理学誌』の二〇〇七年六月号で、ロベルタ・アガビオらは、一日七五ミリグラムのバクロフェンで渇望が抑えられたアルコール依存症患者について、紹介している。パリのポール・ギロー病院では、私の友人であるルノー・ド・ボーレペール博士が、従来のあらゆる治療法に反応しなかった二人のアルコール依存症患者に対して、高用量バクロフェンによる治療に成功している。

ジュネーブでは、パスカル・ガシェが、一七名のアルコール依存症患者に、バクロフェンの高用量経口投与を試みた。一二名の患者が、一年間のフォローアップを受けた。このうち二名は高用量バクロフェンによる治療から脱落したが、これは明らかに飲酒をコントロールする動機が不足していることによるものだった。一〇名の患者がバクロフェン療法を完全な形で受け、九名が一日量七五から三〇〇ミリグラムで、渇望とアルコール依存症の他の症状の抑制を達成した。これは、一九六〇年代から神経科医が安全に使用してきた範囲内だった。

一〇名中九名が、持続的な傾眠やその他の厄介な副作用をもたらさないで、渇望を抑制する用量を見つけられたことは、驚くべきことだ。プラセボも他のいかなる薬も、これまでそのような結果をもたらしたことはない。そして、私の場合と同様に、これらの患者全員が、わずか数週間で渇望を抑制する用量に到達した。高用量バクロフェンは、明らかに、急速な効果発現と、楽に断酒できるユニークな力を持っている。

この点で注目すべきは、ナルトレキソン、アカンプロサート、トピラマートには有益な効果があまりないために、患者が服用を中断してしまうことが多いことだ。経口ナルトレキソンの服用が順守されないという問題から、注射剤が開発されるに至ったが、対するバクロフェンの場合は、筋弛緩と幸福感の増大という形でほとんどすぐに効果が感じられるので、服薬順守が向上する。

ガシェ博士の患者の一人で、彼に『トップ・サンテ』の記事を見せたアルコール依存症の女性が、パリに私を訪ねてきた。彼女は、「私に起きたことが信じられません」と言いながら、「あなたのことをジークムントと呼んでもいいかしら？」と訊いてきた。

私は、「どうして、ジークムントなのですか？」と言った。

「ジークムント・フロイトのことですよ」。

「ええと、私はフロイトがそこまで好きなわけじゃないですから、むしろオリビエと呼んで欲しいです」。

彼女は次のように言った。「ジークムント・フロイトに会うために、世界中の人がウィーンに来ました。私は、あなたに直接会うためにパリまで来なければいけませんでした。リハビリ施設にも繰り返し行きました。私の生涯のすべてが崩壊し、母親としての役割を果すことができなくなりました。でも、今は普通の生活が送れています」。

彼女の訪問と言葉に、私はとても感動した。二〇〇七年の夏に、A氏夫妻が休暇でパリを訪れた際に、わざわざ私のところに会いに来てくれたときも、同じように感動した。私の自己症例報告がインターネット上で公開されていることを考えると、匿名性を守るために公表はされていないが、医師からバクロフェンを処方してもらって真の持続する効果を経験している患者が、他にもたくさんいるだろうと思われる。

二〇〇八年二月、「アルコール依存症とバクロフェン――二一か月の断酒――…私の人生を救って下さり感謝します」という件名のメールが届いた。それは、二〇〇六年一〇月に初めてメールをくれたモンタナ州の女性からだった。そのときの彼女のメールは、次のようなものだった。

私は、四七歳の女性です…成人してからのほとんどの期間、アルコール依存症に苦しんできました。私は、AAのメンバーで、数千回ものミーティングに参加し、計九回の入院および外来での回復プログラムを受けました。

私は数多くの医師、カウンセラー、心理士の所に通いましたが、すべて同じ結果でした。再発を何度も何度も繰り返しました…

恥ずかしさ、恐怖、自己嫌悪、自殺願望など、長年にわたるすべてのことを説明するまでもなく、家族、友人、仕事、自己の感覚はもちろんのこと、本当に正気さえも失ってしまったと思ったのです。

心の中では、自分の病気には何か原因があるはずだと思っていましたが、他にどこに頼ればいいのか分かりませんでした…私は何度も息子たちに、「私が生きている間には起こらないかもしれないけれど、いつの日か、単に心理社会的な病気以上の何かが証明されるでしょう」と言ったものです。

す。

私はついに神経科医の予約を取ることにしました…予約の前夜、夫がインターネットを見ていて、あなたの症例報告に出会いました。

非常に長い話を短くすると、［神経科医の］サポートで…［私は］ゆっくりとバクロフェンを服用するプロセスを開始しました…現在、六〇ミリグラムを一日三回服用しています…私は、なんと過去六か月間、断酒を続けることができたのです！　このようなことは一度だけで、それは一九九三年に六か月間、リハビリ施設にいたときだけです。

私はその女性に、祝福と、進んで自分の話を私にしてくれたことへの熱い感謝を込めて、返事を書いた。私は、連絡を取り合うように頼み、彼女は、一日一八〇ミリグラムのバクロフェンで調子よく経過していることを二〇〇七年一月の日付でメールを送ってくれたが、原因不明の突発的な不具合のために、私はそれを受け取れなかった。そして、二〇〇八年二月に届いたのが、私が先に引用した件名のメールである。彼女は、私が二通目のメールに返信しなかったため、バクロフェンの服用を中断して私が再発したのではないかと心配しており、それには大変心を動かされた。私はすぐに、バクロフェンを飲み続けていて、アルコール依存症から解放されたままであると、彼女を安心させるために返事を書いた。

＊

バクロフェンがどのように渇望抑制作用をもたらし、根底にある不快感を緩和するかについては、正確には今後の研究によって明らかにしなければならない。しかし、その答えの重要な部分は確立されている。バクロフェンは、神経伝達物質であるドパミン、GABA、グルタミン酸に作用する。GABA活性を増強し、グルタミン酸を減少させ、これらの作用によりドパミンを減少させる。[9] そうすることで、バクロフェンは、脳の報酬メカニズムのバランスをとる役割を果たすと思われる。

ドパミンの放出は、いくつかの乱用薬物によって刺激される。二〇〇三年に神経学の専門誌『シナプス』に掲載された論文では、バクロフェンが動物実験で、「ニコチン、モルヒネ、コカインによるドパミン放出を用量依存的に減少させる」ことが報告された。同論文の抄録は、「まとめると、我々のデータは、バクロフェンが…ドパミン伝達を調節する能力を持つことを示した過去の報告と一致していて、バクロフェンが、多剤薬物乱用に対する薬物療法における有望な〔putative〕候補であることを示している」と、結論付けている。[10]（科学の専門用語としては、「推定上の putative」は、「仮定の supposed」や「真偽の疑わしい alleged」ではなく、「見込みのある likely」という意味である）。

バクロフェンは、動物においてアルコール、コカイン、ヘロイン、ニコチン、アンフェタミンなどを摂取する意欲を、用量依存的に抑制することが示されていることに加えて、依存症患者を対象とした無作為化試験において、低用量のバクロフェンは、アルコールと同様にコカインやオピエート類に対する渇望を減少させ、オープン試験では、むちゃ食いや過食症における食事に対する渇望を減少させることが分かっている。『アルコールとアルコール依存症』誌の論文で私が指摘したように、この結果は、バクロフェンの渇望抑制作用が、アルコール依存症以外の依存症を持つヒトにも転用できる可能性を示唆している。さらに、高用量バクロフェンは、喫煙を含めた、さまざまな薬物依存症だけでなく、非薬物依存症に対しても、無作為化試験で検証されるべきであることを示している。

　鎮静・催眠作用を持つ薬剤の多くは、ＧＡＢＡＡに作用する。しかし、バクロフェンは、ＧＡＢＡＡ受容体ではなくて、ＧＡＢＡＢ受容体に作用することが特徴的である。例えば、アルコール、バルビツール酸、トピラマート、ビガバトリン、バリウムなどのベンゾ系薬剤は、すべてＧＡＢＡＡ受容体に作用する。バクロフェンの他に、ＧＡＢＡＢ受容体に作用する物質として知られているのは、ガンマ-ヒドロキシ酪酸（ＧＨＢ）だけだ。

　ＧＨＢは、ヒトをはじめとする多くの生物に、少量ずつ天然に存在する。天然の、すなわち内因性のＧＨＢは、最近発見されたＧＨＢ受容体を含め、脳内の多くの部位に作用する。

合成、あるいは外因性のＧＨＢは、ヨーロッパで数年間、出産時の麻酔薬や睡眠薬として、かなりよく使用された。イタリアでは「アルコバー」という商品名で、アルコール依存症の治療に使われている。しかし、乱用薬物としての可能性があることから、他のほとんどの国では、その使用はイタリアよりも厳しく規制されている。ＧＨＢは、依存性が高く、デート・レイプ・ドラッグとしても使用されてきた。

　少量の内因性ＧＨＢは、体内で必要な働きをしているに違いない。内因性ＧＨＢの体内での役割がどのようなものかはまだ不明であるが、その役割は、ＧＨＢの鎮静・催眠作用によると思われ、したがって、リラックスしたり、ストレスから回復したりするための体の能力が関わっているように思われる。

『アルコールとアルコール依存症』誌に掲載された最近の査読付き論文（巻末の補遺参照）の中で、私は、ＧＡＢＡＢを介した不快感症候群を通して、物質依存の根底にはＧＨＢ欠乏があるのではないかと仮定した。ＧＨＢの生物学的欠損は、鎮静作用の喪失として経験され、不安、筋緊張、不眠、および／またはうつ症状につながる。アルコールなどの薬物は、このような不快な状態を「修正」するのに役立つのだろう。GHBの鎮静・催眠作用がGABAB受容体を介して調節されるという事実は、その受容体に作用することが知られている唯一別の物質であるバクロフェンが、なぜ、依存症とその根底にある不快感に対して非常に有用なのかを説明するかもしれない。この論文が発表された後、ジャンカルロ・コロンボ、GHB研究者のファビオ・カプート、ジョージ・クーブ、ミッシェル・ル・モアル、ジェリー・ポズナー、デイブ・ロバーツが、この考えに非常に興味を持ち、調査する価値があると、私に言ってくれた。

また、私は『薬物・アルコール乱用米国誌』の査読つき論文で、同誌のフェリーチェ・ナヴァらによるアルコール依存症治療にGHBを用いた論文にコメントしながら、アルコール依存症においてGHB欠乏が果たす役割について論じた(巻末の補遺参照)。

私の論文への返事で、ナヴァ博士は、ジャン・ルイジ・ゲッサ——GHB、バクロフェン、および、関連するトピックに関する研究での主要人物として依存症医学における世界的に著名な人物——を含む共著者を代表して、私のコメントを「魅力的」と評した。彼は、「GHBとバクロフェンがともにGABAB受容体に作用するという証拠と我々の最近の研究に照らして、アルコール依存症が、脳内のGHB欠乏によって特徴づけられる病気かもしれないと指摘するアメイセン医師は正しい…さらに、バクロフェンは、動物とヒトの両方で、アルコールも含むいくつかの薬物の摂取を抑制することが示されてきたため、我々は、アルコール依存症だけではない、その他の薬物依存症においても内因性GHBが重要な役割を果たしていると推測できるかもしれない」と書いていた。ナヴァ博士は、「もし、アメイセン医師の仮説が実証されれば、内因性GHBの役割が解明されるだろう」と、結論づけた。これは、一九六〇年代にアンリ・ラボリが、GABAと関連してGHBの研究を始めて以来、これまで医学が解明できなかったことである。[11]

*

これまで述べてきたように、私がバクロフェンに最初に興味を持ったのは、生涯にわたる私の筋緊張が、アルコール依存症を促進してきた不安の重要な症状だと確信したからだ。

最近の研究は、バクロフェンの持つGABAB を介した筋弛緩作用が、なぜ依存症治療において大変大きな可能性を持つのかを示唆している。

依存症に関連する脳研究は、最も重要な神経伝達が行われている部位である扁桃体――身体感覚、気持ち、感情を処理する脳の辺縁系の一部――に集中している。扁桃体はまた、不安の体験に大きく関与していることが示されている。アイオワ大学と南カリフォルニア大学の神経科学者アントニオ・ダマシオと彼の同僚は、大脳辺縁系の一部でもある隣接した脳領域の島〔insula〕に注目した。島は、依存症の渇望を含めた感情と願望を統合し、それを意識化させるのに重要な役割を担っている。二〇〇七年初め、ダマシオ教授の同僚で、神経科学者のアントワーヌ・ベシャラ、ハンナ・ダマシオ、ナシール・ナクヴィ、デイビィッド・ルドラフの四人は、脳卒中により引き起こされた島への損傷が、以前はタバコに依存していた人のニコチン渇望を消したことを、『サイエンス』誌で報告した。[12]

『サイエンス』誌が、島に関する研究結果を発表したとき、私は、この本に関連した話し合いのために、ニューヨークにいた。そして、アントニオ・ダマシオと私が、同じ著作権代理人に担当してもらっていることを知った。ダマシオ教授も、ニューヨークに立ち寄っていて、私たちは長時間、話すことができた。私の自己症例報告を読んだダマシオ教授は、「君のやり方の方が優れていますね。薬で渇望を抑制するのですから。脳卒中は、患者に勧められる治療ではないですよ」と笑顔で言った。さらに、「なぜバクロフェンが効くのか、見当がついています」と続けた。

私は言った。「私もです」。

ダマシオ教授は、「それは何ですか?」と訊いた。

私は、「バクロフェンは筋弛緩剤ですから、筋肉が依存症の臨床症状の発現に直接的に関与していることは、間違いありません」と、述べた。

ダマシオ教授は、「あなたの言う通りだと思います。島のニューロンは、筋肉活動を制御する運動ニューロンが主体です」と言った。

不安や抑うつによる不快感や依存症の渇望を引き起こす体内の連鎖は、次のように起こっているのだろう。神経伝達の乱れが筋肉に最初の知覚可能な影響を及ぼし、その後、感情や思考を不安定にさせる可能性がある。このような根底にある不快感と依存症を同時に治療するためには、最初の連鎖で断ち切らなければならない。

述べてきたように、バクロフェンについてはまだまだ分かっていないことが多いが、無作為化試験で依存症に対する有効性を検証するなど、徹底的に調べることの価値は、すでに知られていることからも、十分に揺るぎのないものとなっている。

二〇〇八年初め、パリ大学の教育病院の一つであるビシャ病院の医学部長であるトマ・パポ教授から連絡があり、私が依存症に関する査読付き論文を二本発表した『JAMA』の編集長であるキャサリン・デアンジェリス博士から、私の研究のことを聞いたと言われた。この連絡でパポ教授は、講演の演者として私をビシャに招待した。彼は、演題を「アルコール依存症——新しい治療」とした。

同じ頃、ジュネーブ大学病院の消化器・肝臓内科部長であるアントワーヌ・ハダンゲ教授から、晩春にバクロフェンの講義をしないかと誘われ、ジョージ・クーブからは、カリフォルニア大学サンディエゴ校の彼の同僚と、バクロフェンの前向き研究について相談しないかと誘われた。私はこの二つの依頼を光栄に思い、喜んで引き受けた。

一九九七年にデイブ・ロバーツが動物実験でコカインの自己投与を抑制することを示した画期的な論文以来、用量依存性バクロフェンはずっと注目されるべきだったが、ここにきてようやく注目されつつある。こうした進展にもかかわらず、ヒトの患者を対象とした高用量バクロフェンの無作為化試験までの道のりはまだ遠いと、私は危惧している。ジョナサン・チックが、医学が新しい治療法を採用するのには、最大で一世代かかる可能性もあると私に警告したのは、正しかったのかもしれない。

その一方で、ナルトレキソン、アカンプロサート、トピラマートのヒト臨床試験は——これらの研究は一貫して非常に控えめな結果しかもたらしていないものの——積み重ねられ、前進している。どのような投与量であっても、これらの薬剤は、依存症の症状や害を減らしはするが、抑制はしない。これは、これらの薬剤とビガバトリンが、用量に関わらず、依存物質の自己投与を減らしはするが、抑制はしないとする動物実験と一致している。ここで、バクロフェンと、その他の薬剤のアカンプロサート、ナルトレキソン、トピラマート、ビガバトリンとの重要な違いは、後者の薬剤が特許を保有していることだ（ナルトレキソン経口剤は、後発品として販売されているが、ナルトレキソン注射剤は特許を保有している）。製薬会社は、それらの薬剤の研究へすぐに資金提供をし、その営業担当者は定期的に診療所を訪れ、医師にその使用について話をする。（トピラマートはてんかんに対してＦＤＡに承認されており、アルコール依存症に対しては適応外使用である）。

バクロフェンは動物実験において、依存物質の摂取への動機を抑制することが示された唯一無二の薬剤であり、ヒトにおいても同様に唯一無二である。まとめると、高用量バクロフェンに関するデータは、アルコールや他の物質への依存症に対しての有効性に関する無作為化臨床試験を行うべき十分な根拠となっている。しかし、依存症治療薬の臨床試験のほとんどは製薬会社の資金で行われており、製薬会社は株主の利益のために費用対効果を分析しなければならず、特許切れのバクロフェンにお金をかけられないのだ。

社会にとっての費用対効果分析は、まったく異なるものになる。アルコール依存症に対する高用量バクロフェンの統計学的に有意な臨床試験に必要な金額は、およそ五〇万ドルになるだろう。これは、最も人気のある乱用薬物であるアルコールに関連した死亡率や罹患率に対処するために、政府や企業が負担している費用のごく一部でしかない。毎年、米国だけでも、一〇万人以上がアルコールに関連した理由で亡くなっており、これは一日に約二七〇人の換算となる。世界では、アルコール関連死は、毎年二〇〇万人にも及ぶ。アルコール依存症に関連した、就業日数の損失、入院、リハビリ施設、そしてその他の治療にかかる経済的費用は、米国だけで年間、約二〇〇〇億ドルと推定されている。他の乱用薬物についても同様の費用が生じている。[13]

世界で最も重要な政府の医療機関の一つで、依存症研究を統括している医師兼科学者に、高用量バクロフェンについて連絡したとき、「商業的成功の可能性は、分子が持つ特許の期間にかかっています。我々はそのような可能性を持つ物質で手一杯です」という返事が返ってきた。言い換えると、後発医薬品がどれだけ優れていようとそれは使わず、特許は取れるが劣っているかもしれない代替薬の探索を延々と行っている間に、どれだけ多くの人が死のうと、構わないということだ。

二〇〇七年のアルコール依存症の学会で、世界的に著名なある研究者に、高用量バクロフェンの無作為化臨床試験の必要性について話した。彼は、いつかアルコール依存症に対するバクロフェンを研究するかもしれないし、そのための資金もあるが、それまでは、「他にやるべきことがある」と言った。そして、彼は笑って言った。「結局のところ、依存症は癌ではありません」と。

彼が歩き去るとき、私の生活を飲酒が支配していた二、三年前に、彼が解毒病棟で私と一緒に過ごしたら良かったのにと思った。ある女性患者が、我慢の限界がきて感情を爆発させて言った。「なぜ、神は私に乳がんをお与えにならなかったのだろう？　それなら、子供たちは少なくとも私を訪ねて来てくれたでしょうに」

一つの癌によるのと同じくらい多くの人々が、直接的間接的に、依存症のために毎年死亡している（喫煙が癌の最大の原因であることは言うまでもない）。ブランダイス大学のシュナイダーヘルスケア研究所によると、米国における四人に一人の死亡は、アルコール、タバコ、違法薬物に起因している。依存症が、それに苦しむ人々や家族の生活に与える影響は、癌に劣らないほど破壊的である。しばしば、依存症が持つ社会的偏見のために、それは一層破壊的になる。

依存症はまともな病気ではなく、自分で招いた病気であるという道徳的判断は、物質依存症を抱える人々への思いやりのある治療への大きな障害となる。このような道徳的判断は、癌と同様、かかるかどうかを個人がコントロールできるものではないという圧倒的な証拠を無視したものである。癌も、科学が徐々に理解を深めるまでは、同じように道徳的に軽蔑して見られていた。癌や癌から生還できないことを、なぜか前向きな考えの欠如と結びつけて考えたがる人がいるように、医学界の内外で、依存症を生物学的疾患と定義し理解しようとする流れに抵抗する人が多くいる。

二〇〇七年三月二八日、ジョセフ・バイデン上院議員は、国立薬物乱用研究所 National Institute on Drug Abuse の名称を、NIDAの頭文字を残して、国立依存症研究所 National Institute on Diseases of Addiction に変更し、国立アルコール乱用・依存症研究所 National Institute on Alcohol Abuse and Alcoholism を国立アルコール障害・健康研究所 National Institute on Alcohol Disorders and Health に変更する法案「二〇〇七年の病気として依存症を認識する法」を提出した。

多くの科学者と臨床医は、人口の一〇%がアルコール依存症になりやすく、またかなりの割合の人が他の薬物への依存症になることを指摘し（この中には危険な飲酒や薬物使用をしていても依存はしていない、さらに大勢の人は含めていない）、この提案された変更を歓迎した。一方で、依存症患者を甘やかし、被害者意識を助長していると、この法案を批判する声もあった。

依存症を生物学的な病気として理解することは、回復における個人の責任、動機、意志の力の必要性がなくなることを意味していない。パスカル・ガシュのバクロフェン患者グループから脱落した二人が示すように、乱用薬物の使用をやめたいと思わなければ回復は始まらない。私は、断酒する十分な動機がないために、バクロフェンを服用することに抵抗するアルコール依存症の人たちと話す機会があった。強制的な治療を無理やり受けさせようとしなければ、〔いずれ〕彼らは適切な治療薬を服用して健康を維持したいと望むはずだ。

同様に、バクロフェンや、依存症の渇望や動機を抑制することが示されている薬で依存症を治療することは、リハビリ施設、AAやNAなどの一二ステッププログラム、依存症に対応した認知行動療法の終わりを意味しない。それどころか、それらの治療に新しい命を吹き込むことになるだろう。

悲しいことに、リハビリ施設での治療後の再発率は非常に高く、九〇%にも及ぶと推定されている。AAやNA、依存症に対応した認知行動療法に忠実に参加したにもかかわらず、断酒断薬の達成や維持ができなかった場合の正確な数字はなかなか得られない。これは、AAや同様のプログラムで行われている匿名性が、患者のデータの入手を幾分か困難にしているためと思われる。[14]

物質依存症を抱える人のうち、一二ステッププログラム、リハビリ施設や外来治療プログラムへ参加するのはごく一握りであり、さらに、断酒断薬する人はそのごく一部である。これは、依存症治療の費用の高さも大きな要因だが、従来の依存症治療の結果がすべて芳しくないことも、同様に大きな要因だ。

リハビリ施設での滞在や外来治療プログラムへの参加は、医師の監督のもとでバクロフェンや新しく開発された渇望抑制薬の個々の人の有効量を設定するための完璧な環境となるだろう。そうすれば、これらのプログラムの成功率は向上し、そのことが一層多くの依存症に苦しむ人々を、治療を受けようという気持ちにさせるだろう。

依存症は、生物学的と非生物学的な要素を持つ、実に複雑な病気である。しかし、私は、バクロフェンが私の渇望と根底にある不安を抑制するまでは、リハビリ施設で教わったAAと認知行動療法の多くの人生訓を活かすことができなかった。必死にプログラムを続けようとしても、圧倒的な渇望のために再発することは、依存症という病気に苦しむ人々にとっては例外ではなく、通常のことだ。これらの人々がすべて意志力、道徳的美徳、そして／または宗教的な信仰に欠けていると言うことは、蓄積された科学的証拠だけでなく、常識をも無視するものである。

バクロフェンの用量依存性に関する無作為化臨床試験が実施されるまで、依存症治療に携わるすべての医師に、既存の治療法にもかかわらず病状が重く、壊滅的でしばしば死に至る病気に対する代替治療法がない患者の治療のために、バクロフェンの適応外処方を考慮するようお願いしたい。医師にとっても患者にとっても、補遺として転載した科学論文は、バクロフェンについて話し合い、症状に応じてバクロフェンが適切かどうかを判断する出発点となる。国立衛生研究所、国立アルコール乱用・依存症研究所の臨床部長であるマーカス・ヘリッジが私に書いてきたように、「医師が（バクロフェンを）適応外で処方することには、確かに何も問題はない」のだ。[15]

公衆衛生の促進のために、また依存症に苦しむすべての人を代表して、私は、政府の保健機関や役人、政治家、非政府の健康団体、そして市民に対しても、高用量バクロフェンの本格的な無作為化臨床試験を支援するように求める。最近、レトロウイルス薬のいわゆるエイズ・カクテル薬の開発により、エイズに伴う死亡率や罹患率が劇的に減少したことが、この活動のモデルとなっている。依存症患者やその家族、支援者が、これと同じエネルギーと積極的関与をもってすれば、バクロフェンの安全性と有効性、そして薬物依存症と非薬物依存症の治療モデルとして、渇望抑制の価値を決定的に立証するために必要な無作為化試験を実施するのに、一世代かかる必要はない。

*

この本の原稿を出版社に提出する直前のある晴れた日に、私はモンパルナス墓地にある両親の墓を訪ねた。私はときどきそこに行って、公園を散歩したり、海や山へ行ったりしたときに拾った石をいくつか、ユダヤ人の伝統に従って両親の墓に供える。しばらく、墓のそばで心の中で両親と話しながら、私がようやく元気になったこと、アルコールはもはや私の人生の一部ではなくなったことを、伝えた。バクロフェンのおかげで元気になった他の患者のことも、両親に話した。

この瞬間、私は両親の死を悼み、恋しく思い、両親を身近に感じる。それは互いに対立するのではなく、調和する感覚だ。私に後悔はないからだ。アルコール依存症のせいで、あまりにも多くを失ったと感じる。悲しいことに、家族、特に母の晩年とジャン＝クロードやエヴァと私との関係は大きく損なわれ、生活は極度に混乱し、循環器内科医としてのキャリアが崩壊した。しかし、苦しみのない人生などない、私たちは皆、そこから学ぶために最善を尽くさなければならない。

後悔するのではなく、感謝する。愛する両親とその輝かしい模範に、自分自身と他者について学んだすべてのことに、ＡＡの生きるための並外れた知恵に、成長と変化のために挑戦したすべての方法に、そして、病気のとき私を支え、絶望から救ってくれた友人たちに感謝する。私の暗い時代に私を支えてくれた音楽や笑いの喜びに、自然の美しさと調和に、バクロフェンに、そして依存症が終わったことによるすべての恵み――特にジャン＝クロードとエヴァとの和解と私生活の新しい安定――に感謝する。最も述べたかったことが最後になったが、両親からの最高の贈り物である、医師になる機会を与えてくれたことに感謝する。この本がその贈り物に敬意を表し、他の人たちが依存症に終止符を打つ助けになることを願っている。

謝辞

まず何よりも先に、その無限の愛と、すべてが失われたように見えるときに、自分たちを手本にして、私に夢の力を教えてくれたことを、両親に感謝したい。生物学的牢獄の中で、私のアルコール依存症は病気の中でも最も深刻な形態の一つだと、立派な専門家たちが言うのを私は聞いた。依存症は慢性的な治癒しない病気で、その経過を変える薬は存在しなかったし、ないだろうと、彼らは私に言った。残酷なことだったが、私は自分に起きていることをすべて受け入れる覚悟だった。しかし、治癒しないという言葉は受け入れられなかった。ヨーロッパ中がナチスに降伏していたときに、予定された死者のリストに載っていながら、私の両親は、一瞬たりとも連合軍の勝利を疑わなかったことを、いつも驚くべきことだと、私は思っていた。フランスの陸軍将校だったが、ユダヤ人だったため、通常の戦争捕虜の収容所から強制労働収容所に移された父、アウシュビッツにいた母、当時の両親の状況を考えると、彼らの信念は馬鹿げていた。しかし、それがなければ、どちらも生き延びることはできなかっただろう。奇跡が起きるには、奇跡を夢見る必要がある。それは両親が私に教えてくれたことだった。

兄のジャン＝クロードと妻のファビエンヌ、妹のエヴァと夫のフランソワが、依存症が家族に与えたダメージにも関わらず、変わらぬ愛情を持ち続けてくれたことに感謝する。従兄のスティーブ・イスラエルが常に私の味方になり、ずっと私を信じていてくれたことに感謝する。

限られた紙面に、病気の間、大いに必要とされた支えと励ましを私に与えてくれたすべての人の名前をあげることは出来ない。私が本書に書いたように、バクロフェンについての新聞記事を私に送ってくれたジョーン（彼女の希望で本名は使用しなかった）に、特に感謝したい。あの親切な行為がなければ、私はおそらくアルコール依存症でこの世を去り、本書を書くことは出来なかっただろう。

病気の間と回復後のレベッカの友情に、私のアルコール依存症の最後の時期のヴァネッサの示唆と共感に、私の回復と私の治療モデルを信じてくれたアンに、ミッシェルの支えに、ジャン・リュックとマーシャルが私のために示してくれた粘り強さに、故レイモン・バールと妻のエヴァに、故アリフ・マーディンと妻ラティーフェと彼らの子供たちのジョーとジュリーに、サンガー夫妻、ムラットとアイシェに、故モーリス・ブリンと妻メリタに、ケレーニイ夫妻、ラディスラスとクレアに、イベット・ニコラスと彼女の息子のオリビエとルノーに感謝したい。

故ジャン・ベルナールと故フィリップ・クーメルは彼らの医学研究に対する情熱で私を奮起させ、その同じ精神の何かを私に注ぎ込んだ。友人のドーセ夫妻、ジャンとロジータ、そして故ジョシュア・レダーバーグと妻マルグリートが多くの会話のなかでしてくれたように、私の同僚たちの、ジョン・ララー、ジェフリー・ボーラー、ポール・クリグフィールドは、一緒に仕事をする中で、この情熱を強化することに貢献してくれた。

病気の間、私の治療にあたってくれた医師たちに、その友情と配慮にとりわけ胸を打たれたニューヨークのジョン・シェーファーとエリザベス・クーリ両医師とパリのジャン＝ポール・デコンベ医師に、またドロテ・レカリエとフランソワーズ・ジョルジュ両医師の優しさと思いやりに心より感謝している。

アルコホーリクス・アノニマスと多くの仲間のアルコール依存症者や他の依存症者のいるリハビリ施設での長期にわたる親しい交わりがなければ、私は決して自分の病気を理解することができなかっただろう。彼らが与えてくれた示唆と洞察に感謝したい。

依存症治療において、バクロフェンがどのように役立ちうるかを理解し、そして、バクロフェンの効果と作用のメカニズムをさらに研究しようとする努力のお陰で、医学および科学のコミュニティの多くの卓越した人たちと接触することになった。依存症の科学や治療について私と議論したすべての人に感謝したいが、ことにジョージ・F・クーブ、エリオット・L・ガードナー、デイヴィッド・C・ロバーツ、アンナ・ローズ・チルドレス、ジャンカルロ・コロンボ、ジョヴァンニ・アドロラート、ファビオ・カプート、マリー・ジャンヌ・クリーク、チャールズ・オブライエン、アントニオ・ダマシオに感謝したい。兄のジャン＝クロード・アメイセンとジェローム・B・ポズナーは、私のいくつかの論文に関して、特に貴重な意見を寄せてくれた。

ボリス・パッシュが私のアルコール依存症の抑制に関する自己症例報告を書くようにと促してくれたことに、そして、私がバクロフェンに注目を集めたがっていた時に励ましてくれたジョルジュ・モロズに感謝したい。

アラン・コブランスが最初にこの本を書くようにと提案してくれ、それが出版に進んだ際には、法律面とそれ以外の面で、彼の深い洞察力の恩恵を大いに私に与えてくれた。彼は私の著作権代理人となったインクウェル・マネジメント社のマイケル・カーライルに私が連絡を取れるようにしてくれた。マイケルのバクロフェンの話の重要性への信頼、確固とした支持、洞察力ある判断が、本書が日の目を見ることを確かなものにしてくれた。アランとマイケルの二人の完璧なプロ意識だけでなく、彼らの友情にも感謝する。

マイケル・カーライルのインクウェル社での同僚であるエライザ・ペトリーニの、当初の編集上の助力と提案にも感謝したい。ヒラリー・ヒンツマンは本書を書く際に私たちに間に育まれてきた友情にも感謝する。ヒラリー・ヒンツマンは、この本の執筆の際にかけがえのない援助を与えてくれた。私たちの間に育まれた友情を嬉しく思っている。

サラ・クライトン以上に洞察力が鋭く、情熱的で創造的な編集者兼発行者を求めることはできない。彼女が担当してくれたおかげで、本書ははるかに良いものになった。ケイリー・ホール、デブラ・ヘルファンド、スーザン・ゴールドファーブ、ドン・マッコーネル、ピーター・リチャードソン、アビー・ケイガン、ジェフ・セロイ、サリタ・ヴァーマを含めて、非常に過密な日程で本書が世に出るのを手助けしてくれたサラ・クライトンの同僚のファーラー、シュトラウス、ジルーの働きにも感謝している。

最後ではあるが大事なことを述べたい。ノエルの愛情、限りない忍耐心、喜んで話を聞いてくれたこと、助言、理解に、心から感謝したい。それは私にとって大変大切なものだった。

解説

本書は、ニューヨークで活躍したフランス人の循環器内科医であるオリビエ・アメイセン医師の、アルコール依存症との壮絶な戦いの記録である。アメイセン医師はアルコール依存症に長年苦しんだ後、ニューヨークタイムズ誌で、コカイン依存症に苦しむ人がバクロフェンで回復したとする記事を読んで、自らにバクロフェンの投薬を試して、アルコール依存症の克服に成功した。アメイセン医師は、この方法を広めるために、研究者、医師、一般の市民に向けて本書を書いた。本書は、二〇〇九年にフランス、アメリカで出版され、ベストセラーとなった。

その後、本書は、メディアの注目を集め、フランスの一般市民にバクロフェンによる治療を普及させた。フランスにおけるバクロフェンの売上は二〇〇八年から二〇一〇年にかけて二〇%増加し、二〇一一年には、二万二千人以上の患者がアルコール依存症に対して、バクロフェンが処方された。さらに、バクロフェンを処方している医師と、この治療でアルコール依存症が治ったとする患者の会は、バクロフェンをアルコール依存症の治療薬として正式に適用するよう働きかけた。フランスの保健当局は、ジレンマに陥った。患者の会からは圧力をかけられるが、無作為化臨床試験が乏しい中で承認すれば、それもまた批判の的となるからである。

結局、二〇一四年、アルコール依存症患者の再発予防のために、第一選択薬であるナルトレキソン

〔日本では未承認〕、アカンプロサート〔日本での商品名はレグテクト〕で効果がない場合に、第二選択薬として、バクロフェンを一日三〇〇ミリグラムまで使用することが、フランス保健省より正式に認可された。この認可は、「一時的な使用推奨（temporary recommendation for use）」と呼ばれる三年間に限定したものであり、その間、治療を受ける患者は、副作用などの情報を収集され報告されることとなった。このバクロフェンは、断酒継続目的だけでなく、飲酒量低減を目的として使用することが許可された。この背景に、飲酒量低減を目的として他国ではナルメフェン〔日本での商品名はセリンクロ〕が認可されていたが、当時のフランスではまだ認可されていなかったことがあったようだ。二〇一八年一〇月、フランスは、「アルコール依存症に対するバクロフェンの有効性は現段階では確立してない」としながらも、アルコール依存症にバクロフェンを正式に承認した最初の国となった。このように、フランスにおけるバクロフェンの承認には、本書が大きく寄与したことは間違いない。

有効な薬物療法の使用が推奨されているにもかかわらず、臨床医は、必ずしも積極的に薬物療法を行っているわけではないことが指摘されている。オーストラリアの研究において、薬物療法を受けた人は、治療を受けたアルコール依存症患者のわずか約三％であり、さらに、治療ガイドラインが三か月以上の薬物療法を推奨しているにも関わらず、継続した人は二五％のみだった。イギリスにおいても、アルコール依存症の診断後一二か月間で薬物療法を受けた患者はわずか約一二％のみだった。さらに、アメリカで統合失調症、双極性障害、外傷後ストレス障害、大うつ病を併存したアルコール依存症患者の投薬率を調べたところ、併存する精神疾患に対する薬物療法は六一％から八五％の患者に用いられていたのに対して、アルコール依存症に対する薬物療法は、七%から一一%の患者に用いられていただけだった。アルコール依存症に対しては、その薬物療法の使用率が、不均衡に低いことが明らかである。

これらの薬物療法使用率の低さの理由には、それらの有効性が小さいことが考えられる。また、患者と治療者の両者において、これらの薬物についての知識が不足していることも考えられる。その他、副作用への懸念や、依存症を薬物療法で解決すべきではないといった感情的な要因もあるのかもしれない。

有効性がわずかであることは事実である。問題なのは、どのようなタイプの患者に、どの薬物療法が有効であるかが分かっていないことである。アルコール依存症は、多様性を持つ疾患と考えられる。例えば、アメイセン医師は不安症状が先行していた患者だったが、他の患者においては、それは必ずしも当てはまらないかもしれない。若年で発症する人もいれば、高齢になってから発症する人もいる。今後研究が進んで、どのようなタイプの患者に、どの薬物療法が最も有効であるかが明らかになれば、その情報に基づいて、治療選択ができるようになるだろう。さらには、どのような遺伝的要因を持つ人に、どの薬物療法がより有効であるかが分かれば、さらに薬物療法の有効性は高まると期待できる。このようなアプローチは個別化治療と呼ばれる。

また、新しい薬剤の開発も喫緊の課題である。この本で紹介されるバクロフェンもその中の一つである。アメイセン医師が意図したように、本書は、世界の多くの患者、市民、医師、研究者の興味を引き付けることに成功した。そして、アメイセン医師が目指した無作為化試験が行われた結果、バクロフェンの有効性を示すものと、有効性が示されなかった研究とが混在している。そのため、現時点においても、バクロフェンはアルコール依存症の標準的治療として推奨されてはいない。ただし、アメイセン医師の場合と同様に、アルコール依存症に苦しむ一人一人にとっては、回復するかどうかは命に係わるため、回復するまで様々な治療アプローチの試みを継続することが重要である。したがって、このアメイセン医師の回復までの奮闘と、バクロフェンという新しい選択肢は、アルコール依存症に苦しむ人たちにとっても、希望を与えてくれるものであることは間違いない。そして、バクロフェンについても、先ほど述べたように、どのようなタイプの患者により有効であるかについての知見が蓄積されれば、その有効性の向上につながる可能性がある。

現在、我が国においては、バクロフェンをアルコール依存症に使用したとする症例報告すらない状況であるため、バクロフェンの積極的な使用は推奨されない。しかし、もし使用するとすれば、どのような注意が必要だろうか。二〇一八年に、ヨーロッパを中心とする二七名の専門家により構成されたコンセンサスグループは、カリアリ声明として、バクロフェンの使用上の注意点を発表した。*その内容は、バクロフェン処方を検討する際に参考になると考えられるため以下に抜粋する。〔一部表現を変えている。また、原文は「アルコール使用障害」となっているが、ここでは、読者に分かりやすいように「アルコール依存症」と翻訳した。〕

カリアリ声明

- 薬の処方と治療の提供において考慮すべき薬物規制、法律、ケアモデル、償還制度は国ごとに異なる。

- 薬物療法は、中等度から重度のアルコール依存症の治療における一つの要素に過ぎないため、治療計画には、心理療法、対面またはウェブによる治療、地域やピアサポートグループも含めるべきである。
- アルコール依存症患者に対する薬物療法の目標は、断酒とアルコール摂取量の減少の両方であり、理想的には有害な量以下にすることである。
- バクロフェンは、アルコール依存症の治療薬として認可されていないため、その使用は適応外である。
- 臨床試験の大半は、解毒治療後にバクロフェンを開始している。臨床現場では、患者がまだ飲酒している状態で、適応外のバクロフェンが処方されるが、このような患者には、バクロフェンとアルコールの薬理学的相互作用による副作用（例えば、過度の鎮静）のリスクを警告する必要がある。
- バクロフェンは、アルコール依存症に対して承認された薬物療法に反応しなかった患者に対して第二選択薬として考慮されるべきである。しかし、承認されている薬物療法に禁忌のある患者（例えば、ジスルフィラムやナルトレキソンの使用が禁忌とされる進行した肝疾患の患者）においては、バクロフェンの適応外使用は第一選択薬の一つとして考慮されることがある。
- バクロフェンの一日投与量は、安全性、忍容性、患者の反応に基づいて決定されるべきである。
- 断酒、アルコール消費量の大幅な減少、またはアルコールへの渇望の大幅な減少を達成するために必要なバクロフェンの一日用量は、患者によって大きく異なり、一〇倍以上の幅がある。

●バクロフェンは、鎮静や過量投与などの副作用を最小限に抑えるため、低用量（一日五ミリグラム×三回）から開始し、徐々に漸増する必要がある（例えば、三日毎に一日五から一〇ミリグラム増量）。

●アルコール依存症に対する他の薬物（例：ジスルフィラム、ナルトレキソン、アカンプロサート、ナルメフェン）とバクロフェンを併用した場合のエビデンスはない。

●バクロフェンは、アルコール離脱症候群の治療において、ベンゾジアゼピン系の代わりに使用すべきではない。これは、けいれんや振戦せん妄など、アルコール離脱症候群の生命を脅かす可能性のある合併症の発症を予防するエビデンスがないためである。

●本剤は主に腎臓から排泄されるため、バクロフェン投与開始前に腎障害の既往を考慮する必要がある。腎機能障害患者におけるバクロフェンの管理は、バクロフェン中毒のリスクが高いため、処方する場合は、厳重な監視が必要である。

●アルコール依存症患者に認められるバクロフェンの最も頻度の高い副作用は、鎮静、疲労感、眠気、傾眠、睡眠障害または不眠、めまい、頭痛、口渇、知覚異常、筋収縮、吐き気、筋肉痛および関節痛である。副作用の多くは、バクロフェン治療の開始時、または投与量を急激に増加させた場合に発生する。

●多くの副作用は用量に相関する傾向があるが、副作用の発現または重症度に対する他の要因の関与も否定できない。

●バクロフェンと他の鎮静剤（アルコールを含む）との併用は、相加的な副作用（例えば、鎮静、眠気、傾眠）があるため、特に注意が必要である。

●アルコール依存症や他の併存疾患を持つ患者、例えば、バクロフェンは発作閾値を下げる可能性があるため、てんかんの既往を持つ患者、軽躁および躁病のリスクを高めるため、気分障害の患者、意図的な過剰摂取のリスクがあるため、自殺念慮または自殺未遂の既往を持つ患者では、特に注意が必要である。

●バクロフェンによる治療は、離脱症状のリスクを回避するために、突然中断してはならない。一日の投与量はゆっくりと減らしていくべきである（例えば、一週間に五から一〇ミリグラム）。

本書は、啓発という視点からも価値が高い。私たちは、アメイセン医師が、バクロフェンのみの力で回復したわけではないと考える。アメイセン医師の粘り強い、認知行動療法への取り組みやアルコホーリクス・アノニマスへの参加、良心的な精神科医との関係は、それだけでアメイセンを回復に導いたわけではないが、彼の回復の土台になっていることは間違いない。読者は、これらの心理的社会的な治療の実際をも概観することになる。アメイセン医師も、これらに意味がなかったとは一言も言っておらず、回復するためには、それだけでは不十分だったことを言っているだけである。本文中の、ところどころで、その重要性について記載されていることからも、アメイセン医師がそのような治療に支えられていたことが伺われる。

また、アメイセン医師の闘病記録は、アルコール依存症からの回復の過程で、何度も再飲酒する背景には、生物学的な要素があることを読者に分かりやすく伝えている。依存症を抱える人の苦しみを、リアルに理解することは、簡単ではない。飲まなければよいだけではないか？と考えるのが一般的な大勢の見方であり、医療者においてさえも、残念ながらそのような見方が未だにあるのが実情である。多くのアルコール依存症の方の話をたくさん聞く機会がない限り、飲酒を控えることの難しさを想像することは非常に難しい。アメイセン医師の壮絶な戦いの記録は、神経生物学的な原因による医学的症状である渇望の強烈さを、生物学的牢獄という表現で、読者に説得力をもって教えてくれる。

以上の点から、本書は医療関係者、依存症の人々はもちろんのこと、広く一般の人々にぜひとも読んで欲しい名著である。人々のアルコール依存症への理解が促進され、依存症は数ある病気の中の一つで、依存症者も他の病気の人と同じように、敬意と思いやりを持って対応されるべきであるとの著者の願いが実現することを、私たちは強く願っている。さらには、アルコール依存症に対する薬物療法の研究がさらに進められることを切望している。

橋本望、樋口進

二〇二二年三月三〇日

＊ Agabio R., Sinclair J. M., Addolorato G., et al. Baclofen for the treatment of alcohol use disorder: the Cagliari Statement. *The Lancet Psychiatry* 2018; 5 (12), 957-960.

訳者謝辞

本書の存在を教えてくれ、翻訳について助言をくれたマシュー・デービッドソン氏に感謝したい。また、一緒にバクロフェンに関する論文を読んでバクロフェンに関心をもってくれた同僚の塚原優先生に感謝したい。最後に、本書の出版にあたり、大変お世話になった青土社の篠原一平氏に、感謝したい。

なお、本文中〔 〕で囲んだ部分は訳者による補足である。

橋本望、橋本信子

【著者】

オリビエ・アメイセン（Olivier Ameisen）
ニューヨークで活躍したフランス人の循環器内科医。アルコール依存症に長年苦しんだのち、バクロフェン baclofen という筋弛緩剤が実験動物の依存物質への渇望を抑制することを知り、自らに試し、アルコール依存症の克服に成功した。

【訳者】

橋本 望（はしもと・のぞむ）
キングス・カレッジ・ロンドン精神医学・心理学・精神科学研究所にて依存症学修士課程修了。岡山大学医学部大学院卒業。精神科医。医学博士。現職は、岡山県精神科医療センター医局長。精神神経科学会専門医・指導医、精神保健指定医。日本アルコール・アディクション医学会学術評議員、アルコール関連問題学会編集委員、NPO法人リカバリーポイント（鳥取ダルク・岡山ダルク）理事。共著書に『新アルコール・薬物使用障害の診断治療ガイドライン』（新興医学出版社）、『やってみたくなるアディクション診療・支援ガイド』（文光堂）など、訳書に『アディクションのメカニズム』（金剛出版）、監訳に『マッピングを用いた依存症支援マニュアル 本人の気づきを促すビジュアルツール』（星和書店）など。

橋本信子（はしもと・のぶこ）
国際基督教大学人文科学科卒業。岡山大学文学研究科修士課程（米文学専攻）卒業。一九九一年より川

崎医療福祉大学勤務（二〇〇二年～二〇一二年まで教授）。著書に『アメリカ作家とヨーロッパ』（共著、英宝社、一九九六年）、『アイリス・マードックを読む』（共著、彩流社、二〇〇八年）など。訳書に『アイリス・マードック随筆・対談集』（共訳、大学教育出版、一九九九年）。

【解説】

樋口 進（ひぐち・すすむ）

国立病院機構久里浜医療センター名誉院長・顧問

WHO物質使用・嗜癖行動研究研修協力センター長

慶應義塾大学医学部客員教授

藤田医科大学医学部客員教授

補遺

この補遺は、バクロフェンの依存症治療における有効性に関する要旨と論文を再録したものである。私オリビエ・アメイセンの症例報告は、アルコール依存症を完全に抑制した医学文献上最初の症例であり、その後の2つの症例報告も、バクロフェンによる用量依存的なアルコール依存症の抑制を記述している。この3つの症例報告の後に、いくつかの関連するトピックの要旨と論文を掲載している。それらは、アルコールの渇望と不安を軽減する低用量バクロフェンの有効性、動物実験におけるコカイン、ヘロイン、アルコール、ニコチン、アンフェタミン摂取意欲に対するバクロフェンの用量依存的な抑制、神経学における緩和ケアでの高用量バクロフェンの長期安全性、依存症患者には先行する不安障害や気分障害が圧倒的に多く、そのことが依存症の根底にある不快感にも対処できるバクロフェンのような治療薬の必要性を示していること、依存症治療薬としてバクロフェンが有効である理由の1つは、体内で多くの部位に作用する内因性に発現しているGHBの欠乏をバクロフェンが補っている可能性があることについてである。

バクロフェンとアルコールの完全抑制

症例報告 1

『アルコールとアルコール依存症』誌　Vol.40, No.2, pp.147-150, 2005

高用量バクロフェンを用いたアルコール依存症の症状と害の完全かつ長期的な抑制：医師の自己症例報告

Complete and prolonged suppression of symptoms and consequences of alcohol-dependence using high-dose baclofen: a self-case report of a physician

オリビエ・アメイセン

要旨

目的：動物におけるバクロフェンの用量依存的な動機づけ抑制効果は、ヒトにも適用可能で、すなわちヒトにおいても渇望を抑制し断酒を持続させることができるかどうかを検証する。

方法：神経科医は、侵襲的な治療を行わないで痙縮をコントロールするために 300mg/日（現在アルコール依存症に用いられている用量の 10 倍）までの高用量経口バクロフェンを安全に使用している。私は、アルコール依存症と不安症を併発した医師で、バクロフェンを 30mg/ 日から始めて、3 日ごとに 20mg ずつ増やし、さらに渇望時には 20 ～ 40mg/ 日を（任意に）追加する方法で高用量を自己処方した。

結果：渇望に対処するのが容易になった。5 週間後に渇望抑制用量の 270mg/ 日（体重 1kg当たり 3.6mg）に達した後、苦労することなくアルコール依存症の症状から解放され、その状態は今に至るまで 9 か月間ずっと続いている。不安はよくコントロールされている。120mg/ 日に減量したところ、傾眠は消失し、現在 8 か月間その用量を続けてきた。

結論：高用量バクロフェンはアルコール依存症の症状および害を完全かつ長期に抑制し、不安を緩和した。治癒とウェルビーイングを統合したこのモデルは、医学的監督のもと、無作為化試験で検証されるべきである。このモデルは、併存する不安症状の緩和と共に、物質依存症の症状を、薬物療法によって用量依存的に完全かつ長期に抑制するという、新しい概念を提供するものである。

序論

アルコール依存症の症状（渇望、とらわれ）は慢性的なものと定義されており (Morse and Flavin, 1992)、現在の治療アプローチは、このような症状は減弱させることはできても抑制することはできない、という考えに基づいている。そのため、臨床試験では、より低度の渇望を伴う断酒を目標とすることが明言されている (Addolorato et al., 2000, 2002a; Pelc et al., 2002; Froehlich et al., 2003; Johnson et al., 2003, 2004)

私は、精神疾患の診断・統計マニュアル第 4 版（米国精神医学会 , 1994）に従って、アルコール依存症と不安障害の併存と診断された医師である。私は急性離脱けいれんのために入院したことがある。不安障害は、依存症よりも何年も先行していた。

私は、断酒の促進や渇望の軽減のために提案された薬の推奨量を試してきた（「患者と方法」を参照）。私は、薬物を使用した場合も使用しない場合も、長期の断酒を達成

してきた。しかし、常にアルコールへの渇望やとらわれを経験しており、そのような状況で断酒を達成するためには、常に精いっぱい注意力を働かせることが要求されるだけでなく、日々の計画を立てることが要求された。

バクロフェンは強力なγ - アミノ酪酸（$GABA_B$）受容体作動薬で、痙縮のコントロールに臨床的に用いられている（Davidoff, 1985）。

(i) アルコール依存症患者において、30mg/ 日（～ 0.5mg/kg）の低用量バクロフェンは、断酒を促進し、アルコールの渇望及び消費を低減し、増量を制限するような副作用がないことが示された（Addolorato et al, 2000, 2002a,b）。

(ii) ラットにおいて、10 倍までの用量（5mg/kg）で、バクロフェンは、コカインの自己投与、アルコールを消費する動機を抑制し、コカイン、アルコール、ヘロイン、ニコチン及びデキストロアンフェタミンの自己投与を減弱させる（Roberts and Andrews, 1997; Shoaib et al, 1998; Xi and Stein, 1999; Colombo et al, 2000, 2003; Fattore et al, 2002; Brebner et al, 2004）。それぞれの物質に対する効果は、用量依存的である。アルコールでは、上限 3 mg/kg までが必要である。

(iii) 多発性硬化症では、神経科医は、侵襲的な髄腔内療法のリスクから患者を守るために、痙縮をコントロールする目的で、長期高用量経口バクロフェン（270mg/ 日）を安全に使用している（Smith et al., 1991）。バクロフェンの安全性に関する 1967 年以降の記録を考慮すると、痙縮の治療経験を持つ神経科医は、傾眠や筋力低下のいずれかが、またはその両方のために治療を制限する必要がない限り、バクロフェンを 300mg/ 日まで使用することを躊躇しない（John Schaefer, Cornell University Medical College, 個人的に尋ねた見解）。バクロフェンの記録されている最高用量の過量投与（2g の急速摂取）においても、患者は生存した（Gerkin et al., 1986）。

私は、用量依存的な抑制作用はヒトにも適用可能であり、動物実験で用いられた用量範囲でバクロフェンを使用すれば、アルコール依存症患者の渇望と飲酒動機が抑制される臨界量に達し、そうなれば再発リスクを大幅に軽減できるかもしれないと仮定した。

バクロフェンは、不安障害にも有効に使用されており（Breslow et al., 1989; Drake et al., 2003）、不安やうつ気分を含めた、アルコール依存症患者の感情障害の改善に有効であることが示された（Krupitsky et al., 1993; Addolorato et al., 2002a, b）。不安はアルコール依存症に圧倒的に多く見られる併存疾患であり（Grant et al., 2004）、不安に対する有効性は、アルコール依存症に用いられる他の薬剤（ジスルフィラム、ナルトレキソン、アカンプロサート、トピラマート）では示されていない。私は不安を軽減するためにバクロフェンを 1 年以上（2002 ～ 2003 年）使用した。180mg/ 日まで徐々に増量し、身体的および全般的な健康状態はかなり改善したが、渇望や飲酒の再発を抑えることはできなかった。当時は、それ以上の用量が安全であることを知らなかったため、私は 180mg/ 日以上には増量しなかった。

文献を分析することにより、私は、バクロフェンが、理論的には、併存する不安を同時に軽減しながら、渇望を完全に抑制することができる唯一の単剤療法であることに気づいた。私を担当した医師たちは、そのことを納得しないままだったが、私は、増量を制限するような副作用がない限り、1 日の最大投与量として 300mg/ 日（4mg/kg）の高

(3)　補遺

用量バクロフェンを自己処方することにした。

患者と方法

2004年1月9日、私は50歳のフランス系アメリカ人の白人男性医師で、アルコール依存症とそれ以前からの不安障害を併存していた。1997年以来、度重なる緊急入院、緊急外来受診、解毒を経験し、何年も入院および外来リハビリテーション治療を受けた。医学的な後遺症はない。典型的な飲酒日には、最大750mlのスコッチを飲酒した。治療として、ジスルフィラムを500mg/日服用した(服用中も飲酒した)。その後、ナルトレキソン(50mg/日)、アカンプロサート(2g/日)、バクロフェン(180mg/日)を、それぞれ12〜18か月間、薬物療法として連続して服用した。続いて、トピラマート(300mg/日)を3か月間服用した。ナルトレキソンとアカンプロサートは、渇望や再発を抑えるはっきりした効果が認められなかったため、中止した。この間、私は認知行動療法とアルコホーリク・アノニマス(AA)のミーティングから恩恵を受けた。AAミーティングには1日2回程度参加し、1年間でおよそ700回のミーティングへの参加を7年以上続けた。

不安は、ブスピロン、特異的セロトニン再取り込み阻害薬、バルプロ酸、カルバマゼピンでも改善しなかった。2003年5月、完全な断酒を目指して、バクロフェンを漸減し、概説されたスケジュールに従って、トピラマートを自己処方した(Johnson et al., 2003)。私は、(記憶、言語における)副作用にもかかわらず、300mg/日のトピラマートを3か月間継続した。しかし、トピラマートは不安を軽減する効果はなく、私は深刻な再発を経験した。

2004年1月9日、再発後の断酒1日目にバクロフェン単剤の経口投与を開始した。10mgを1日3回(30mg/日)、3日ごとに20mg/日を追加し、渇望あるいは間歇的なストレスや不安が大きい場合には1回20〜40mg/日を必要に応じて追加で内服することにした。渇望は午後または夕方に現れるため、不均等な用量設定にして、朝は少な目、たとえば31日目(230 mg/日)では50 mg、90 mg、90 mgのように服用した。

主要評価項目には、断酒に加え、あらゆる状況下(ストレスの多い状況や不安)で、アルコールへの無関心(たとえば、レストランで、アルコールに関連した、会話、目に入るもの、場所、匂い)、渇望、とらわれ、アルコールの夢に関する、個人的な評価が含まれていた。

その他の評価項目には、不安、筋緊張、睡眠の質、一般的なウェルビーイング、バクロフェンの副作用に関する個人的な評価が含まれていた。血液学的パラメーター、肝酵素を含む生化学を評価する血液検査が、3か月目と5か月目に実施された。

結果

2004年1月9日以来、私は飲酒していない。解毒は、ベンゾジアゼピン系薬剤の場合よりも倦怠感が少ないことが特徴だった。バクロフェン服用1日目から不安は大幅に減少し、筋肉の緊張は治まり始め、睡眠は安らかなものになった。渇望の発生時に、バクロフェンを20〜40mg追加で服用すると、1時間以内に深いリラックス状態になり、その後、傾眠が起こった。深いリラックス状態の段階では、認知行動療法やAAのテクニックを使って飲酒を我慢することがより容易だった。渇望があるとき、バクロフェン

の追加投与で1時間以内に確実に闘いを止めることができると分かっていることは、とても役立った。15日目以降、アルコールの夢は一度も見なくなった（通常は1か月に1回以上）。37日目（2004年2月14日）、バクロフェン270mg/日（3.6mg/kg）で、アルコール人生で初めてアルコールへの渇望や欲求を経験しなかった。友人とレストランにいても、人が飲んでいることに無関心だった。このようなことは、これまで一度もなかった。眠気のためにバクロフェンの量をさらに増やすことはできなかったが、20～40mgの追加投与は必要なかった。12日間、270mg/日で、渇望のない状態が続き、アルコールに無関心でいられた。この状態では、傾眠が不都合な副作用となったので、49日目から63日目にかけて、120mg/日（1.6mg/kg）に徐々に減量した。63日目からは、ストレスのかかる場面で時々40mgを必要に応じて追加しながら、だいたい、この120mgを安定した投与量に固定した。私は、それから二度と傾眠を経験していない。筋力低下は起こらず、他の副作用もなかった。血液検査は正常範囲内を維持した。

アルコール依存症の症状から完全に解放されて9か月目の今、私はアルコールに無関心のままである。断酒は私にとって自然なことになっている。私はもうアルコールを中心とした生活設計をしなくなった。アルコールのことを考えることもなくなった。予測不可能な飲酒エピソードの結果（予約をキャンセルしたり、ブラックアウトになること）を予想して対処せざるを得なかったため、以前はできなかった、個人的な活動や仕事上のプロジェクトを引き受けることができた。認知行動療法で教わったように、アルコールがあるかもしれない場所、状況、社会的環境、休暇を避けた。スーパーマーケットで酒類コーナーをもう気にとめることもなくなった。これらの変化のいくつかは、親類や友人たちから指摘された。

私は、再発や恥ずかしい、あるいは危険なアルコールに関連した状況に陥るのではないかという予期不安に悩まされることは、もはやなくなった。不治の病という汚名をきせられている病気にかかっていることに、もう落ち込まなくなった。

アルコール依存症の症状から解放されたことで、私の自尊心は大幅に改善した。

考察

AA、認知行動療法、リハビリテーションセンターでの経験や医学文献の中で、渇望またはその他のアルコール依存症の症状や弊害が薬物療法によって完全に抑制されたという報告に、私は今まで出会ったことがなかった。

ここでは、高用量バクロフェンを用いて、どのように、アルコール依存症のすべての徴候と害を完全に抑制することに成功し、同時にしかも初めて、併存する難治性不安を9か月連続で制御できたかについて記述している。しかし、渇望、不安、抑うつを評価するために妥当性が検証された尺度を使用しなかったため、この報告には「個人的視点」の側面があることを私は強調したい。

症状抑制投与量（SSD：symptom-suppressing dose）という考え方

私のアルコール依存症の渇望とその他の症状を抑制したバクロフェンの用量（SDD）は270mg/日（アルコール依存症臨床試験で用いられた量の9倍）だった。しかし、不安を抑制するその後の維持量である最大120mg/日（1.6mg/kg）により、渇望の再発を完全に防ぐことができた。このことから、維持量はSSDよりはるかに低いことが示唆

された。私は経験的にSSDに到達した。臨床試験において、SSD（最も強い手がかり刺激に繰り返し暴露されることに完全に無関心になる）は、患者から医師へのフィードバックと妥当性が検証された尺度に基づいて臨床的に決定されるべきであると私は考える。私は、私一人の監督下で用量漸増を開始し、実施せざるを得なかった。しかし、増量は適切に計画された研究の下でのみ行われるべきであり、傾眠、筋力低下やバクロフェンの他の副作用に関連するリスクのために、入院の可能性も含めた厳格な医学的監督なしに、いかなる患者にも再現されるべきではない。

ウェルビーイング、併存症、服薬遵守の問題

私のアルコール依存症は、全く何もないところから発生したわけではない。アルコール依存症になるずいぶん前から、慢性的な不安がずっと続いていた。依存症になるまで、私はアルコールを精神安定剤として使用していた。アルコール使用障害やほとんどの物質使用障害は、独立した気分障害や不安障害と、密接に関連しており、その関連は重要である (Grant et al., 2004)。不安が軽減されることで、ウェルビーイングが促進され、そうするとアルコールによる「さらなる」軽減は不要になる。

最近の臨床試験では、アルコール依存症患者のQOLの改善において、プラセボに対するトピラマートの優位性が立証された（Johnson et al., 2004)。著者らは、このような効果（12週間の試験期間を超えて評価されていない）は、中程度のアルコール依存症患者でのみ得られる可能性があると指摘している。私の依存と不安の深刻さは、私がトピラマートの恩恵を受けられなかった理由を説明するかもしれない。

最近の多施設共同試験では、経口ナルトレキソンの服薬遵守に問題があるため、完全断酒率を向上させるには経口ナルトレキソンよりも月1回の筋肉内ナルトレキソン注射剤が有利であることが示された（Kranzler et al., 2004)。ナルトレキソンは、ジスルフィラム、アカンプロサート、トピラマートと同様に、不安症状の軽減に有効であるとはされていない。これに対して、バクロフェンは、不安に対する追加的な効果によって、服薬遵守を促し、私にとって効果的な単剤療法となった。

深いリラックス感

渇望があるとき、そのような状況では、努力することが不安を引き起すため、認知行動療法の技法を応用するのは、私には常に非常に困難だった。対照的に、渇望があった最初の37日間（バクロフェン投与量を増加していた）では、バクロフェン追加投与で深いリラックス感が得られて、渇望に対抗し飲酒を避けるために認知行動療法とAAの技法を使うことが以前よりはるかに容易だった。バクロフェン20〜40mg追加投与後、1時間以内に確実に深いリラックス感が得られた。

耐性

珍しいことではあるが、痙縮でバクロフェン髄腔内投与を何年も続けていると耐性が生じ、投与量の微調整が必要になることが報告されている（Nielsen et al., 2002)。たとえ、耐性が生じた場合でも、他の薬剤の効果が証明されるまで、安全に増量する余地が私には十分にある。

バクロフェンの推定される作用機序

GABA神経伝達を促進する薬物（バクロフェン、トピラマート）は、アルコールおよびコカイン依存症の治療に有望である（Addolorato et al., 2000, 2002a, b; Johnson et al., 2003, 2004; Shoptaw et al., 2003; Kampman et al., 2004）。GABA神経伝達は、不安障害および気分障害の病態生理学における重要な共通項である（Brambilla et al., 2003; Nemeroff, 2003）。GABA調節は、アルコール依存症の臨床的発現がバクロフェンによって遮断されるメカニズムとして、非常に可能性の高いものである。しかし、高用量では、バクロフェンによる、さらなるメカニズムが加わることは排除できない。ヒトの依存症診断基準に類似した行動が、最近ラットで報告されている（Deroche-Gamonet et al., 2004）。この新しい動物モデルによって、バクロフェンが依存を反転させるメカニズムについて、さらなる研究が可能になるはずである。

慢性的な治療

現在、私はバクロフェンを主として不安をコントロールするために使用している。バクロフェンの服用をやめることは考えていないので、依存症状が再発するかどうか、また、どの程度の低用量で再発するかはわからない。数か月間アルコールに無関心であったことを意識的に認識することで、症状が再発した場合の行動様式が変わるのだろうか？バクロフェンによるアルコール依存症の症状抑制で達成された新しい状況は、生涯にわたってバクロフェン治療を続ける必要性を減らしたり無くしたりする認知行動療法などの他のアプローチによる効果を検討する機会をもたらすと私は考える。さらに、新たに報告されたラットの依存症モデルで、生涯にわたるバクロフェン治療の必要性を研究することができる（Deroche-Gamonet et al., 2004）。

本報告の大きな限界は、研究ではなく、自己症例報告であることである。しかし、本報告は、物質依存症状の発現を遮断し、同時に不安にも介入するという、新しい治療概念を示唆している。この症例はプラセボ効果に起因する可能性もあるが、臨床試験でこのような完全かつ長期の効果を示した報告はないため、その可能性は低いと考えている。高用量バクロフェンの有効性は、アルコール依存症の症状を用量依存的に抑制するという概念の妥当性を確認するために、厳格な医学的監督下にある無作為化試験で再現性が検証されるべきである。

謝辞

著者の自己報告に対して、パリのサンタンヌ病院の元精神科医長で、フランス・アルコール学会の運営評議会のメンバーであるジャン＝ポール・デコンベ博士が医師の署名付きの確認書を提供してくれた。彼は、著者を5年前から知っている。バクロフェンを販売しているどの企業とも金銭的あるいはその他のつながり、または、その他の利益相反がないことを筆者は明言する。

文献

Addolorato, G., Caputo, F., Capristo, E. et al. (2000) Ability of baclofen in reducing alcohol craving and intake: II — a preliminary clinical evidence. Alcoholism: Clinical and Experimental Research 24, 67–71.

Addolorato, G., Caputo, F., Capristo, E. et al. (2002a) Baclofen efficacy in reducing alcohol craving and intake: a preliminary double-blind randomized controlled study. Alcohol and Alcoholism 37, 504–508.

Addolorato, G., Caputo, F., Capristo, E. et al. (2002b) Rapid suppression of alcohol withdrawal syndrome by baclofen. American Journal of Medicine 112, 226–229. American Psychiatric Association (1994) Diagnostic and Statistical Manual of Mental Disorders. APA, Washington, DC.

Brambilla, P., Perez, J., Barale, F. et al. (2003) GABAergic dysfunction in mood disorders. Molecular Psychiatry 8, 715, 721–737.

Brebner, K., Ahn, S. and Phillips, A. G. (2004) Attenuation of D-amphetamine self-administration by baclofen in the rat: behavioral and neurochemical correlates. Psychopharmacology (Berl) Jul 22 [Epub ahead of print].

Breslow, M. F., Fankhauser, M. P., Potter, R. L. et al. (1989) Role of gamma-aminobutyric acid in antipanic drug efficacy. American Journal of Psychiatry 146, 353–356.

Colombo, G., Agabio, R., Carai, M. A. et al. (2000) Ability of baclofen in reducing alcohol intake and withdrawal severity: I. Preclinical evidence. Alcoholism: Clinical and Experimental Research 24, 58–66.

Colombo, G., Vacca, G., Serra, S. et al. (2003) Baclofen suppresses motivation to consume alcohol in rats. Psychopharmacology (Berl) 167, 221–224 [Epub April 1, 2003].

Davidoff, R. A. (1985) Antispasticity drugs: mechanisms of action. Annals of Neurology 17, 107–116.

Deroche-Gamonet, V., Belin, D. and Piazza, P. V. (2004) Evidence for addiction-like behavior in the rat. Science 305, 1014–1017.

Drake, R. G., Davis, L. L., Cates, M. E. et al. (2003) Baclofen treatment for chronic posttraumatic stress disorder. The Annals of Pharmacotherapy 37, 1177–1181.

Fattore, L., Cossu, G., Martellotta, M. C. et al. (2002) Baclofen antagonizes intravenous self-administration of nicotine in mice and rats. Alcohol and Alcoholism 37, 495–498.

Froehlich, J., O'Malley, S., Hyytia, P. et al. (2003) Preclinical and clinical studies on naltrexone: what have they taught each other? Alcoholism: Clinical and Experimental Research 27, 533–539.

Gerkin, R., Curry, S. C., Vance, M. V. et al. (1986) First-order elimination kinetics following baclofen overdose. Annals of Emergency Medicine 15, 843–846.

Grant, B. F., Stinson, F. S., Dawson, D. A. et al. (2004) Prevalence and co-occurrence of substance use disorders and independent mood and anxiety disorders: results from the National Epidemiologic Survey on Alcohol and Related Conditions. Archives of General Psychiatry 61, 807–816.

Johnson, B. A., Ait-Daoud, N., Bowden, C. L. et al. (2003) Oral topiramate for treatment of alcohol dependence: a randomized controlled trial. Lancet 361, 1677–1685.

Johnson, B. A., Ait-Daoud, N., Akhtar, F. Z. et al. (2004) Oral topiramate reduces the consequences of drinking and improves the quality of life of alcohol-dependent individuals: a randomized controlled trial. Archives of General Psychiatry 61, 905–912.

Kampman, K. M., Pettinati, H., Lynch, K. G. et al. (2004) A pilot trial of topiramate for the

treatment of cocaine dependence. Drug and Alcohol Dependence 75, 233–240.

Kranzler, H. R., Wesson, D. R., Billot, L. et al. (2004) Naltrexone depot for treatment of alcohol dependence: a multicenter, randomized, placebo-controlled clinical trial. Alcoholism: Clinical and Experimental Research 28, 1051–1059.

Krupitsky, E. M., Burakov, A. M., Ivanov, V. B. et al. (1993) Baclofen administration for the treatment of affective disorders in alcoholic patients. Drug and Alcohol Dependence 33, 157–163.

Morse, R. M. and Flavin, D. K. (1992) The definition of alcoholism. The Joint Committee of the National Council on Alcoholism and Drug Dependence and the American Society of Addiction Medicine to Study the Definition and Criteria for the Diagnosis of Alcoholism. The Journal of the American Medical Association 268, 1012–1014.

Nemeroff, C. B. (2003) The role of GABA in the pathophysiology and treatment of anxiety disorders. Psychopharmacological Bulletin 37, 133–146.

Nielsen, J. F., Hansen, H. J., Sunde, N. et al. (2002) Evidence of tolerance to baclofen in treatment of severe spasticity with intrathecal baclofen. Clinical Neurology and Neurosurgery 104, 142–145.

Pelc, I., Ansoms, C., Lehert, P. et al. (2002) The European NEAT program: an integrated approach using acamprosate and psychosocial support for the prevention of relapse in alcoholdependent patients with a statistical modeling of therapy success prediction. Alcoholism: Clinical and Experimental Research 26, 1529–1538.

Roberts, D. C. and Andrews, M. M. (1997) Baclofen suppression of cocaine self-administration: demonstration using a discrete trials procedure. Psychopharmacology (Berl) 131, 271–277.

Shoaib, M., Swanner, L. S., Beyer, C. E. et al. (1998) The $GABA_B$ agonist baclofen modifies cocaine self-administration in rats. Behavioral Pharmacology 9, 195–206.

Shoptaw, S., Yang, X., Rotheram-Fuller, E. J. et al. (2003) Randomized placebo-controlled trial of baclofen for cocaine dependence: preliminary effects for individuals with chronic patterns of cocaine use. The Journal of Clinical Psychiatry 64, 1440–1448.

Smith, C. R., LaRocca, N. G., Giesser, B. S. et al. (1991) High-dose oral baclofen: experience in patients with multiple sclerosis. Neurology 41, 1829–1831.

Xi, Z. X. and Stein, E. A. (1999) Baclofen inhibits heroin selfadministration behavior and mesolimbic dopamine release. The Journal of Pharmacology and Experimental Therapeutics 290, 1369–1374.

『アルコールとアルコール依存症』誌　vol.42, no.2, pp158-160, 2007

高用量バクロフェンを用いたアルコール依存症の症状と渇望の抑制

Suppression of symptoms of alcohol dependence and craving using high-dose baclofen

ウィリアム・バックナム

要旨

目的：動物におけるバクロフェンによるアルコール摂取意欲の抑制がヒトにも適応できるかをさらに調べること。方法：他のアルコール治療法に対して忍容性不良である、あるいは効果がなかった患者にバクロフェンを 140 mg/ 日まで投与し試された。結果：患者はアルコールへの渇望ととらわれの劇的減少を報告した。結論：高用量バクロフェン療法はアルコール依存症の症状と害の完全かつ長期的な抑制に関連していた。

序論

過去の 10 年間、科学者たちは、薬物およびアルコール依存症の根底にある神経生物学の理解へ向けて重要な進歩を遂げてきた。それに伴い、新しい薬物療法が開発され、標準的アルコール療法（個別および / あるいはグループの支持的心理療法、認知行動療法、12 ステッププログラム）で治療された患者の転帰を大幅に改善することが示されてきた。これまで 3 つの薬剤がアメリカ食品医薬品局（FDA）に承認されている。FDA の承認の順に挙げると、ジスルフィラム、経口ナルトレキソン、アカンプロサート、そして、最近のナルトレキソンの徐放性（30 日）懸濁注射剤。後者は発売されたばかりで、臨床ではまだ広く使われるようにはなっていない。Garbutt ら（2005）は、アルコール依存症患者においてナルトレキソン注射剤が 1 か月の多量飲酒日数を減少させることを示したが、その試験の長期観察期間でその日数が減少し続けることはなかった。これは、ナルトレキソンがアルコールへの渇望を完全に消すと示されていないためと考えられる。いくつかの研究で、渇望は飲酒行動を予測することが示されている（Bottlender and Soyka, 2004）。それにもかかわらず、渇望は依然として定義があいまいな概念である。渇望に関する臨床的評価の重要性は、まだ不明確である。多量飲酒日の減少は、経口ナルトレキソン（Balldin et al., 2003）、トピラマート（Johnson et al., 2003）、10㎎ 1 日 3 回のバクロフェン（Addolorato et al., 2002）の無作為化試験、およびアカンプロサートの非盲検試験（Soyka and Chick, 2003）で既に確認されている。

アルコール渇望について検証済みの動物モデル（Koob, 2000）において、これらの薬剤の一つである $GABA_B$ 受容体作動薬であるバクロフェンは、高用量でアルコール摂取への意欲を完全に抑制することが示されている。この抑制効果は用量依存的である（コロンボ et al., 2003）。アカンプロサートも、アルコール嗜好性ラットにおけるアルコール自己摂取を減少させることが示されている（Cowen et al., 2005）。ナルトレキソンはアルコールの自己摂取を減少させたが、除去することはできなかった。トピラマートに関しては、動物実験のデータはない（Ameisen, 2005a）

不安障害（Breslow et al., 1989; Drake et al., 2003）および感情障害に関連した不安

(Addolorato et al., 2002a,b, 2006) は、バクロフェンによって緩和されることが示されている。臨床的に重大な不安は、一般的にアルコール依存症に併存する(Grant et al., 2004)。アルコール依存症に対して使用される他の薬剤については、不安に対する有効性は示されていない(Ameisen, 2005b)。したがって、文献レビューによると、バクロフェンは、併存する不安を軽減しながら、渇望を完全に抑制することができる唯一の薬剤であると思われる。

これまで発表されたデータには、『アメリカ医師会誌』の編集者への手紙(Ameisen, 2005a) とオリビエ・アメイセン医学博士が自分自身を研究対象として用いて著した症例報告(Ameisen, 2005a) で報告したものがある。アメイセン医師はそれ以前に、推奨された用量のジスルフィラム、経口ナルトレキソン、アカンプロサート、トピラマートを服用し、認知行動療法とアルコホーリクス・アノニマス(AA) を利用して長期間の断酒を経験したことがある。ブスピロン、選択的セロトニン再取り込み阻害薬、バルプロ酸、カルバマゼピンを試したにもかかわらず、アメイセン医師のアルコール渇望とアルコール依存症に先行して存在していた不安症状は持続していた。動物における用量依存的なアルコール摂取の抑制(3mg/ 体重 1kg) が、ヒトに適応できると仮定して、アメイセン医師は自身に試した。最初の 37 日間は、バクロフェンを 270mg/ 日(3.6mg/ 体重 1kg) まで自己処方し、アルコール依存症になって初めて、アルコールへの渇望がない状態を経験した。実際、彼はアルコールに対して完全かつ持続的な無関心状態が、不安の大幅な軽減とともに、報告の時点で 9 か月間続いていたと報告している。その後、傾眠のため 120mg/ 日に減量し、ストレスのかかる状況では 40mg を適宜追加して服用した。その結果、傾眠は緩和され、筋力の脱力感やその他の副作用はみられなかった。血液検査の結果は正常範囲だった。

患者と方法

A 氏は 59 歳の既婚者で、度々全国大会を主宰し、何百人もの前で話をする成功したビジネスマンだ。安定した家庭生活を楽しみ、喫煙はせず、慢性的病気はなく、定期的に運動をしている。抑うつと不安を治療するために心理士と精神科医の両方と良い関係を築いていたにもかかわらず、2005 年 5 月に依存症専門の精神科医としての筆者の診察を求めてきた。彼は、大うつ病性障害と診断されていた。彼の症状は過去 2 ～ 3 年の間、パロキセチンに反応した。パロキセチンを服用する前に、彼はフルオキセチン、シタロプラム、セルトラリンを試したが、当時はアルコールを多量に摂取していたため、その効果が薄れたと考えている。

彼は、アルコール依存症であることを自発的に認め、アルコール依存症の強い家族歴があることを明らかにした。参加したことがある AA に対して強い嫌悪感を示し、再び行くことを考えようとはしなかった。外来の物質依存症プログラムを勧めたが、関心を示さなかった。カウンセリングのセッションで、断酒を目指すように助言された。

しかし、彼の切なる願いは、自分の飲酒をコントロールすることで、予測不可能な形で飲酒が続き、仕事上で困惑したり、あるいは一時的に何もできない状態になったりすることがないようになることだった。その目的に向けて、ミシガン大学で提供されるドリンクワイズ(賢く飲む)プログラム(Drink wise program)を既に終了していた。このプログラムでは、認知行動療法の技術を用いて、アルコール乱用の診断を受けた人たち

を、彼らがそう希望するならば制御されたやり方で飲めるように支援する。しかし、このプログラムは彼には効果がなかった。そのことで、アルコール乱用ではなくアルコール依存症だと彼自身が自分で認めるに至ったのは良かった。

彼はすでに別の精神科医を通じてナルトレキソンを内服していた。アルコール渇望が弱まるまでに、最初のうちは100mg/日の用量が必要だった。しかしながら、この効果も短期間しか続かず、筆者の診察を受けにやって来たときには、150mg/日を服用しても、明らかな効果はなかった。彼はまだ1週間に平均35単位、1回に最高12単位のアルコールを摂取していた。そのような飲酒が健康、仕事、家庭生活に及ぼす潜在的な害について、心配していた。筆者は、150mg/日のナルトレキソンを続けて、アカンプロサートを2g/日追加するように勧めた。1か月後、渇望も飲酒も減少していなかったので、代わりにトピラマートを試すように筆者は提案した。トピラマートも同じように、何の効果もなく、喚語困難（word-finding difficulties）を認めた。これは彼には耐えられない副作用だった。

2005年9月、この時点で、バクロフェンを試すことが合意された。渇望を評価する尺度と臨床検査値は用いられなかった。最初の1か月間、1日3回の服用で、用量を100mg/日にまで徐々に増やしていき、完全に満足いく反応が得られたと報告した。飲酒は今では「異次元」と彼は感じていた。ストレスを感じたときには、140mg/日まで増量した。副作用として、鎮静作用ではなく、軽いリラックス感があっただけだった。この恩恵は、ナルトレキソンで経験したように減少することはなくて、彼はバクロフェンを「私の奇跡の薬」と言い続けた。たとえ飲酒しても、週に12単位、1回に3単位までで、飲酒から得る多幸感は薄れていた。別の精神科医の指導で、彼はパロキセチンの服用を止め、抑うつと不安の再発を経験し、イフェクサーXR75mgを短期間試したが上手くいかず、パロキセチンに戻った。

考察

20年以上、回復のために苦しむ物質依存症の患者の治療に携わってきた経験から、筆者はAAやナルコティクス・アノニマスの支持者で、これらと繋がることが質の高い回復への最も可能性のある道筋だと信じている。しかし、筆者が精神医学的な併存症を上手く治療したと思うときでさえ、そのような自助グループに繋がっていようがいまいが、明らかに最善の努力をしているにもかかわらず再発の衝動に抵抗できない患者に、筆者は繰り返し直面してきた。このような患者には、経口ナルトレキソンかアカンプロサート、あるいはその両方を組み合わせることが有効であることを、筆者は経験してきた。ジスルフィラムが効くと思う患者には、ジスルフィラムを利用するようにしたが、渇望現象を減らすためにジスルフィラムに頼ることはなかった。筆者はまだナルトレキソン注射剤で患者を治療した経験はない。

A氏は、現在FDAに認可されているアルコール依存症治療薬やトピラマートに対しても、満足な抗渇望反応が得られない、非常に多数の患者を代表していると筆者は考える。筆者の報告は、彼が高用量バクロフェンに対して満足いく反応を経験し、重大な副作用なしにそれが10か月以上続しているというものだ。経口ナルトレキソンにはあったが、バクロフェンには耐性を生じなかった。バクロフェンに対する耐性は重度の痙縮に何年も髄腔内投与した場合にのみ、まれに報告されてきた（Nielsenら、2002）。アメ

イセン医師の経験とは対照的に、バクロフェン単独ではA氏の不安や抑うつを十分に緩和できないため、選択的セロトニン再取り込み阻害薬（SSRI; パロキセチン）の使用が必要に思われた。

症例研究なので、本報告には明らかに限界がある。偽薬反応の可能性がある。しかし、もしそうであるなら、ナルトレキソンとアカンプロサートの単独または併用、あるいはトピラマートを加えた試みで反応がなぜ現れなかったのかを、明確には説明できない。様々な神経疾患（脊椎損傷、多発性硬化症）から起きる筋痙縮のある患者の長期の緩和ケアのために高用量バクロフェンが40年近く使われ、重篤または不可逆的な有害事象の報告がないことを考えれば、バクロフェンは依存症患者を治療する我々の努力に追加できる安全で効果的な忍容性の高い補助剤となるかもしれない。低血圧、糖尿病患者における血糖コントロールの変化、鎮静、発作コントロールの変化などが可能性のある副作用である。高用量バクロフェンに関して、アルコール渇望の消失とその潜在的な影響を検証するために、無作為化試験が行われるべきである。

謝辞

アメイセン医師のサポートと彼の経験の共有に感謝する。

文献

Addolorato, G., Caputo, F., Capristo, E. et al. (2002a) Baclofen efficacy in reducing alcohol craving and intake: a preliminary double-blind randomized controlled study. Alcohol and Alcoholism 37, 504–508. Addolorato, G., Caputo, F., Capristo, E. et al. (2002b) Rapid suppression of alcohol withdrawal syndrome by baclofen. American Journal of Medicine 112, 226–229. Addolorato, G., Leggio, L., Abenavoli, L. et al. (2006) Baclofen in the treatment of alcohol withdrawal syndrome: a comparative study vs diazepam. American Journal of Medicine 119, 276.e13–276.e18. Ameisen, O. (2005a) Naltrexone treatment for alcohol dependency. Journal of the American Medical Association 294, 899–900; author reply 900.

Ameisen, O. (2005b) Complete and prolonged suppression of symptoms and consequences of alcohol-dependence using high-dose baclofen: a self-case report of a physician. Alcohol and Alcoholism 40, 147–150. Balldin, J., Berglund, M., Borg, S. et al. (2003) A 6-month controlled naltrexone study: combined effect with cognitive behavioral therapy in outpatient treatment of alcohol dependence. Alcohol and Clinical Experimental Research 27, 1142–1149. Bottlender, M. and Soyka, M. (2004) Impact of craving on alcohol relapse during, and 12 months following, outpatient treatment. Alcohol and Alcoholism 39, 357–361. Breslow, M. F., Fankhauser, M. P., Potter, R. L. et al. (1989) Role of gamma-aminobutyric acid in antipanic drug efficacy. American Journal of Psychiatry 146, 353–356.

Colombo, G., Vacca, G., Serra, S. et al. (2003) Baclofen suppresses motivation to consume alcohol in rats. Psychopharmacology (Berlin) 167, 221–224. Cowen, M. S., Adams, C., Kraehenbuehl, T. et al. (2005) The acute anti-craving effect of acamprosate in alcohol-preferring rats is associated with modulation of the mesolimbic dopamine system. Addiction Biology 10, 233–242. Drake, R. G., Davis, L. L., Cates, M. E. et al. (2003) Baclofen treatment for chronic posttraumatic stress disorder. The Annals of Pharmacotherapy 37, 1177–1181. Garbutt, J. C., Kranzler, H. R.,

O'Malley, S. S. et al. (2005) Vivitrex Study Group. Efficacy and tolerability of long-acting injectable naltrexone for alcohol dependence: a randomized controlled trial. Journal of the American Medical Association 293, 1617–1625. Grant, B. F., Stinson, F. S., Dawson, D. A. et al. (2004) Prevalence and cooccurrence of substance use disorders and independent mood and anxiety disorders: results from the National Epidemiologic Survey on Alcohol and Related Disorders. Archives of General Psychiatry 61, 807–816.

Johnson, B. A., Ait-Daoud, N., Bowden, C. L. et al. (2003) Oral topiramate for treatment of alcohol dependence: a randomized controlled trial. Lancet 361, 1677–1685. Koob, G. F. (2000) Animal models of craving for ethanol. Addiction 95(Suppl 2), 573–581. Nielsen, J. F., Hansen, H. J., Sunde, N. et al. (2002) Evidence of tolerance to baclofen in treatment of severe spasticity with intrathecal baclofen. Clinical Neurology and Neurosurgery 104, 142–145. Soyka, M. and Chick, J. (2003) Use of acamprosate and opioid antagonists in the treatment of alcohol dependence: a European perspective. American Journal of Addiction 12(Suppl 1), 569–580.

『臨床精神薬理学誌』vol.27, no.3, pp.319-320, 2007

統合失調症アルコール依存症患者におけるバクロフェンのアルコール摂取と渇望の抑制：症例報告

Baclofen suppresses alcohol intake and craving for alcohol-dependent patients in a schizophrenic alcohol-dependent patient: a case report

編集部へ：

アルコール使用障害（AUD：Alcohol Use Disorder）は統合失調症患者においてよく認められる。Epidemiologic Catchment Area Study[1]は、統合失調症患者の約3分の1は生涯のいずれかの時期にAUDと診断されることを示している。過剰なアルコール摂取は、再発と入院の増加や、暴力や自殺企図の増加など、統合失調症患者に好ましくない結果をもたらす[2]。従って、統合失調症患者において飲酒量を減らすことが、治療プログラムにおける主要な目標としてみなされるべきである。最近、痙縮の制御に広く用いられているγ-アミノ酪酸$GABA_B$受容体のプロトタイプ作動薬であるバクロフェン[3]が、ヒトのアルコール依存症患者においてアルコール摂取量とアルコールに関する強迫観念[4,5]のみならず、アルコール離脱症候群に伴う症状[6]を軽減することが明らかにされた。また、最近の論文では、バクロフェンの高用量投与により、アルコール摂取とアルコールへの渇望が完全に抑制されたことが報告された[7]。これらの研究では、アルコール依存症患者におけるバクロフェンは安全で使用しやすいと思われると報告された。神経遮断薬の副作用である遅発性ジスキネジアや統合失調症の症状に対するバクロフェンの効果を検証するために、統合失調症患者を対象とした研究が行われた[8-10]。結果は、両方の効果に対してバクロフェンはプラセボと同様であることを示唆した。しかし、1日最大90mgまでのバクロフェン投与は、統合失調症症状を悪化させなかった[8,9,11-13]。さらに、最近の症例報告では、コカイン依存症と統合失調感情障害を抱える患者において、バクロフェンがコカインへの渇望を減少させ、有効性と安全性を示したと報告された[14]。アルコール依存症患者においてバクロフェンがアルコール摂取量を減らす効果があり、統合失調症症状を悪化させないことを考慮し、アルコール依存症である統合失調症患者におけるバクロフェンの有効性と安全性に関する評価を目的として、バクロフェンを投与した患者をここに記述して紹介する。

症例報告

1999年、49歳の男性外来患者が、迫害妄想と関係妄想、幻視、感情の平板化、意欲喪失を訴え、イタリアのカリアリ大学精神科に入院した。親族による詳細な報告によると、28歳のときにアルコール多量摂取と統合失調症の症状が出現している。

患者本人と親族から、1日のアルコール摂取量は、平均ワイン約2リットル（1日約16単位）と報告された。アルコール酩酊と統合失調症症状の増悪が頻繁に起こった後、アルコール依存症と妄想型統合失調症（精神障害の診断と統計マニュアル第4版の基準による）の診断にて内科と精神科病院に数回入院し、ハロペリドールとベンゾジアゼピ

ンによる治療を受けた。ジスルフィラムによる治療も受け、アルコホーリクス・アノニマスのミーティングにも参加していたが、アルコール摂取量の減少という点では、明らかな効果はなかった。1999 年から 2005 年まで、急性アルコール中毒の重篤なエピソードのため、彼はおよそ 1 年に 1 回入院していた。2005 年 7 月、私たちは本人とその家族に、アルコール摂取量を減らすための新たな薬物療法を提案した。具体的には、バクロフェンを使用するかどうかが話し合われた。そして、インフォームドコンセントが文書にて得られた。初回投与前に採血を行い、今後の多量飲酒の指標として、平均赤血球容積、アスパラギン酸アミノトランスフェラーゼ、アラニンアミノトランスフェラーゼ、γ - グルタミルトランスペプチダーゼが測定された。患者に対する検査として最初の 3 日間は 1 日 1 回、最初の 4 週間は 1 週間に 1 回、その後は 2 週間に 1 回という採血スケジュールが組まれた。AlcoSensor IV という飲酒検知器（Syen Elettronica, Gardigiano di Scorze`, ベネチア , イタリア）を用いた飲酒検知テストを各診察時に実施し、患者の呼気アルコール濃度を測定した。各診察時に、患者に以下の評価尺度が実施された：ツァン自己評価式抑うつ尺度、スピルバーガー状態不安検査、簡易精神医学評価尺度（BPRS)、臨床全般印象評価尺度（CGI：Clinical Global Impression）[改善度と重症度尺度]、渇望重症度を測定するための視覚アナログ尺度（VAS)[15]、妥当性検証された強迫的飲酒スケール（OCDS：the Obsessive-Compulsive Drinking Scale)[16] のイタリア語版。アルコール摂取は患者本人による自己報告と家族による確認が行われた。バクロフェン治療に関連した副作用も記録にとった。バクロフェンは、1 回 5mg、1 日 3 回、3 日間の経口投与で開始され、4 日目からは 1 回 10mg、1 日 3 回に増量された。患者は予定されたすべての診察に参加し、残薬を数えることにより、バクロフェンの錠剤を定期的に服用したことを確認した。副作用の報告はなかったが、治療のごく初期に軽い鎮静があったことが唯一の例外だった。

治療開始 1 週目から飲酒を止め，呼気アルコール濃度は治療期間中を通して陰性だった。OCDS と VAS スコアは治療開始後 4 週間からほぼ抑制された（表 1)。

統合失調症症状の重症度指標は治療中に減少する傾向があった（表 1)。逆に、不安やうつ病の重症度スコアはバクロフェン投与によって変化することはなかった。

バクロフェン投与期間を通して、アルコール摂取量の減少に伴って平均赤血球容積は 101 から 94fL に減少した。患者は 18 週目に 1 単位を飲酒したことを報告した。その後、最近報告されたバクロフェンの比較的高用量（最大 270mg/ 日）によるアルコール摂取およびアルコールへの渇望に対する有益な効果[7]を考慮して、バクロフェンを 25mg、1 日 3 回に増量した。治療開始 1 年後、48 週間にわたり飲酒と渇望がほぼ完全に抑制されたため、飲酒のエピソードは上記の 1 回のみだった。

考察

統合失調症とアルコール依存症を併発した患者の治療において、飲酒を抑制すること、あるいは少なくとも減らすことが主要な目標の 1 つである[2]。しかし、精神疾患を合併する AUD に対する有効な薬物療法を評価する研究はまだ初期段階にある。我々の知る限り、本例はアルコール依存症の統合失調症患者に対して、アルコール摂取量を減らす目的でバクロフェンを投与した最初の症例である。これまでの報告[11-13]と一致して、BPRS と CGI のスコアによって示されているように、バクロフェンによる治療はこの患

尺度	週									
	0	1	2	3	4	8	12	16	20	24
BPRS	36	33	33	30	29	25	33	29	33	26
CGI-S	6	6	6	6	5	5	4	4	4	4
CGI-I	7	3	3	3	3	3	2	2	2	1
OCDS	34	7	15	6	0	5	3	6	4	9
VAS	25	30	23	23	13	6	1	0	0	0
ZUNG	41	41	40	42	38	44	40	42	40	40
STAI	42	38	47	38	41	42	32	35	42	42

0 週目の数値はベースライン値（バクロフェン投与開始前）である。1 週目から 24 週目まではバクロフェン投与開始からの経過時間のこと。
BPRS は簡易精神医学評価尺度（Brief Psychiatric Rating Scale）；CGI-S は CGI- 重症度、CGI-I は CGI- 改善度；OCDS は強迫的飲酒スケール（Obsessive and Compulsive Drinking Scale）；VAS は視覚アナログ尺度（Visual Analog Scale）；ZUNG はツァン自己評価式抑うつ尺度（Zung Self-rating Depression Scale）；STAI はスピルバーガー状態不安検査（Spielberger State Anxiety Inventory）を示す。

表 1　バクロフェンで治療されたアルコール依存症である統合失調症患者における精神障害とアルコール渇望に対する異なる評価尺度のスコア

者の統合失調症の症状を悪化させることはなかった。逆に、バクロフェン治療により飲酒はほぼ完全に抑制され、関連した副作用は一切認められなかった。この観察は、バクロフェン治療がアルコール摂取量とアルコールへの渇望を有意に減少させることを示した最近の 2 つの研究結果と一致している[4,5]。興味深いことに、最近、別の GABA 作動薬がアルコール依存症の統合失調症患者に有効であることが示唆された。実際のところ、最近の症例報告で、GABA 作動性抗てんかん薬であるトピラマートが、アルコール依存症と統合失調症を併発した患者のアルコール摂取をいかに抑制したかということが記載されている[17]。結論として、今回の観察結果は、バクロフェンがアルコール依存症と統合失調症を併発した患者に対する新しい薬物療法として、今後適切にデザインされた研究で評価される可能性を示唆するものである。

ロベルタ・アガビオ , 医師＊ †
プリアモ・マラス , 医師 †
ジョバンニ・アドロラート , 医師 ‡
ベルナルド・カルピニエッロ , 医師 †
ジャン・ルイジ・ゲッサ , 医師＊

＊「ベナルド・B・ブロディ」神経科学部門
†カリアリ大学精神医学と公衆衛生学部門
‡カトリック大学医学部内科学研究所
agabio@unica.it

文献

1. Regier DA, Farmer ME, Rae DS, et al. Comorbidity of mental disorders with alcohol and other drug abuse. Results from the Epidemiologic Catchment Area (ECA) Study. J Am Med Assoc. 1990;264:2511–2518.
2. Le Fauve CE, Litten RZ, Randall CL, et al. Pharmacological treatment of alcohol abuse/dependence with psychiatric comorbidity. Alcohol Clin Exp Res. 2004;28:302–312.
3. Davidoff RA. Antispasticity drugs: mechanisms of action. Ann Neurol. 1985;17:107–116.
4. Addolorato G, Caputo F, Capristo E, et al. Baclofen efficacy in reducing alcohol craving and intake—a preliminary double blind randomised controlled study. Alcohol Alcohol. 2002;37:504–508.
5. Flannery BA, Garbutt JC, Cody MW, et al. Baclofen for alcohol dependence: a preliminary open-label study. Alcohol Clin Exp Res. 2004;28:1517–1523.
6. Addolorato G, Leggio L, Abenavoli L, et al. Baclofen in the treatment of alcohol withdrawal syndrome: a comparative study vs diazepam. Am J Med. 2006;119:e13–e18.
7. Ameisen O. Complete and prolonged suppression of symptoms and consequences of alcohol-dependence using high-dose baclofen: a self-case report of a physician. Alcohol Alcohol. 2005;40:147–150.
8. Gulmann NC, Bahr B, Andersen B, et al. A double-blind trial of baclofen against placebo in the treatment of schizophrenia. Acta Psychiatr Scand. 1976;54:287–293.
9. Bigelow LB, Nasrallah H, Carman J, et al. Baclofen treatment in chronic schizophrenia: a clinical trial. Am J Psychiatry. 1977;134: 318–320.
10. Soares KV, McGrath JJ. The treatment of tardive dyskinesia—a systematic review and meta-analysis. Schizophr Res. 1999;39: 1–16.
11. Glazer WM, Moore DC, Bowers MB. The treatment of tardive dyskinesia with baclofen. Psychopharmacology (Berl). 1985;87: 480–483.
12. Itil TM, Herkert E, Schneider SJ, et al. Baclofen in the treatment of tardive dyskinesia: open label study. Acta Ther. 1980;6: 315–323.
13. Nair NP, Yassa R, Ruiz-Navarro J, et al. Baclofen in the treatment of tardive dyskinesia. Am J Psychiatry. 1978;135:1562–1563.
14. Kaplan GB, McRoberts RL 3rd, Smokler HJ. Baclofen as adjunctive treatment for a patient with cocaine dependence and schizoaffective disorder. J Clin Psychopharmacol. 2004;24: 574–575.
15. Anton RF, Moak DH, Latham PK. The obsessive compulsive drinking scale: a new method of assessing outcome in alcoholism treatment studies. Arch Gen Psychiatry. 1996; 53:225–231.
16. Janiri L, Calvosa F, Dario T, et al. The Italian version of the obsessive-compulsive drinking scale: validation, comparison with the other versions and difference between type 1– and type 2–like alcoholics. Drug Alcohol Depend. 2004;74:187–195.
17. Huguelet P, Morand-Collomb S. Effect of topiramate augmentation on two patients suffering from schizophrenia or bipolar disorder with comorbid alcohol abuse. Pharmacol Res. 2005;52:392–394.

低用量バクロフェンと渇望の抑制

全文

『アルコールとアルコール依存症』誌　Vol.37, No.5, pp.508, 2002

アルコールの渇望および摂取量減少に対するバクロフェンの有効性：予備的二重盲検無作為化比較試験

Baclofen efficacy in reducing alcohol craving and intake: a preliminary double-blind randomized controlled study

ジョバンニ・アドロラート、ファビオ・カプート、エスメラルダ・カプリスト、マルコ・ドメニカリ、マウロ・ベルナルディ、ルイージ・ジャニリ、ロベルタ・アガビオ、ジャンカルロ・コロンボ、ジャン・ルイージ・ゲッサ、ジョバンニ・ガスバッリーニ
ローマ・カトリック大学内科学研究所および精神医学研究所（ローマ)、ボローニャ大学「G・フォンタナ」アルコール依存症研究治療センター（ボローニャ)、「ベルナルド・B・ブロディ」神経科学部（カリアリ大学)、C. N. R. 神経遺伝学および神経薬理学研究所（カリアリ)、神経科学 S.c.a.r.l.（カリアリ、イタリア）

要旨

目的：γ - アミノ酪酸（$GABA_B$）受容体作動薬であるバクロフェンは、近年、アルコール嗜好性ラットにおけるアルコール摂取量の減少、およびヒトオープン臨床試験においてアルコール消費量とアルコール渇望を減少させることが示されている。本研究はプラセボ対照二重盲検法により、アルコール依存症患者における断酒の促進と維持、およびアルコール渇望の軽減におけるバクロフェンの有効性を初めて評価することを目的としたものである。

方法：合計 39 名のアルコール依存症患者が連続的に本研究に登録された。断酒から 12 ～ 24 時間後、患者を無作為に 2 群に分けた。20 名の患者にはバクロフェンが、19 名の患者にはプラセボが投与された。薬とプラセボは連続 30 日間、経口投与された。バクロフェンは、最初の 3 日間は 15mg/ 日、残りの 27 日間は 30mg/ 日を、いずれも 1 日 3 回に分けて投与された。患者は毎週外来で観察された。外来日ごとにアルコール摂取量、断酒、アルコール渇望、および感情障害の変化が評価された。

結果：プラセボ群と比較して、完全に断酒できた被験者の割合、および研究期間全体にわたる累積断酒日数のいずれも、バクロフェン群の方が高かった。バクロフェン群では、プラセボ群と比較して、渇望の強迫行為性（obsessive）および強迫観念性（compulsive）の構成要素の減少が認められ、同様にアルコール摂取量も減少した。状態不安（state anxiety）の減少も、プラセボ群よりバクロフェン群に多く見られた。現在のうつ症状については、両群間に有意な差はなかった。バクロフェンは管理が容易であることが証明され、副作用が原因で治療を中断した患者はいなかった。バクロフェンへの渇望および／またはバクロフェン乱用の影響を受けた患者はいなかった。

結論：バクロフェンは断酒を促進し、アルコール渇望およびアルコール消費量を軽減する上で有効であることが証明された。参加した被験者数が少なかったことによる限界はあるものの、本予備的二重盲検試験の結果は、バクロフェンがアルコール依存症患者の

治療に有用な薬剤である可能性を示し、従ってさらなる研究を実施する価値があることを示唆している。

序論

近年、薬物療法と心理社会的介入（アルコホーリクス・アノニマスやその他のカウンセリングによる手法を含む）を併用することにより、アルコール依存症患者の寛解維持と、長期にわたる断酒に適したライフスタイルの確立に成功する割合が高まっている。しかしながらこれまで、有効性が実証された薬物は非常に少なく（Garbutt *et al.*, 1999; Swift, 1999; Kranzler, 2000）、渇望や飲酒行動の抑制喪失、遷延性離脱症状などのアルコール依存症候群の構成要素に対して良い影響を与える可能性のある新しい薬物治療の発見が、アルコール問題を抱える患者の治療において重要な進展となると考えられる（Garbutt *et al.*, 1999）。

バクロフェンは強い効果を持つ立体選択的なγ - アミノ酪酸（$GABA_B$）受容体作動薬であり、痙縮をコントロールするために臨床的に使用されている（Davidoff, 1985）。最近の前臨床実験では、身体的にアルコールに依存させたラットにおけるアルコール離脱症状、およびアルコール嗜好性ラットにおける自発的なアルコール摂取の両方を抑制するバクロフェンの有効性が実証されている（Colombo *et al.*, 2000, 2002）。さらに予備的なオープン臨床試験では、アルコール依存症患者におけるアルコールの渇望と摂取（Addolorato *et al.*, 2000*b*）およびアルコール離脱症状（Addolorato *et al.*, 2002）を軽減するバクロフェンの能力が確認されている。

今回の二重盲検無作為化プラセボ対照試験は、アルコール依存症患者におけるアルコール渇望、アルコール摂取、および断酒に対するバクロフェン短期投与の有効性を特定するために実施された。

患者と方法

合計 39 名のアルコール依存症患者（平均年齢± SD：47.3 ± 10.5 歳、1 日の平均飲酒単位：14.2 ± 7.9、平均依存症罹患年数：11.8 ± 4.2 年）が、連続的に本研究に組入れられた。適格基準は、(1) 年齢は 18 〜 70 歳、(2)DSM-IV（American Psychiatric Association, 1994）による現在のアルコール依存症診断、(3) 観察前 24 時間以内に最終飲酒があると報告されること、(4) 問い合わせ可能な家族が存在すること。除外基準は以下が存在すること：(1) 重篤な肝疾患、腎疾患、心疾患、あるいは肺疾患、(2) 向精神薬による治療中の精神疾患、てんかん、またはてんかん性痙攣、(3) ニコチン以外の薬物依存症。各患者は、バクロフェンの性質、投薬量、副作用の可能性、ならびにいつでも本研究を止めることができることに関する情報を受け取った後、本人のインフォームドコンセントを提出することが求められた。本研究のプロトコルは、本研究が実施されたローマ・カトリック大学およびボローニャ大学の倫理委員会ガイドラインに完全に準拠していた。

患者は無作為に 2 群に分けられた。20 名の患者（平均年齢：45.8 ± 10.6 歳、1 日の平均飲酒単位；17.6 ± 7.5 回、平均依存症罹患年数：12.6 ± 4.8 年）にはバクロフェン治療を、19 名の患者（平均年齢：48.8 ± 10.4 歳、1 日の平均飲酒単位；10.7 ± 6.7 回、平均依存症罹患年数：11.0 ± 3.4 年）にはプラセボ治療を行った。患者は、著者らのア

ルコール治療施設に連絡をしてきた人の中から募集された。無作為化は以下のように行われた：39名の継続患者に二重盲検法式でバクロフェンまたはプラセボのいずれかを投与した。バクロフェンとプラセボは連絡可能な家族メンバーに預けた。プラセボ錠は大きさ、色、形、味ともにバクロフェン錠と同じものにした。バクロフェンまたはプラセボは4週間連続で経口投与された。最初の3日間は、バクロフェン15mg/日を1日3回に分けて投与された。その後、バクロフェンの1日の服用量を30mg/日に増やし、1日3回に分けて投与された。服用量は以前のオープン臨床試験から得られた結果に基づいて選択され（Addolorato *et al.*, 2000*b*）、これは副作用を避けるために製薬会社が推奨する最小治療用量を表している。

アルコール離脱症状がバクロフェンまたはプラセボによって効果的にコントロールできなかった場合、ジアゼパム（体重1kgあたり0.5～0.75mg）の投与に基づく「レスキュー」プロトコルを適用することにした。しかしながら、この治療の介入を必要とした患者はいなかった。

すべての患者は、アルコール渇望に影響を及ぼす可能性のある薬物を使用しないよう強く勧告された。特にベンゾジアゼピン、抗うつ薬、メタドキシン、ナルトレキソン、アカンプロサート、γ-ヒドロキシ酪酸（GHB）、ならびにアルコール感受性薬剤（ジスルフィラムなど）の使用は、本研究期間中およびその後のフォローアップ期間中は禁止された。

研究期間中、各被験者は毎週外来の診察を受けた。各外来時に、以前記述された定期的な心理的支援カウンセリング（Addolorato *et al.*, 1993）が、毎回同じ専門スタッフによって提供された。渇望レベルは本研究の開始時（T0）および毎週の外来診察時（T1～T4）に、強迫的飲酒スケール（OCDS：the Obsessive-Compulsive Drinking Scale）を施行することによって評価された。OCDSは妥当性が検証されたスケールであり、渇望の強迫行為性および強迫観念性の構成要素を評価する2つのサブスケールで構成されている（Anton *et al.*, 1995）。断酒は以下を基準に、各外来時に評価された。(1)患者の自己評価［1日に消費される飲酒単位の平均としてアルコール摂取量を報告する（飲酒1単位は純アルコール量12gに相当）（Secretary of Health and Human Services, 1997）］、(2)家族との面接、(3)QED（Enzymatics Inc., Horsham, UK）による血液および唾液中のアルコール濃度の特定。断酒の総日数として定義される累積断酒期間（CAD：Cumulative abstinent duration）も、バクロフェンとプラセボ両群において算出された。さらに、アルコール乱用の主要な生物学的マーカー［アスパラギン酸アミノトランスフェラーゼ(AST)、アラニンアミノトランスフェラーゼ（ALT）、γ-グルタミルトランスペプチターゼ(GGT)、および平均赤血球容積（MCV）］が、本研究の開始時（T0）および終了時（T4）に測定された。最後に、状態不安と現在のうつ状態における起こり得る変化が、状態・特性不安検査（State and Trait Inventory）のY1軸（Spielberg *et al.*, 1983）、およびツァンうつ病自己評価尺度（Zung *et al.*, 1965）により、それぞれ評価された。

薬剤投与が中断された場合には、薬剤中止により考えられる副作用の有無が、最初の4週間、週単位で記録された。

バクロフェン群とプラセボ群における患者の年齢、依存症罹患年数、およびCADの統計的評価を、マン・ホイットニー検定によって行った。両群における脱落患者数と断酒維持患者数を、2×2表のフィッシャー正確確率検定［治療（バクロフェン；プラセ

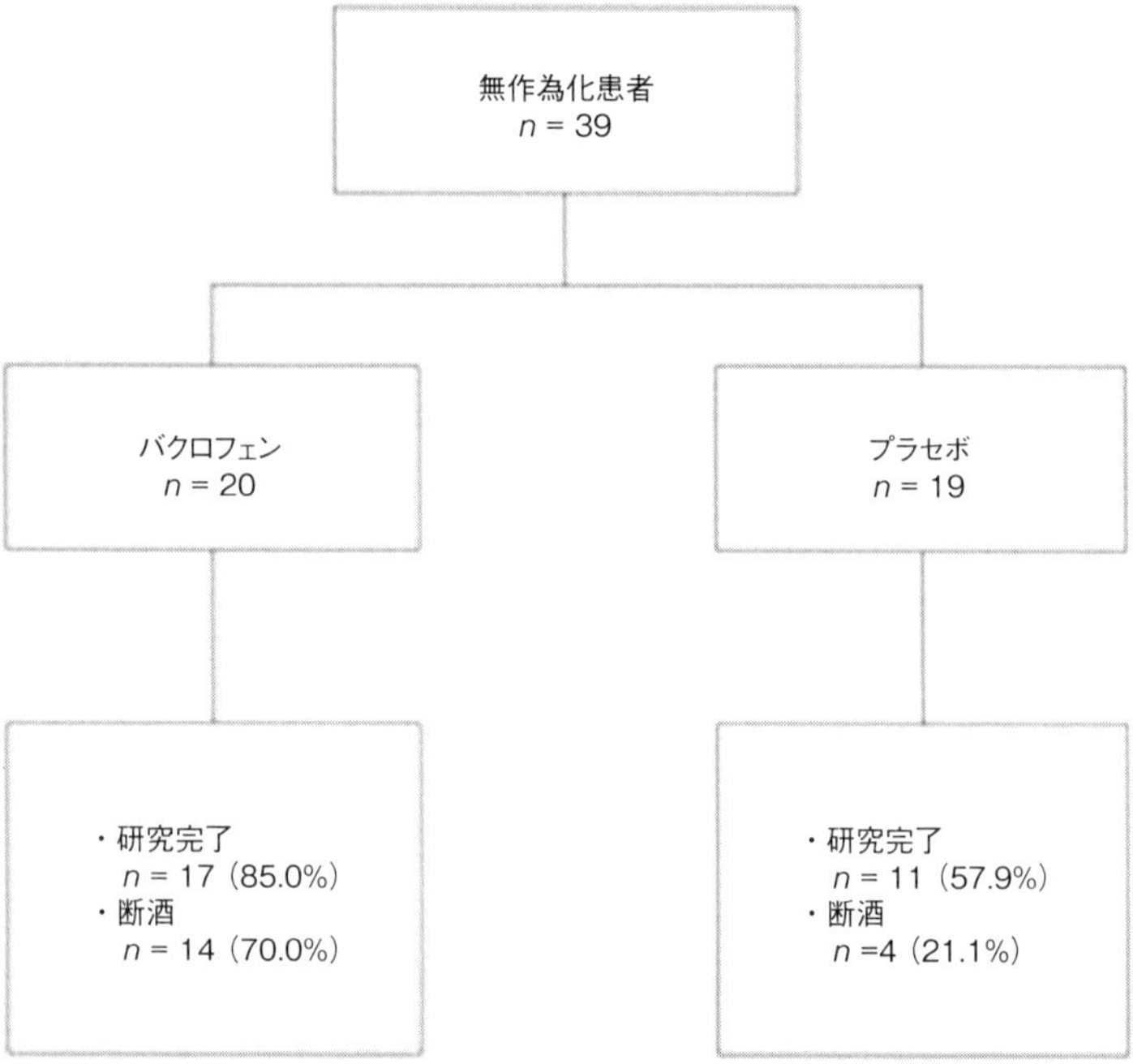

図1　募集、群割り当て、治療継続、完全断酒の達成および維持の成功に関する概略図

ボ）×脱落（有；無）または治療（バクロフェン；プラセボ）×断酒（有；無）］を用いて比較した。断酒を維持した患者数とCADは、ITT(intention-to-treat)解析（Lehert, 1993）で分析した。すなわち、脱落者を含む、すべての無作為化された患者を分析に入れた。この分析では、本研究終了前に治療を終了したすべての患者が断酒に失敗したと仮定され、最終週の外来時に入手したデータを元にCADが計算された。飲酒量、OCDSスケール、状態不安およびうつ状態のスケール、アルコール乱用の主な生物学的マーカーに対するバクロフェン効果の分析は、時間因子に反復測定、共分散にベースラインデータを用いた二元（治療×時間）配置共分散分析（ANCOVA）により行われた。

結果

平均年齢および平均依存症罹患年数には、2群間で統計的に有意な差は認められなかった（$P > 0.05$、マン・ホイットニー検定）。

募集、群割り当て、治療継続、完全断酒の達成および維持の成功に関する概略図を図1に示す。統計的有意性には達しなかったものの（$P = 0.06$、フィッシャー正確確率検

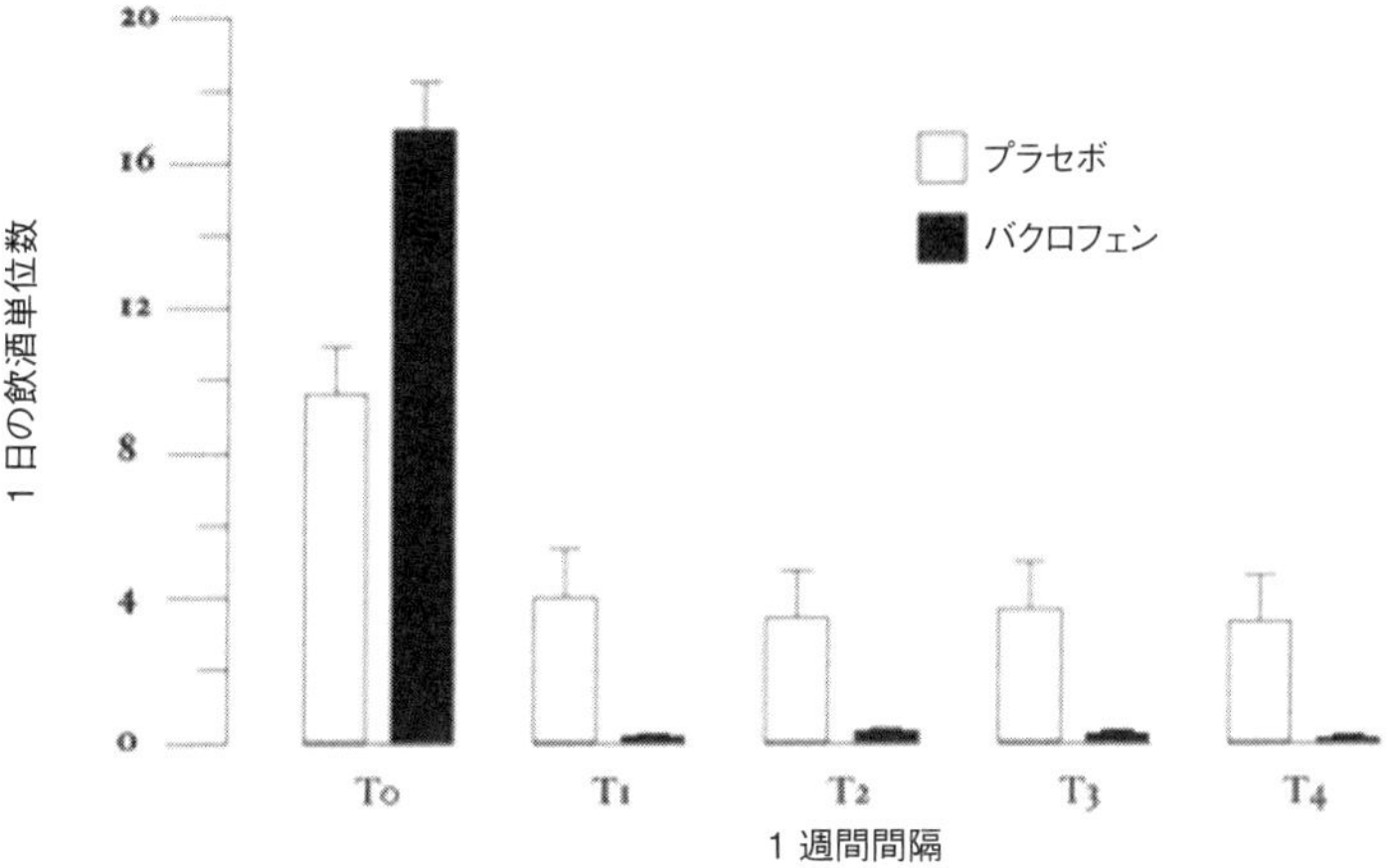

図2　研究開始時点（T0）と4週にわたる毎週外来時点（T1～T4）におけるバクロフェン群およびプラセボ群の1日の平均飲酒単位数。各値は17名のバクロフェン群患者および11名のプラセボ群患者の平均±SEMである。

定）、脱落者の数はプラセボ群よりバクロフェン群の方が低かった。実際、バクロフェン群の3名の被験者（15%に相当）とプラセボ群の8名の被験者（42.1%に相当）が脱落し、その後の統計的分析から除外された。

研究期間全体にわたって断酒を達成・維持した患者の数は、プラセボで治療した患者群（19人中4人、21.1%に相当）と比較し、バクロフェンで治療した患者群の方が有意に高かった（20人中14人、70.0%に相当）（$P < 0.005$、フィッシャー正確確率検定）。CADについては、バクロフェン治療患者がプラセボ治療患者の約3倍だった［それぞれ19.6 ± 2.6および6.3 ± 2.4（平均± SEM）；$P < 0.005$、マン・ホイットニー検定］。

図2は本研究の各観察時点における2群の患者が1日に摂取するアルコール単位を示している。ANCOVAによりアルコール摂取量に対する有意な治療効果が示された［Ftreatment(1,78) = 10.71, $P < 0.005$; Ftime(3,78) = 1.38, $P > 0.05$)］。バクロフェン群では、1日の平均飲酒単位数は治療の第1週目までにほぼ完全に抑制され、およそ18単位（T0時の値）から0.5単位未満（T1 ～ T4時の値）にまで減少した。プラセボ群では、1日の飲酒単位数は、おおよその平均値で10単位（T0）から3.5 ～ 4.5単位（T1 ～ T4）に減少した。

図3（上段）は、それぞれ異なる観察時における2群の渇望スコアを示している。ANCOVAはOCDS総スコアに対して、治療と時間両方の有意な効果を示した［$F_{treatment}(1,78) = 5.65, P < 0.05; F_{time}(3,78) = 10.30, P < 0.00005$］。T1からT4までのバクロフェン群におけるスコアは、プラセボ群で観察されたものより常に低かった。ANCOVAはさらに、強迫行為性［$F_{treatment}(1,78) = 4.60, P < 0.05; F_{time}(3,78) = 6.40, P < 0.0005$］（図3、中央の段）および強迫観念性［$F_{treatment}$ (1,78) =5.06, $P < 0.05$;

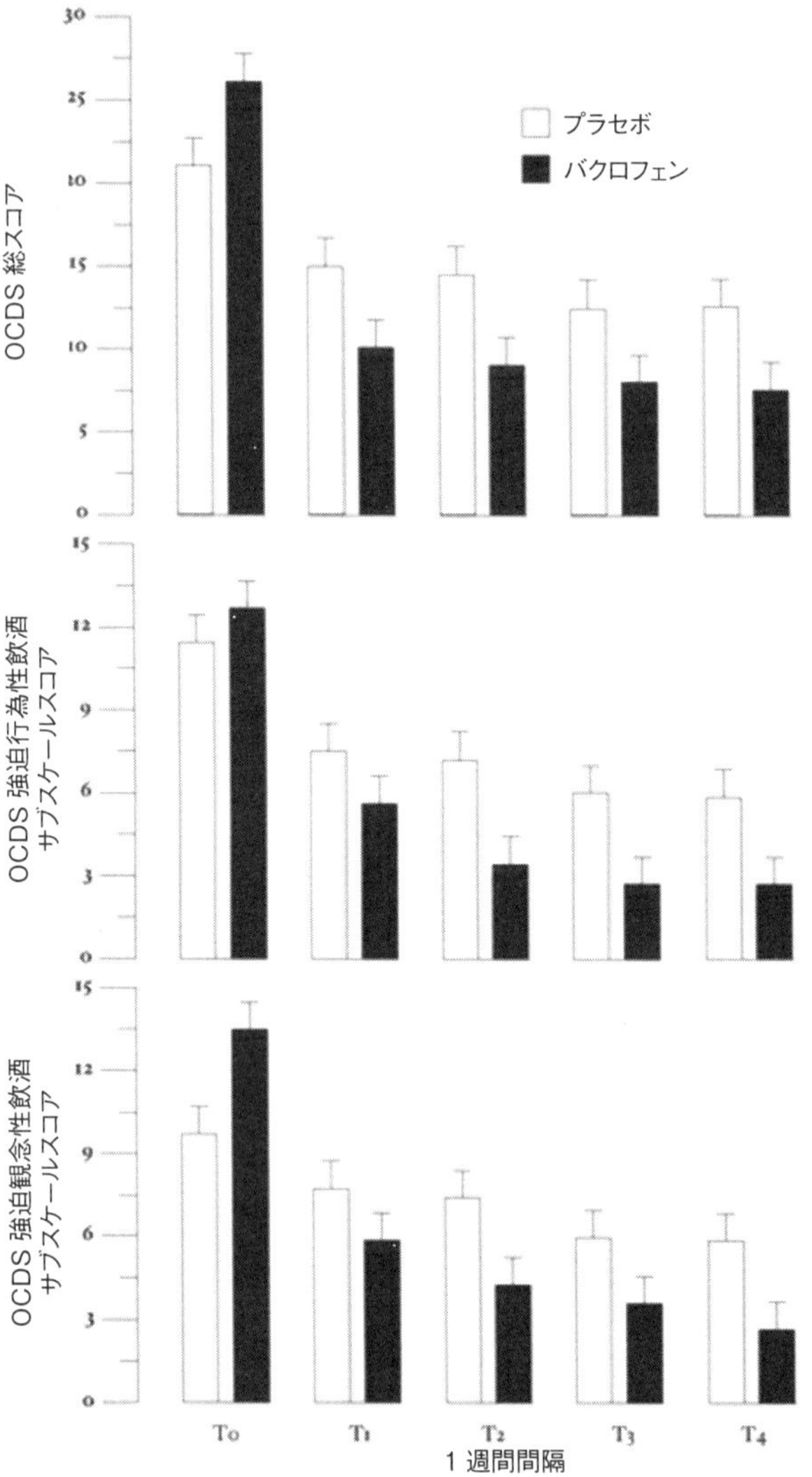

図3　研究開始時点（T0）と4週にわたる毎週外来時点（T1-T4）におけるバクロフェン群およびプラセボ群の強迫性飲酒スケール（OCDS）の総スコア（上段）、OCDS強迫行為性飲酒サブスケール（中央の段）、およびOCDS強迫観念性飲酒サブスケール（下段）スコア。各値は17名のバクロフェン群患者および11名のプラセボ群患者の平均±SEMである。

F_{time}(3,78)=11.53, $P < 0.00005$]（図3、下段）のOCDS飲酒サブスケールに対して治療と時間の有意な効果を示ており、T1〜T4全体にわたってバクロフェン群のスコアは常にプラセボ群より低かった。

ANCOVAは状態不安に対する治療と時間両方に有意な効果を示し［$F_{treatment}$(1,78) = 4.62, $P < 0.05$; F_{time} (3,78) = 3.05, $P < 0.05$］（図4、上段）、T1〜T4にわたって、バクロフェン群におけるスコアは常にプラセボ群より低かった。一方、うつ病スコアでは、有意差は認められなかった［$F_{treatment}$(1,78) = 0.70, $P > 0.05$; F_{time}(3,78) = 2.28, $P > 0.05$］（図4、下段）。

表1はバクロフェンまたはプラセボ投与前後の臨床検査値を示している。

投薬中止に至るような重大な全身または単一臓器の事象は報告されず、薬物投与を中断した患者はいなかった。忍容性はすべての患者において良好だった。以前に報告されているとおり（Addolorato *et al.*, 2000*b*)、主な副作用は、バクロフェン群では眠気（2名の患者）、疲労感（1名の患者）、めまい（1名の患者）であり、プラセボ群では腹痛（1名の患者）だったが、これらは薬物治療後1〜2週間以内で収まり、再発はなかった。薬剤により誘発された多幸感あるいは快感を報告した患者はいなかった。バクロフェンへの渇望を示す患者もいなかった。薬物投与中止時に、薬物離脱症状や薬物中止による副作用は認められなかった。

考察

最近の前臨床データ（Colombo *et al.*, 2000, 2002）および予備臨床データ（Addolorato *et al.*, 2000*b*, 2002）により、$GABA_B$受容体作動薬であるバクロフェンは、アルコール問題を抱える患者の治療に有効である可能性が示唆された。しかし、これまで、二重盲検無作為化プラセボ対照試験が実施されたことはなかった。評価した被験者の数が少なかったことによる限界はあるものの、本研究の結果は、アルコール依存症患者に対する比較的低用量のバクロフェンの投与は、断酒の促進と維持（完全断酒に達した患者数とCADの両面において)、アルコール摂取量の減少、「強迫観念性」および「強迫行為性」の特徴におけるアルコール渇望の抑制、および状態不安の軽減において、プラセボより有効であることを示している。しかし、バクロフェンは、現在のうつ状態の軽減という点ではプラセボとの差がなかった。

我々の以前の観察（Addolorato *et al.*, 2000*b*）と一致して、断酒またはアルコール摂取量の減少はバクロフェン投与の1週間以内に達成され、治療期間中にわたって維持された。プラセボに対するバクロフェンの有効性の増大は、渇望に対する抑制効果と関係している可能性がある。実際、この薬物は、渇望の構成要素である「強迫行為性」と「強迫観念性」の急速な減少を引き起こし、これは、OCDSサブスケール両方の平均スコアにおける即時の減少によって示された。バクロフェンの抗渇望効果は他の薬物乱用、特にコカイン使用者におけるコカインの乱用ですでに観察されている（Ling *et al.*, 1998）ことは注目に値する。バクロフェンの抗渇望効果は、エタノールの強化特性を媒介するニューロン基質を妨害する能力によるところが大きいと思われる。腹側被蓋野（VTA）に存在する$GABA_B$受容体は、アルコールを含む依存性薬物の強化特性を調節する主要な神経経路である中脳辺縁系ドパミンニューロンの活性を制御していることが報告されている（Di Chiara, 1995; Koob *et al.*, 1998; Spanagel and Weiss, 1999)。したがって、VTAの

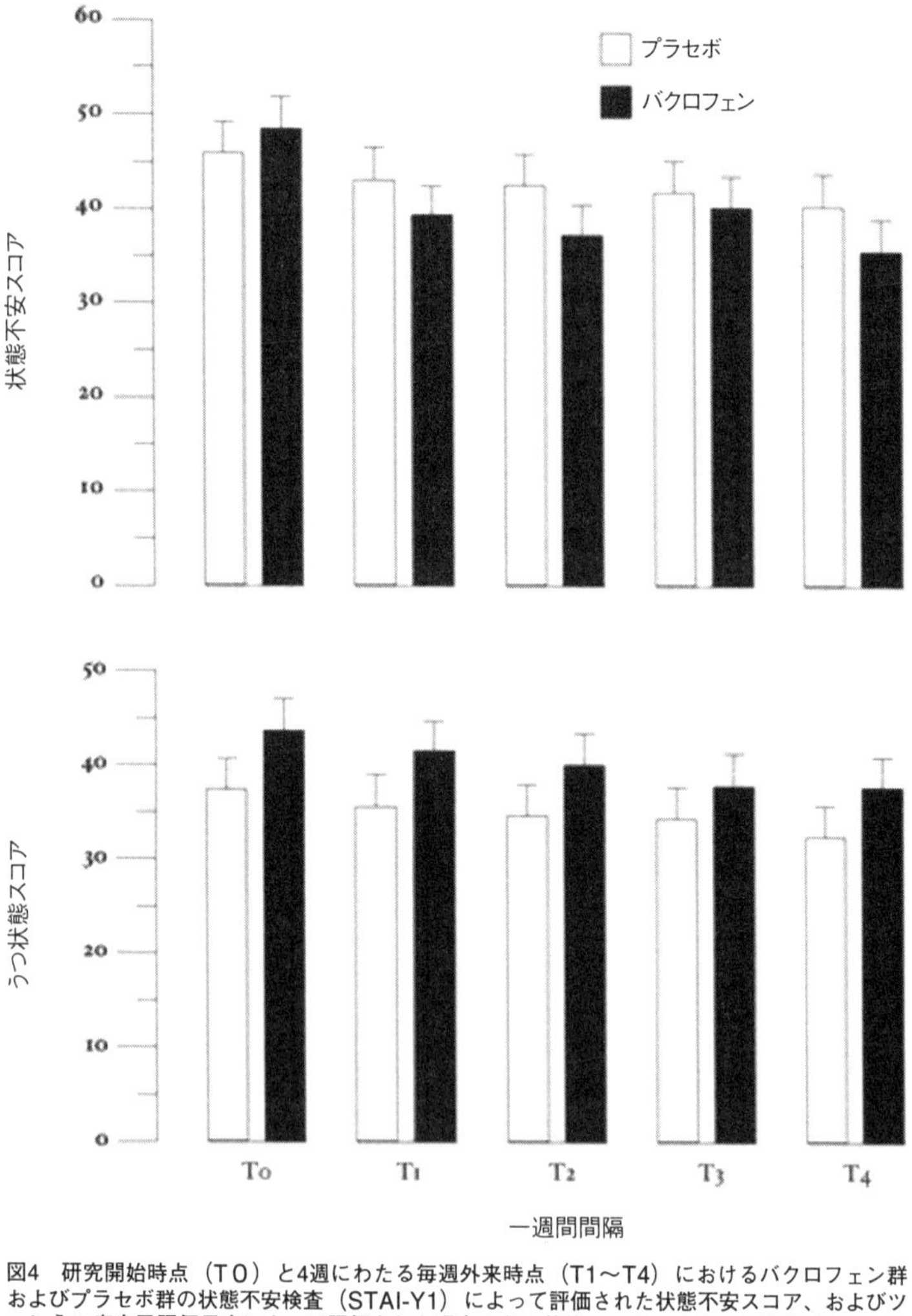

図4　研究開始時点（T０）と4週にわたる毎週外来時点（T1〜T4）におけるバクロフェン群およびプラセボ群の状態不安検査（STAI-Y1）によって評価された状態不安スコア、およびツァンうつ病自己評価尺度によって評価された現在のうつ状態スコア。各値は17名のバクロフェン群患者および11名のプラセボ群患者の平均±SEMである。

	T_0		T_4	
	プラセボ	バクロフェン	プラセボ	バクロフェン
MCV (m³)	**95.3 ± 2.8**	**95.7 ± 2.1**	**95.0 ± 2.7**	**93.7 ± 1.9**
GGT (81–99 U/l)	**103.6 ± 24.8**	**150.9 ± 41.8**	**50.5 ± 11.2**	**56.9 ± 16.7**
AST (7–45 U/l)	**45.6 ± 9.0**	**56.9 ± 13.3**	**26.9 ± 5.7**	**31.2 ± 7.4**
ALT (7–45 U/l)	**46.4 ± 8.6**	**62.7 ± 13.1**	**25.7 ± 3.9**	**32.1 ± 4.8**

MCV: 平均細胞量、GGT: γ- グルタミルトランスペプチターゼ、AST: アスパラギン酸アミノトランスフェラーゼ、ALT: アラニンアミノトランスフェラーゼ。各値は 17 名のバクロフェン群患者および 11 名のプラセボ群患者の平均 ±SEM である。

表1　研究開始時点（T0）と終了時点（T4）におけるバクロフェンまたはプラセボによる治療を受けた患者のアルコール乱用の主な生物学的マーカー

$GABA_B$ 受容体を薬理学的に刺激することにより、これらのニューロンの発火活性（Kalivas, 1993）のみならず、側坐核における神経末端からの基礎的ドパミン放出（Yoshida *et al.*, 1994）、およびアルコールによって刺激されるドパミン放出（Carta *et al.*, 2001）も抑制されることがわかっている。

さらに、アルコール離脱症状に対するバクロフェンの抑制効果（Addolorato *et al.*, 2002）により、患者が断酒を達成および維持できるようになった可能性がある。

バクロフェンはアルコール依存症患者の感情障害を改善するという Krupitsky ら（1993）による観察と対照的に、今回の試験では、バクロフェンは状態不安を軽減する効果はあるが、現在のうつ状態を軽減する効果はないことがわかった。今回の研究で認められた状態不安の減少と、Krupitsky ら（1993）が観察したバクロフェンによる 3 週間の治療後のアルコール依存症患者におけるうつ病の減少は、迅速な解毒（Addolorato *et al.*, 2002）および渇望の減少の両方を達成できるバクロフェンの能力の二次的なもので、その結果、身体的・精神的症状の迅速な減少につながったと仮定することができる。最後に、今回の研究でツァンうつ病尺度のスコアに有意な減少が見られなかったことは、本研究開始時に数名の患者に記録された比較的低いスコアに影響されている可能性があることを強調しておくべきだと考える。

以前の観察（Krupitsky *et al.*, 1993; Ling *et al.*, 1998; Addolorato *et al.*, 2000*a*）と一致して、バクロフェンはアルコール依存症患者に重篤な副作用をもたらさないことが証明された。さらに副作用は治療開始の最初の 1 週間のみに認められた。

前臨床データでは、バクロフェンは、アルコール模倣薬である γ - ヒドロキシ酪酸（GHB）といくつかの薬理作用を共有しており、GHB の渇望と乱用がアルコール依存症患者に観察されていることから、乱用されやすいと示唆している（Addolorato *et al.*, 2000*a*）。しかし、バクロフェンは多幸感をもたらす効果を示さず、処方された量以上を摂取した患者はいなかった。バクロフェンに乱用される傾向が無いことは、アルコールやその他の薬物依存症の薬理学的治療において重要な要素となる。

結論として、募集された患者数が少なく、観察期間が短いという限界があるものの、本予備的二重盲検試験の結果は、一方ではその抗渇望・抗報酬作用により、他方ではそ

の安全性により、バクロフェンがアルコール問題を抱える患者の治療において重要な役割を担う可能性があることを確認するものとなった。今後、より多くの患者を対象とし、より長期間の観察を行うことで、本研究の結果を確証することが必要であることは間違いない。

謝辞

本研究は、ボローニャ＝ローマ医学研究会（イタリア）から助成金を得て実施された。本原稿の技術的支援を担当したC・アンコナ医学博士およびR・マシャーナ医学博士（ローマ・カトリック大学、イタリア)、F・ローレンツィーニ医学博士（ボローニャ大学、イタリア)、S・セラおよびG・ヴァッカ（神経科学S.c.a.r.l.、カリアリ、イタリア)、ならびに言語編集を担当したA・フェルメールに感謝する。

参考文献

Addolorato, G., Viaggi, M., Gentilini, L., Castelli, E., Nicastro, P., Stefanini, G. F. and Gasbarrini, G. (1993) Alcohol addiction: evaluation of the therapeutic effectiveness of self-managed self-help group in the maintenance of abstinence from alcohol. *Alcologia, European Journal of Alcohol Studies* 5, 261-263.

Addolorato, G., Caputo, F., Capristo, E., Stefanini, G. F. and Gasbarrini, G. (2000a) Gamma-hydroxybutyric acid: efficacy, potential abuse and dependence in the treatment of alcohol addiction. *Alcohol* 20, 217-222.

Addolorato, G., Caputo, F., Capristo, E., Colombo, G., Gessa, G. L. and Gasbarrini, G. (2000b) Ability of baclofen in reducing alcohol craving and intake: II—preliminary clinical evidence. *Alcoholism: Clinical and Experimental Research* 24, 67-71.

Addolorato, G., Caputo, F., Capristo, E., Janiri, L., Bernardi, M., Agabio, R., Colombo, G., Gessa, G. L. and Gasbarrini, G. (2002) Rapid suppression of alcohol withdrawal syndrome by baclofen. *American Journal of Medicine* 112, 226 -229.

American Psychiatric Association (1994) *Diagnostic and Statistical Manual of Mental Disorders*, 4th edn. American Psychiatric Association, Washington, DC.

Anton, R. F., Moak, D. H. and Latham, P. (1995) The Obsessive Compulsive Drinking Scale: a self-rated instrument for the quantification of thoughts about alcohol and drinking behavior. *Alcoholism: Clinical and Experimental Research* 19, 92- 99.

Carta, G., Satta, R., Pani, L., Colombo, G., Gessa, G. L. and Nava, F. (2001) Baclofen suppression of alcohol-induced dopamine release in the nucleus accumbens. *Pharmacological Research* 43 (Suppl. A), 35.

Colombo, G., Agabio, R., Carai, M. A. M., Lobina, C., Pani, M., Reali, R., Addolorato, G. and Gessa, G. L. (2000) Baclofen ability in reducing alcohol intake and withdrawal severity: I—preclinical evidence. *Alcoholism: Clinical and Experimental Research* 24, 58- 66.

Colombo, G., Serra, S., Brunetti, G., Atzori, G., Pani, M., Vacca, G., Addolorato, G., Froestl, W., Carai M. A. M. and Gessa, G. L. (2002) The $GABA_B$ receptor agonists baclofen and CGP 44532 prevent acquisition of alcohol drinking behavior in alcohol-preferring rats. *Alcohol and Alcoholism* 37, 499 -503.

Davidoff, R. A. (1985) Antispasticity drugs: mechanisms of action. *Annals of Neurology* 17, 107-116.

Di Chiara, G. (1995) The role of dopamine in drug abuse viewed from the perspective of its role in motivation. *Drug and Alcohol Dependence* 38, 95-137.

Garbutt, J. C., West, S. L., Carey, T. S., Lohr, K. N. and Crews, F. T. (1999) Pharmacological treatment of alcohol dependence: a review of the evidence. *Journal of the American Medical Association* 281, 1318-1325.

Kalivas, P. W. (1993) Neurotransmitter regulation of dopamine neurons in the ventral tegmental area. *Brain Research Reviews* 18, 75-113.

Koob, G. F., Sanna, P. P. and Bloom, F. E. (1998) Neuroscience of addiction. *Neuron* 21, 467-476.

Kranzler, H. R. (2000) Pharmacotherapy of alcoholism: gaps in knowledge and opportunities for research. *Alcohol and Alcoholism* 35, 537-547.

Krupitsky, E. M., Burakov, A. M., Ivanov, V. B., Krandashova, G. F., Lapin, I. P., Grienko, A. J. and Borodkin, Y. S. (1993) Baclofen administration for the treatment of affective disorders in alcoholic patients. *Drug and Alcohol Dependence* 33, 157-163.

Lehert, P. (1993) Review and discussion of statistical analysis of controlled clinical trials in alcoholism. *Alcohol and Alcoholism* 28 (Suppl. 2), 157-163.

Ling, W., Shoptaw, S. and Majewska, D. (1998) Baclofen as a cocaine anti-craving medication: medication: a preliminary clinical study. *Neuropsychopharmacology* 18, 403-404.

Secretary of Health and Human Services (1997) *Ninth Special Report to the U.S. Congress on Alcohol and Health*, NIH publication no. 97-4017. Government Printing Office, Washington, DC.

Spanagel, R. and Weiss, F. (1999) The dopamine hypothesis of reward: past and current status. *Trends in Neurosciences* 22, 521-527.

Spielberg, C. D., Gorsuch, R. L. and Lushene, R. E. (1983) *Manual for the State and Trait Anxiety Inventory*. Consulting Psychologist Press, Palo Alto, CA.

Swift, R. M. (1999) Drug therapy for alcohol dependence. *New England Journal of Medicine* 340, 1482-1490.

Yoshida, M., Yokoo, H., Tanaka, T., Emoto, H. and Tanaka, M. (1994) Opposite changes in the mesolimbic metabolism in the nerve terminal and cell body sites induced by locally infused baclofen in the rat. *Brain Research* 636, 111-114.

Zung, W. W., Richards, C. B. and Short, M. J. (1965) Self-rating depression scale in an outpatient clinic. Further validation of the SDS. *Archives of General Psychiatry* 13, 508-515.

要旨

G・アドロラート、L・レッジョ、A・フェルッリら (2007)

肝硬変を併存するアルコール依存症患者における断酒維持に対するバクロフェンの有効性と安全性：無作為化二重盲検対照試験

Effectiveness and safety of baclofen for maintenance of alcohol abstinence in alcohol-dependent patients with liver cirrhosis: randomised, double-blind controlled study.

『ランセット』370(9603) (8 December 2007-14 December 2007), 1915-1922

要約

背景

肝硬変を併存するアルコール依存症患者に対する最も有効な治療は、断酒達成への介入である。しかし、抗渇望薬は肝疾患を悪化させる可能性がある。本研究の目的は、肝硬変を併存する患者における断酒の達成および維持に対するバクロフェンの有効性と安全性について調査することである。

方法

2003年10月から2006年11月にかけて、肝硬変を併存する148名のアルコール依存症患者が、イタリアのローマにある内科学研究所に紹介された。84名をバクロフェンまたはプラセボのいずれかを12週間経口投与するように無作為に割り付けた。主要評価項目は断酒を達成し維持した患者の割合とした。このアウトカムの指標は、断酒の総期間と累積断酒期間とし、これらを外来受診時に評価した。再発は、少なくとも4週間の期間中に、1日に4単位以上飲酒した場合、または1週間に合計14単位以上飲酒した場合、と定義した。解析はITT（intention-to-treat）解析で行った。本研究はClinicalTrials.govに番号NCT00525252として登録されている。

結果

プラセボが割り付けられた42名の患者のうち12名（29%）が断酒を達成し維持したのに対し、バクロフェンが割り付けられた患者42名中30名（71%）が断酒を達成し維持した（オッズ比6.3 [95% CI 2.4-16.1]；p = 0.0001)。ドロップアウト（治療終了）数は、バクロフェン群（6/42[14%]）とプラセボ群（13/42[31%]）で差は認められなかった（p = 0.12)。累積断酒期間は、バクロフェン群がプラセボ群の約2倍だった（平均62.8日 [SE 5.4] 対30.8日 [SE 5.5]; p = 0.001)。肝臓に関する副作用は記録されなかった。

解釈

バクロフェンは肝硬変を併存するアルコール依存症患者における断酒促進に有効である。この薬剤は忍容性が高いため、これらの患者の治療に重要な役割を果たす可能性がある。

バクロフェンと不安

要旨 1

M・F・ブレスロー、M・P・ファンクハウザー、R・L・ポッターら (1989)
抗パニック薬の有効性におけるγ - アミノ酪酸の役割
Role of gamma-aminobutyric acid in antipanic drug efficacy.
『アメリカ精神医学会』誌 146, 353-356.

パニック障害の治療に使用されるすべての有効な薬物はγ - アミノ酪酸（GABA）の伝達を増強させる。GABA 活性を欠く抗不安薬や抗うつ剤はパニック障害には有効ではない。GABA 活性は抗パニック薬の有効性を構成するひとつの要素であるという仮説を検証するため、著者らは投薬を受けていない 9 名のパニック障害患者に、二重盲検プラセボ対照クロスオーバー試験にて、バクロフェンの経口投与（30mg/ 日を 4 週間）による治療を行った。選択的 GABA 作動薬であるバクロフェンは、パニック発作回数、およびハミルトン不安尺度、ツァン尺度、カッツ R 神経症状下位尺度のスコアの減少において、プラセボより有意な有効性を示した。我々は抗パニック薬の有効性の考えられるメカニズムについて考察する。

要旨２

E・M・クルピツキー、A・M・ブラーコフ、V・B・イワノフら (1993)
アルコール依存症患者の感情障害治療におけるバクロフェンの投与について
Baclofen administration for the treatment of affective disorders in alcoholic patients.
『薬物とアルコール依存症』誌 33, 157-163.

二次性感情障害（不安、抑うつ）を併存する90名のアルコール依存症患者を4群に分けた。第1群の患者は $GABA_B$ 受容体リガンド（バクロフェン）を、第2群の患者はジアゼパムを、第3群の患者はアミトリプチリンを、第4群の患者はプラセボを服用した。臨床的、心理学的（スピールバーガー、ツァン、MMPI検査)、および電気生理学的（超低速オメガ電位）研究の結果は、バクロフェンはアルコール依存症患者の感情障害に有効な薬剤であり、その効果はプラセボより優れており、ジアゼパムおよびアミトリプチリンと同等であることを示している。同時にバクロフェンには、後者で認められるような副作用も合併症もない。治療後の血小板 MAO_B 活性、および血中ドパミン、セロトニン、GABA濃度における有意な変化は、4つの患者群で認められなかった。GABAおよびモノアミンの末梢代謝は、アルコール依存症患者の二次性感情障害の発症には関係がないと思われる。この研究は、$GABA_B$ 受容体リガンドの感情的精神病理に作用する薬物の探求を促すものである。

R・G・ドレイク、L・L・デイビス、M・E・ケイツら (2003)
慢性心的外傷後ストレス障害に対するバクロフェン治療
Baclofen treatment for chronic posttraumatic stress disorder.
『薬物療法紀要』37, 1177-1181

目的

これまでの研究では、パニック障害患者の不安治療、およびアルコール依存症患者の抑うつおよび不安の治療におけるγ - アミノ酪酸 B（$GABA_B$）受容体作動薬の有効性が示されてきた。我々は、$GABA_B$ 作動薬であるバクロフェンは慢性心的外傷後ストレス障害（PTSD）を持つ退役軍人の症状管理において有効な治療法であるという仮説を立てた。

方法

戦闘に関連する慢性 PTSD を有する 14 名の男性退役軍人を、バクロフェンを最大 80mg/ 日まで 1 日 3 回に分けて漸増投与する 8 週間のオープンラベル臨床試験に登録した。主要評価項目は PTSD 臨床診断面接尺度（CAPS：the Clinician-Administered PTSD）であり、副次評価項目にはハミルトン不安評価尺度、ハミルトンうつ病評価尺度、機能の全体的評価尺度、および臨床全般印象度が含まれていた。

結果

8 週間の臨床試験を完了した 11 名の患者において、総 CAPS スコアの平均がベースラインから有意に減少した（82.9 ± 16.1 から 63.5 ± 21.2）。回避および過覚醒下位尺度が有意な減少を示したのに対し（それぞれ 36.2 ± 6.2 から 26.5 ± 9.6、31.9 ± 6.5 から 22.1 ± 7.1）、再体験下位尺度には変化がなかった。すべての副次評価項目で、有意な改善が認められた。治療反応は治療の最初の 4 週間以内に認められ、試験期間中持続した。副作用によって脱落した患者が 1 名のみで、バクロフェン治療は忍容性が良好だった。

結論

バクロフェン治療は PTSD 症状、および戦闘を原因とする慢性 PTSD 患者に付随する抑うつおよび不安症状の両方に対して有効だった。より大規模な二重盲検プラセボ対照試験を行い、PTSD 治療におけるバクロフェンの有効性を確証する必要がある。

動物実験におけるバクロフェン：用量依存的効果

要旨 1

D・C・ロバーツ、M・M・アンドルー（1997）

バクロフェンによるコカイン自己投与の抑制：離散試行型手続きを用いた実証

Baclofen suppression of cocaine self-administration: demonstration using a discrete trials procedure.

『精神薬理学』誌（ベルリン）131, 271-277

我々は以前、ラットのコカインへのアクセスを制限し、最低20分の間隔をあけた10分の離散試行にとどめると、ラットがコカイン自己投与の概日パターンを示したことを報告した。本研究では、異なる12時間明暗サイクル（午前3時～午後3時、午前10時～午後10時）に同調させた二つの大規模な動物集団における、コカイン摂取のパターン（1投与につき1.5mg/kg）を検討した。コカイン自己投与の概日パターンは、明期の開始時間に関わりなく観察された。コカイン摂取が最大になるのは暗期の後半6時間であり、それに続く明期には相対的な断薬期間が続いた。容易に予想できるこの薬物摂取行動のパターンは、自己投与行動の開始に対するバクロフェン、$GABA_B$作動薬の効果を検討する機会を与えてくれる。2つの異なる研究において、バクロフェン（1.25-5.0mg/kg）による急性期治療によって、少なくとも4時間、コカインの摂取が抑制されることが示された。バクロフェンは、食物強化に対する反応には有意な影響を及ぼさなかった。これまでの研究結果は、バクロフェンがコカインに対する反応意欲を特異的に減少させるように思えることを示している。これらのデータを統合すると、バクロフェンはコカイン依存症の有望な治療薬と考えられる。

要旨 2

Z・X・シー、E・A・スタイン（1999）

バクロフェンによるヘロイン自己投与行動と中脳辺縁系ドパミン放出の抑制

Baclofen inhibits heroin self-administration behavior and mesolimbic dopamine release.

『薬理学・実験治療学誌』290, 1369-1374

ヘロインによる正の強化のメカニズムを説明する新しい仮説によると、オピエートは、中脳皮質辺縁系ドパミン（DA）システム内のγ－アミノ酪酸（GABA）作動性介在ニューロンを抑制することで、DA ニューロンを脱抑制する（disinhibit）とされている。この仮説を支持するものとして、我々は、$GABA_B$ 受容体作動薬であるバクロフェンをヘロインと同時投与すると、薬物未投与ラットにおけるヘロイン自己投与（SA）行動の進展と、ヘロインを反復投与したラット（heroin-trained rats）の SA 行動の維持が、どちらも抑制されたことを報告する。バクロフェンを側坐核ではなく腹側被蓋野（VTA）にマイクロインジェクションすると、ヘロイン強化が減少したが、それは SA 行動が代償的に増加することで示された。さらに、バクロフェンを単独あるいはヘロインと共に投与すると、ヘロインによる DA 放出が用量依存的に減少した。この効果は、$GABA_B$ 拮抗薬である 2- ヒドロキシサクロフェンを VTA 内に注入することで部分的に阻害されたことから、おそらく $GABA_A$ 受容体を媒介とした追加の脱抑制効果があると考えられる。総合すれば、これらの実験は、ヘロイン強化された SA 行動と側坐核 DA 放出は、大部分が VTA 内の $GABA_B$ 受容体によって媒介されることを初めて明確に示し、バクロフェンがオピエート乱用の治療に有効な薬剤である可能性を示唆するものである。

要旨3

G・コロンボ、G・ヴァッカ、S・セラら（2003）
ラットにおけるバクロフェンによるアルコール消費への意欲の抑制
Baclofen suppresses motivation to consume alcohol in rats.
『精神薬理学』誌（ベルリン）167, 221-224

理論的根拠

最近の研究から、γ－アミノ酪酸（$GABA_B$）受容体作動薬であるバクロフェンを用いた治療は、選択的に育種したアルコール嗜好性のサーディニアン・ラット（sPラット）のアルコール摂取量を減少させることが実証されている。この検証は、ホームケージで2本のボトルのうちどちらかを選択するという方法で行われた。

目的

本研究は、アルコールを摂取したsPラットにおける、完了行動ではなく欲求行動に対するバクロフェンの効果を検証した。

方法

固定比率強化スケジュール4で、アルコール（10%、v/v）あるいはスクロース（3%、w/v）を経口摂取できるようラットにレバー押しを訓練した。自己投与行動が確立すると、アルコール摂取は30分のセッションで平均約0.7g/kgとなった。その後、アルコールとスクロースの消去反応（extinction responding）（強化がない状態で到達したレバー押しの最大回数として定義され、アルコールおよびスクロース消費への意欲の指標として使用される）に対する、バクロフェンの急性投与（腹腔内に0、1、2、3 mg/kg）の効果を評価した。

結果

すべての用量のバクロフェンにおいて、アルコールの消去反応（強化のない状態のレバー押し回数）の顕著な抑制が見られた。一方で、バクロフェンの用量が3mg/kgの場合にのみ、スクロースの消去反応に有意な影響が見られた。別のオープンフィールドテストでは、バクロフェン（腹腔内に0、1、2、3 mg/kg）がsPラットの自発運動活性に影響を及ぼさなかったことが示された。

結論

本研究の結果は、バクロフェンがアルコールの動機づけ特性を特異的に減少させる可能性を示唆している。またこれらの結果は、最近報告された、アルコール依存症患者に対するバクロフェンの抗渇望効果の可能性とも一致している。

要旨４

L・ファットーレ、G・コッス、M・C・マルテロッタら（2002）

マウスおよびラットにおけるニコチンの静脈内自己投与に対するバクロフェンの拮抗作用

Baclofen antagonizes intravenous self-administration of nicotine in mice and rats.

『アルコールとアルコール依存症』誌 37, 495-498

目的：γ − アミノ酪酸（GABA）作動性伝達は、さまざまな乱用薬物の強化作用を調整する上で重要な役割を果たしている。特に、$GABA_B$ 受容体への刺激は、コカイン、ヘロイン、ニコチン、アルコール、γ − ヒドロキシ酪酸の自己投与に関して負の影響を与える。$GABA_B$ 作動薬であるバクロフェンがニコチン乱用に対してもつ効果と特異性を、2 つの自己投与動物モデルで検討した。

方法：薬物投与を受けたことのないマウスの急性ニコチン自己投与に対する、RS バクロフェン、および 2 つの異性体 R バクロフェンと S バクロフェンの効果を検証した。また、RS バクロフェンの効果については、連続強化（FR1）スケジュールで慢性的にニコチンを自己投与するよう訓練したマウスでも検証した。

結果：RS バクロフェンは、用量 1.25 〜 2.5mg/kg の腹腔内に投与にて、ニコチンの静脈内自己投与に拮抗した。この効果は立体効果的なものである。R バクロフェンは、0.625mg/kg の用量を腹腔内に投与することで、ニコチンの自己投与を完全に妨げたが、S バクロフェンは、2.5mg/kg の用量を腹腔内に投与するまで不活性だった。ニコチンを自己投与するよう訓練したラットでは、RS バクロフェンを 2.5mg/kg の用量で腹腔内に事前投与することで、ニコチンに対する反応率が有意に増大した。この効果は、ラットがニコチン中枢受容体拮抗薬であるメカミラミンで事前処置（腹腔内に 1mg/kg）されたときの効果と同様だった。

結論：本研究のデータは、バクロフェンがマウスとラットにおけるニコチン報酬効果に拮抗できることを示し、そのニコチン依存症治療への臨床的有用性の可能性を示唆している。

要旨５

K・ブレブナー、S・アン、A・G・フィリップス（2005）

ラットにおけるバクロフェンによる d- アンフェタミン自己投与の減弱：行動的相互関係と神経化学的相互関係

Attenuation of d-amphetamine self-administration by baclofen in the rat: behavioral and neurochemical correlates.

『精神薬理学』誌（ベルリン）177, 409-417

理論的根拠

最近の研究は、γ － アミノ酪酸（GABA）作動性化合物が、ラットにおけるコカインの強化作用を減弱させることを実証している。$GABA_B$ 受容体作動薬であるバクロフェンはこの点において特に有効と考えられ、$GABA_B$ 受容体の活性化が、抗コカイン作用の媒介に決定的に関与していることが示唆された。アンフェタミンは、コカインと同様に、ヒトにおいて高い乱用可能性をもつ精神運動刺激薬である。。

目的

本研究の目的は、バクロフェンがラットにおける d- アンフェタミン（dAMPH）の強化作用を減弱させるかどうかを検討することであった。用量反応曲線を作成して、dAMPH の静脈内自己投与（IVSA）に対するバクロフェンの効果を 3 通りの用量（腹腔内に 1.8、3.2、5.6 mg/kg）で検討した。固定比率（FR）強化スケジュールまたは比率累進（PR）強化スケジュールを用いて、2 通りの用量（1 投与につき 0.1 mg/kg あるいは 0.2 mg/kg）の dAMPH を自己投与するように　それぞれ別のグループに訓練をした。さらに、追加したラットのグループに微小透析法を行い、dAMPH による側座核（NAc）におけるドパミン（DA）放出の増加に対するバクロフェンの効果を検討した。

結果

バクロフェンを事前投与することは、FR および PR スケジュールの双方で、dAMPH に対する反応を用量依存的に減少させ、dAMPH がもたらす NAc における DA レベルの上昇を減弱させた。

結論

これらの結果は、バクロフェンが精神刺激薬の強化作用を減弱させることを示したこれまでの知見に加え、薬物の自己投与に対する $GABA_B$ 受容体作動薬の効果に関するさらなる研究が必要であることを示唆している。

神経学における緩和ケアのためのバクロフェン使用

全文

『神経学』誌 41（1991), 1829-1831

高用量経口バクロフェン：多発性硬化症患者における経験

High-dose oral baclofen: experience in patients with multiple sclerosis

チャールズ・R・スミス（医学博士)、ニコラス・G・ラロッカ（博士)、バーバラ・S・ギーサー（医学博士)、レイブ・C・シャインバーグ（医学博士）

要旨

我々は、多発性硬化症のための外来診療所のカルテから 10% を無作為に抽出して、高用量（> 80mg/ 日）のバクロフェンが痙縮に処方される頻度を調査した。患者の約 20% が過去に高用量のバクロフェンを服用したことがあり、15% が現在でも服用していた。高用量の服用は治療の中断と関連していなかった。

多発性硬化症（MS）においてしばしば問題となる痙縮は、日中の機能を制限し、睡眠を妨げることがある。また、重度の痙縮は線維性拘縮を引き起こし、褥瘡が生じやすくなることがある。[1] バクロフェンは脊髄性痙縮に対して選択される治療法だが、[2] 医薬品メーカーが推奨する 40 ～ 80 mg/ 日の用量ですべての患者が反応するわけではない。有害事象を経験する患者もいれば、十分な効果が得られない患者もいる。通常の投与量の範囲内では満足のいく効果が得られない場合、推奨される最大量を超えて処方している臨床医もいる。[1] しかしながら、高用量バクロフェンの処方頻度、投与量の範囲、あるいは有害事象のために治療を中断することが高用量処方された患者の方で高くなるのか、といったことに関する公表されたデータはない。

我々は、MS による痙縮の治療において使用されるバクロフェンに関するデータを収集するために、大規模な MS 外来センターで現在も経過観察されている全患者のうち 10% を無作為にサンプル抽出して、カルテレビューを実施した。目的は、バクロフェンの使用頻度を様々な用量レベルで推定することだった。特に、推奨投与量上限である 80mg/ 日以上を処方された患者に注目した。本研究は単純なカルテレビューのため、安全性と有効性の問題を直接扱うような研究計画にしてはいない。

方法

アルバート・アインシュタイン医科大学の MS に対する医療リハビリテーション研究と研修センターが経過観察している MS の全患者（n ＝ 1,120）の 10% の無作為抽出サンプルを対象に、カルテレビューを実施した。患者の人口統計学的データとバクロフェンの使用歴がある場合は、それを記録した。具体的には、最高用量、現在の用量、治療期間（期間全体および最高用量の期間)、減量および中断の理由を記録した。

結果

人口統計学的データ：合計 112 例のカルテを分析した。平均年齢は 45.2 歳だった（SD：13.5、範囲：18 ～ 75 歳)。MS の平均罹患期間は 12.9 年だった（SD：9.6、範囲：5 か

	No.	%
過去にバクロフェンを使用したことがある	74/112	66
現在バクロフェンを使用している	66/112	59
過去のバクロフェンの用量 >80mg	15/74	20
現在のバクロフェンの用量 >80mg	10/66	15
バクロフェンの使用を中止した	8/74	11
バクロフェンの用量を減らした	24/74	32

表1　バクロフェン使用歴

用量範囲	最高用量(N = 74)		現在の用量(N = 66)	
	No.	%	No.	%
<20	12	16	11	16
21-40	17	24	22	33
41-60	15	20	10	15
61-80	15	20	13	20
81-100	6	8	3	5
101-120	4	5	2	3
>120	5	7	5	8

表2　バクロフェン用量の分布

月～ 50.5 年)。サンプルの 66% が女性だった。本研究のサンプルは、数年の MS 歴をもつ中年女性が多いという点で、当該センターの患者集団によく類似していた。

バクロフェン使用分析：バクロフェンを用いた平均治療期間は 43.7 か月だった（SD：37.6 か月、範囲：1 ～ 132 か月)。最高用量の期間は 15.8 か月だった（SD：16.4 か月、範囲：1 ～ 63 か月)。

表 1 は、バクロフェンの処方に関するデータをバクロフェン使用歴の観点から示している。59%（n ＝ 66/112）が現在バクロフェンを服用し、66%（n ＝ 74/112）が過去に当該センターで服用したことがあった。このように、当該センターで治療を受けた患者の過半数は、継続的にバクロフェンを服用している。現在もバクロフェンを服用している患者の過半数（n ＝ 45/66、68%）は、これまでで最高用量のバクロフェンを服用していた。

予想した通り、高用量バクロフェンの使用は頻繁であり、現在バクロフェンを服用している患者の 15% が、80mg より多い用量（85%：≦ 80mg 、15%：＞ 80mg、平均：59.7 mg、SD：44.5mg、範囲：5 ～ 270 mg）を投与されていた。記録された最大用量を考慮に入れ、服用を中止した患者を含めると、80mg より多い用量を投与されていた患者の割合は、20% まで上昇した（80%：≦ 80 mg、20%：＞ 80 mg、平均：65.6 mg、

	中止	減量
効果がない	4	1
脱力	3	15
吐き気	1	1
尿失禁	1	1
眠気	0	2
錯乱	0	1
不明	1	3
合計	10*	24

* バクロフェンの使用を中止した 8 名の患者のうち 2 名が 2 つの理由をあげた。

表3　バクロフェン使用を中止した理由と用量を減らした理由

SD：49.2 mg、範囲：15 ～ 280mg）。現在 80mg より多い用量を投与されている患者（n ＝ 10）のバクロフェンの平均用量は 141mg（SD：50.7）であり、過去に 80mg より多い用量を投与されていた患者（n ＝ 15）の平均用量は 137mg だった（SD：60.2）。表 2 は、全サンプルのバクロフェン投与量の分布を示したものである。

バクロフェンの使用を中止した 8 名の患者のうち、60mg よりも多い用量を服用していた人はいなかった（100%：＜ 80mg、平均：27.5mg、SD：18.3mg、範囲：5 ～ 60mg）。バクロフェンの使用を中止した最も多い理由（表 3）は、患者あるいは医師から見て効果がないこと（n ＝ 4）と、脱力（n ＝ 3）だった。尿失禁のために治療を中止した患者が 1 名、吐き気を中止の理由とした患者が 1 名いた。もう 1 名の患者の中止理由は記録されていなかった。2 名の患者はバクロフェン中止の理由が 2 つあった。服用を止める前に医師に助言を求めた患者は 2 名のみであった。

記録された最大用量から減らしたことのある 24 名の患者（表 3）のうち、最も多かった理由は脱力（n ＝ 15）だった。そのうち 8 名は医師からバクロフェンの減量を提案されていた。さらに、減量の理由として、眠気が 2 名、吐き気、尿失禁、追加の効果がないことがそれぞれ 1 名ずつ、理由不明の患者が 3 名いた。また、家族から錯乱の可能性が報告されたため、医師により減量がなされた患者が 1 名いた。

バクロフェンの使用と患者の特徴との関係を調べた。女性に比べると、男性の方がバクロフェンを投与される可能性が高いという、有意ではない傾向が見られた（男性＝ 78.9%、女性＝ 59.5%、p ＝ 0.064）。それ以外に性別による差は見られなかった。バクロフェンを服用したことのある患者は、バクロフェンを一度も服用したことがない患者に比べて、有意に高齢で（48.5 歳と 38.7 歳、p ＞ 0.001）、MS 罹病期間が長かった（14.9 年と 9.2 年、p ＞ 0.01）。これはおそらく、病気の進行に伴い痙縮が現れる、あるいは悪化する可能性が高くなるせいだと考えられる。しかしながら、年齢または罹病期間と、記録された最高用量または現在の用量との間には、関連が認められなかった。

考察

バクロフェンは、脊髄性痙縮の治療に有効な薬剤である[3]。一般に、有害事象は軽度で一過性である[4]。残念ながら、推奨される最大用量が 80mg/ 日だという理由で、医師たちはバクロフェンを十分に活用していない傾向がある[5,6]。痙縮の緩和が不十分だと患者が重篤な合併症を発症する可能性があるため[1]、下肢屈筋痙攣など、重度痙縮のより深刻な症状に関しては、少しでも軽減させることが重要である。高用量バクロフェンに関する前向き研究はこれまで行われていないが、我々の経験は、MS 患者は比較的大用量に容易に耐えうることを示唆している。

長期間にわたって高用量のバクロフェンを用いる痙縮の治療については、いくつかの文献がある。Jones と Lance[7] は、バクロフェンを用いた治療を 113 名の痙縮患者に対して最長 6 年間実施した経験をまとめている。バクロフェンの用量範囲は 1 日当たり 30 ～ 200mg、平均は 60 ～ 110mg と、痙縮の原因に応じて異なっていた。治療を中断した患者は 4 名だけで、耐え難い副作用が理由だった。さらに 20% の患者は用量の減量を要した。Pedersen ら[8]は、最大 100mg/ 日のバクロフェンを 3 年以上にわたって患者に投与した。有害事象は一過性だったが、高用量でより頻度が高かった。Pinto ら[9]は、最大 225mg/ 日を最長で 30 か月間服用した患者を特定し、多くの患者は 100 mg/ 日以上を必要とし、また、副作用が持続的な問題になることは極まれであることを強調した。

本研究では、80mg/ 日を超えたバクロフェン用量が安全である、あるいは効果が増すことを示す客観的証拠を集めることを試みていない。しかしながら、この後ろ向き研究の結果は、80mg/ 日を超えた用量は、臨床の場でかなり頻繁に使用されており、痙縮に対してより積極的な治療が求められる場合には検討されるべきことを示唆している。また本研究は、有害事象が最適な用量を決定する際の重要な障害となることは、ごくまれでしかないことを示している。

最近、バクロフェンの髄腔内投与の有効性が報告され[10]、大きな関心を集めている。この治療法は難治性痙縮の治療として歓迎されるものだが、高価で侵襲的であり、合併症も起きやすい。そこで、バクロフェンの髄腔内投与が検討されている患者にはまず、経口バクロフェン、あるいはジアゼパムやダントロレンナトリウムなどの他の経口抗痙縮薬を十分に試してみることが望まれる。

この簡単なカルテレビューによって、大規模な MS センターにおいて、高用量バクロフェンの使用がかなり頻繁に行われていることが確認された。また、80mg よりも多い用量を服用している患者（n = 5/15）のうち、記録された最高レベル用量を減らした患者はかなりの割合で認められるものの、高用量は薬物治療の中断とは関連がないことが示唆された。これらのデータに基づいて、高用量バクロフェンの安全性や有効性に関する結論を導き出すことはできない。しかし、MS 治療において高用量使用が十分頻繁に行われていることを考慮すれば、本研究の結果は、何らかの恣意的な最大用量ではなく、患者の必要性および治療に対する反応によって、最適な投与量を決定すべきであることを強く示唆している。

参考文献

1. Smith CR, Aisen ML, Scheinberg L. Symptomatic management of multiple sclerosis. In: McDonald WI, Silberberg DH, eds. *Multiple sclerosis*. London: Butterworths, 1986: 166-183.

2. Katz RT. Management of spasticity. *Am J Phys Med Rehabil* 1988;67:108-116.
3. Feldman RG, Kelly-Hayes M, Conomy JP, Foley JM. Baclofen for spasticity in multiple sclerosis. *Neurology* 1978; 28:1094-1098.
4. Young RR. Treatment of spastic paraparesis. *N Engl J Med* 1989;320: 1553-1555.
5. Delwaide P. Oral treatment of spasticity with current muscle relaxants. In: Marsden D, ed. *Treating spasticity: pharmacological advances*. Bern: Hans Huber, 1989:31-37.
6. Whyte J, Robinson KM. Pharmacologic management. In: Glenn MB, Whyte J, eds. *The practical management of spasticity in children and adults*. Philadelphia: Lea & Febiger, 1990:10.1-10.26.
7. Jones RF, Lance JW. Baclofen (Lioresal®) in the long term management of spasticity. *Med J Aust* 1976;1:654- 657.
8. Pedersen E, Arlien-Soborg P, Grynderup V, Henriksen O. GABA derivative in spasticity. *Acta Neurol Scand* 1970;46:257-266.
9. Pinto O de S, Polikar M, Debono G. Results of international clinical trials with Lioresal®. *Postgrad Med J* 1972;48(suppl):18-23.
10. Penn RD, Savoy SM, Corcos D, et al. Intrathecal baclofen for severe spinal spasticity. *N Engl J Med* 1989;320:1517-1521.

依存症と既存の不安障害および気分障害

要旨

B・F・グラント、F・S・スティンソン、D・A・ドーソンら（2004）

物質使用障害と独立した気分障害および不安障害の有病率と併存：『アルコールと関連疾患に関する全国疫学調査』の結果

Prevalence and co-occurrence of substance use disorders and independent mood and anxiety disorders: results from the National Epidemiologic Survey on Alcohol and Related Conditions.

『総合精神医学文書』誌 61, 807-816

背景：物質使用障害と独立した気分障害および不安障害の有病率と併存率については、不明確さが残っている。

目的：DSM-IV のアルコール使用障害および薬物使用障害と、独立した気分障害および不安障害（物質が誘発するものではないものや一般的な医学的状態によるものではないもののみを含める）の有病率と併存率について、全国的な代表データを提示すること。

設計：対面式調査。

場所：米国。

対象者：一般世帯および施設等世帯の住民。

主要評価項目：物質使用障害と、独立した気分障害および不安障害の有病率と関連性。

結果：米国人口における、DSM-IV にある独立した気分障害および不安障害の 12 か月の有病率は、それぞれ 9.21%（95% 信頼区間、8.78%-9.64%）と 11.08%（95% 信頼区間、10.43%-11.73%）だった。物質使用障害の有病率は、9.35%（95% 信頼区間、8.86%-9.84%）だった。気分障害あるいは不安障害をもつ人のうち、物質によって引き起こされる障害のみをもっていると分類されたのはごく少数だった。ほとんどの物質使用障害と独立した気分障害および不安障害との関連は、有意な正の相関を示した（P < .05）。

結論：物質使用障害と、急性中毒や離脱症状とは独立に発症する気分障害および不安障害は、米国で最も一般的な精神障害の一つである。ほとんどの物質使用障害と独立した気分障害や不安障害との関連は、非常に強い正の相関を示し有意であり、物質使用障害をもつ人に対して、併存する気分障害あるいは不安障害のための治療を見合わせるべきではないことを示唆している。

アルコール依存症におけるGHB欠乏

仮説

オリビエ・アメイセン (2007)

アルコール依存症においてγ-ヒドロキシ酪酸（GHB）は欠乏しているのか？

Gamma-hydroxybutyrate (GHB)-deficiency in alcohol-dependence?

『アルコールとアルコール依存症』誌 42, 506

筆者は、Bucknam 博士の症例研究（Bucknam, 2007）および筆者自身の自己症例報告（Ameisen, 2005）で記述されているアルコール依存症におけるバクロフェンの効果の一部を説明する手助けとなる仮説を提案したいと考える。行動レベルでは、アルコール、バクロフェン、および GHB はすべて、ヒトにおいて鎮静もしくは催眠作用を有している。臨床試験では、アルコール依存症患者（Krupitsky et al., 1993；Addolorato et al., 2002）と同様に、非アルコール依存症患者（Breslow et al., 1989；Drake et al., 2003）にも、バクロフェンが不安を軽減することが示されてきた。そして、傾眠は、バクロフェンの圧倒的に多い副作用である。しかし、他の鎮静剤もしくは催眠剤（ベンゾジアゼピン系、メプロバメート、バルビツール酸系）とは異なり、バクロフェンと GHB は、アルコール依存症患者の渇望を軽減することが明確に示されてきた（Addolorato et al., 2002；Caputo et al., 2003；Nava et al., 2006)。動物では、不安に対するバクロフェンの効果はより不均一である。バクロフェンが鎮静作用を有することを示す研究がある一方で（Carai et al., 2004)、抗不安作用の欠如（Dalvi and Rodgers, 1996）や不安誘発作用（Car and Wisniewska, 2006）さえも報告されている。さらに、バクロフェンが動物におけるアルコール離脱の重症度を高めるという報告（Humeniuk et al., 1994）がある一方で、急性離脱症候群に対するバクロフェンの有効性はジアゼパムと同等であることを示す臨床試験もある（Addolorato et al., 2006)。マウスでは、Carai らが GHB の鎮静もしくは催眠作用がバクロフェンと同様に $GABA_B$ 受容体の刺激を介することを明らかにし（Carai et al., 2001)、これは $GABA_B$ 受容体が GHB の中枢作用部位であるとの仮説を裏付けるものとなっている。機能的には、バクロフェンも GHB も、どちらも $GABA_B$ 受容体を介して海馬ニューロンのカリウム電流を増加させ、H 電流を減少させる (Schweitzer et al., 2004)。アルコール、GHB、バクロフェンのうち、内因性に発現する分子は一つだけであり、それは GHB である。このことにより筆者は、量的または機能的欠損といった GHB の一次的機能障害がアルコール依存症に先行し、その後併存する不快症候群（不安、不眠、筋緊張など）の一因となっている可能性があるという仮説を提起するに至った。そして、バクロフェンの効果は、$GABA_B$ 受容体を介した GHB 作用の欠損を部分的に補い、不快感や依存症を抑制することができるのかもしれない。ほとんどの鎮静剤あるいは催眠剤は依存症を引き起こす可能性がある。臨床では、$GABA_B$ 受容体を刺激するこの 2 つの作用物質のうち、GHB は依存症を引き起こすが、バクロフェンに対する依存は報告されていない。これは GHB が $GABA_B$ 受容体以外の多くの部位に作用することと関係しているためかもしれない。この仮説を検証するために動物実験を行う必要がある。興味深いことに、GHB 受容体は最近になって、ヒトの脳内においても明らか

にされている。

参考文献

Addolorato, G., Caputo, F., Capristo, E. et al. (2002) Baclofen efficacy in reducing alcohol craving and intake: a preliminary double-blind randomized controlled study. *Alcohol and Alcoholism* 37, 504-508.

Addolorato, G., Leggio, L.,Abenavoli, L. et al. (2006) Baclofen in the treatment of alcohol withdrawal syndrome: a comparative study vs diazepam. *American Journal of Medicine* 119, 276. e13-8.

Ameisen, O. (2005) Complete and prolonged suppression of symptoms and consequences of alcohol-dependence using high-dose baclofen: a self-case report of a physician. *Alcohol and Alcoholism* 40, 147-150.

Andriamampandry, C., Taleb, O., Kemmel, V. et al. (2007) Cloning and functional characterization of a gamma-hydroxybutyrate receptor identified in the human brain. FASEB J. 3, 885-895.

Breslow, M. F., Fankhauser, M. P., Potter, R. L. et al. (1989) Role of gamma-aminobutyric acid in antipanic drug efficacy. *American Journal of Psychiatry* 146, 353-356.

Bucknam, W. (2007) Suppression of symptoms of alcohol dependence and craving using high-dose baclofen. *Alcohol and Alcoholism* 42, 158-160.

Caputo, F., Addolorato, G. and Lorenzini, F. (2003) Gamma-hydroxybutyric acid versus naltrexone in maintaining alcohol abstinence: an open randomized comparative study. *Drug and Alcohol Dependence* 70,85-91.

Car, H. and Wisniewska, R. J. (2006) Effects of baclofen and L-AP4 in passive avoidance test in rats after hypoxia-induced amnesia. *Pharmacological Reports* 58, 91-100.

Carai, M. A., Colombo, G., Brunetti, G. et al. (2001) Role of $GABA_B$ receptors in the sedative/hypnotic effect of gamma-hydroxybutyric acid. *European Journal of Pharmacology* 428, 315-321.

Carai, M. A., Vacca, G., Serra, S. et al. (2004) Suppression of $GABA_B$ receptor function in vivo by disulfide reducing agent, DL-dithiothreitol (DTT). *Psychopharmacology* 174, 283-290.

Dalvi, A. and Rodgers, R. J. (1996) GABAergic influences on plus-maze behaviour in mice. *Psychopharmacology* 128, 380-397.

Drake, R. G., Davis, L. L., Cates, M. E. et al. (2003) Baclofen treatment for chronic posttraumatic stress disorder. *Annals of Pharmacotherapy* 37, 1177-1181.

Humeniuk, R. E., White, J. M. and Ong, J. (1994) The effects of $GABA_B$ ligands on alcohol withdrawal in mice. *Pharmacology Biochemistry and Behavior* 49, 561-566.

Krupitsky, E. M., Burakov, A. M., Ivanov, V. B. et al. (1993) Baclofen administration for the treatment of affective disorders in alcoholic patients. *Drug and Alcohol Dependence* 33, 157-163.

Nava, F., Premi, S., Manzato, E. and Lucchini, A. (2006) Comparing treatments of alcoholism on craving and biochemical measures of alcohol consumption. *Journal of Psychoactive Drugs* 38, 211-217.

Schweitzer, P., Roberto, M. and Madamba, S. G. (2004) Gamma-hydroxybutyrate increases a potassium current and decreases the H-current in hippocampal neurons via $GABA_B$ receptors. *Journal of Pharmacology and Experimental Therapeutics* 311, 172-179.

『米国薬物アルコール乱用』誌 Vol. 34, No. 2, pp. 235-238, 2008.

アルコール依存症におけるγ - ヒドロキシ酪酸（GHB）の治療効果は部分的に生理的なものであるか？

Are the effects of gamma-hydroxybutyrate (GHB) treatment partly physiological in alcohol dependence?

オリビエ・アメイセン（医学博士）

要旨

アルコール依存症におけるγ - ヒドロキシ酪酸（GHB）の治療効果は、この薬物のエタノール模倣作用と関連しており、GHB は中枢神経系におけるアルコールの「代替物」として作用することにより、アルコールの渇望、摂取、離脱症状を軽減する可能性があるという仮説が立てられてきた。しかしながら、アルコールが渇望と摂取の最も強いトリガーであることを考えれば、渇望と摂取の軽減が GHB のエタノール模倣作用によるものとすることは難しい。著者は最近、アルコールもしくは薬物依存症は、GHB 欠乏に関連した不快症候群に起因する可能性があることを提案した。GHB 欠乏では、不十分な GHB 作用を「代替する」ためにアルコールや薬物を求めるようになる可能性がある。GHB は唯一内因性に発現していることが同定されたγ - アミノ酪酸 B（$GABA_B$）受容体作動物質である。本稿で著者は、外因性 GHB は実際に、不十分な内因性 GHB を「代替」し、GHB 欠乏の真の代替治療となり得ること、またバクロフェンと GHB はどちらも生理的 $GABA_B$ 受容体作動物質の不十分な作用を補う可能性があることを提案する。

キーワード

アルコール依存症、$GABA_B$、γ - ヒドロキシ酪酸欠乏

Nava 博士と同僚は、Gessa 博士のチームによるγ - ヒドロキシ酪酸（GHB）に関する画期的な発見に新鮮な意義を与える研究を引用し、「アルコールの摂取、渇望、離脱症状に対する GHB 効果のメカニズムは、この薬物のエタノール模倣作用と関連があり……GHB は中枢神経系においてアルコールの「代替物」として作用するかもしれない」と示唆している[1]。アルコールと似た作用は、言うまでもなく離脱症状に有効であることは確かである。しかしアルコールはアルコールへの渇望と摂取の最も強い引き金となるため、GHB がアルコールへの渇望や摂取を抑える効果を GHB のアルコール模倣作用によるものとすることは難しい。最近、GHB 受容体がヒトの脳内で確認された[2]。外因性 GHB は実際、それ自体（不足している内因性 GHB）を「代替」となり得るのか？GHB は現在、内因性に発現している唯一同定されたγ - アミノ酪酸 B（$GABA_B$）受容体作動物質である。さらにアルコール依存症の治療に使用されるすべての鎮静もしくは催眠剤のうち、アルコール消費への意欲を軽減または抑制することが示されているのは GHB およびバクロフェンだけだが、$GABA_B$ 受容体を介した作用を有するのもこの 2 つ

だけである[3]。著者は最近、アルコールもしくは薬物依存症は、GHB 欠乏に関連した不快症候群（不安、不眠、抑うつ）に反応した根本にある適応現象——そこでは、不十分な GHB 作用を「代替」するためにアルコールおよび関連薬物を求めようとする——に起因する可能性があると提案した[3]。依存症の後期の段階において、外因性 GHB は（著者らが提案するように）アルコールを「代替」することに加え、GHB 欠乏の真の代替治療にもなり得る。興味深いことに、合成された分子であるバクロフェンは、原型的な $GABA_B$ 受容体作動薬として特徴付けられているのに対し、生理的 $GABA_B$ 受容体作動薬は（生理的作用を持つ GHB を別として）いまだに同定されていない。従ってバクロフェンおよび GHB はどちらも、実際に生理的 $GABA_B$ 受容体作動物質の作用の不足を補う可能性がある。

参考文献

1. Nava F, Premi S, Manzato E, Campagnola W, Lucchini A, Gessa GL. Gammahydroxybutyrate reduces both withdrawal syndrome and hypercortisolism in severe abstinent alcoholics: an open study vs. diazepam. *Am J Drug Alcohol Abuse* 2007; 33(3):379-392.
2. Andriamampandry C, Taleb O, Kemmel V, Humbert JP, Aunis D, Maitre M. Cloning and functional characterization of a gamma-hydroxybutyrate receptor identified in the human brain. FASEB J 2007 Mar;21(3):885-895. Epub 2006 Dec 28.
3. Ameisen O. Gamma-hydroxybutyrate (GHB)-deficiency in alcohol-dependence? *Alcohol Alcohol* 2007;42(5):506. Epub 2007 Aug 1.

「アルコール依存症におけるγ - ヒドロキシ酪酸（GHB）の治療効果は部分的に生理的なものであるか？」というオリビエ・アメイセン医師のレターに対する返答

Reply to the Letter “Are the Effects of Gamma-Hydroxybutyrate (GHB) Treatment Partly Physiological in Alcohol Dependence?” by Olivier Ameisen

フェリーチェ・ナヴァ医学博士、カステルフランコ・ヴェーネト病院、依存症医学科、トレヴィソ、イタリア

我々は Ameisen 博士の見解が興味深いと考える。γ - ヒドロキシ酪酸（GHB）のアルコールに対抗する分子効果は、いまだほとんど解明されていない。臨床的に言えば、GHB はアルコールの真の「代替物」として作用するように見え[1]、このことがアルコール依存症治療における GHB の 2 つの主要な効果、すなわち離脱症候群と渇望の両方の抑制をよく説明できる[2,3]。

我々は GHB によって誘導される薬理作用のいくつかは、GABA 作動性伝達の増強によるものであることをわかっている[4]。この効果は、外因性 GHB が脳内でγ - アミノ酪酸（GABA）に単純に変換されるため、および／あるいはヒトの脳内で最近同定されたそれ自体の受容体を直接的に GHB が活性化するためと考えられる[5]。さらに、内因性に発現している $GABA_B$ 受容体作動物質でもある GHB の最も重要な中枢作用のいくつかは、$GABA_B$ 受容体作動薬であるバクロフェンと共通しているため、我々は GHB 作用のいくつかは $GABA_B$ 受容体の活性化を媒介している可能性も推測することができる[4]。

上記の証拠と我々の最近の研究を考慮すると[3]、アルコール依存症は脳内のGHB欠乏によって特徴付けられる病気であるかもしれないとするAmeisen博士の指摘は正しい。この仮説に従えば、アルコール依存症患者においてエタノールはGHBの不十分な作用の「代替物」として役割を果たすと考えられる。つまり、GHBの「代替物」として作用するのはアルコールであって、その逆ではないということである。さらに、バクロフェンは動物とヒトの両方において、アルコールを含むいくつかの薬物の摂取を抑制することが示されてきたことから[6-9]、我々は、アルコール依存症のみならず、その他の薬物依存症においても、内因性GHBが重要な役割を担っているのではないかと推測している。上記の仮説が証明されれば、内因性GHBの役割が明らかになり、薬物治療としてのGHBの潜在的特性がさらに開発されるだろう。

参考文献

1. Gessa GL, Agabio R, Carai MA, Lobina C, Pani M, Reali R, Colombo G. Mechanism of the antialcohol effect of gamma-hydroxybutyric acid. *Alcohol* 2002;20:71-76.
2. Nava F, Premi S, Manzato E, Lucchini A. Comparing treatments of alcoholism on craving and biochemical measures of alcohol consumptionists. *J Psychoactive Drugs* 2006;38:211-217.
3. Nava F, Premi S, Manzato E, Campagnola W, Lucchini A, Gessa GL. Gamma-hydroxybutyrate reduces both withdrawal syndrome and hypercortisolism in severe abstinent alcoholics: an open study vs. diazepam. *Am J Drug Alcohol Abuse* 2007;33:379-392.
4. Wong CG, Gibson KM, Snead OC. 3rd. From the street to the brain: neurobiology of the recreational drug gamma-hydroxybutyric acid. *Trends Pharmacol Sci* 2004;25:29-34.
5. Andriamampandry C, Taleb O, Kemmel V, Humbert JP, Aunis D, Maitre M. Cloning and functional characterization of a gamma-hydroxybutyrate receptor identified in the human brain. FASEB J 2007;21:885-895.
6. Addolorato G, Caputo F, Capristo E, Domenicali M, Bernardi M, Janiri L, Agabio R, Colombo G, Gessa GL, Gasbarrini G. Baclofen efficacy in reducing alcohol craving craving and intake: a preliminary double-blind randomized controlled study. *Alcohol Alcohol* 2002;37:504-508.
7. Haney M, Hart CL, Foltin RW. Effects of baclofen on cocaine self-administration: opioid and nonopioid-dependent volunteers. *Neuropsycho-pharmacology* 2006;31:1814-1821.
8. Spano MS, Fattore L, Fratta W, Fadda P. The $GABA_B$ receptor agonist baclofen prevents heroin-induced reinstatement of heroin-seeking behavior in rats. *Neuropsychopharmacology* 2007;52:1555-1562.
9. Walker BM, Koob GF. The gamma-aminobutyric acid-B receptor agonist baclofen attenuates responding for ethanol in ethanol-dependent rats. *Alcohol Clin Exp Res* 2007;31:11-18.

転載許諾への謝辞

これらの要旨または論文の転載の許諾を下さいました以下の方々に感謝いたします。

Alcohol and Alcoholism vol. 40, no. 2, pp. 147-150, 2005. "Complete and prolonged suppression of symptoms and consequences of alcohol-dependence using high-dose baclofen: a self-case report of a physician." Olivier Ameisen. By permission of the Medical Council on Alcohol and Oxford University Press.

Alcohol and Alcoholism vol. 42, no. 2, pp. 158-160, 2007. "Suppression of symptoms of alcohol dependence and craving using high-dose baclofen." William Bucknam. By permission of the Medical Council on Alcohol and Oxford University Press.

Journal of Clinical Psychopharmacology vol. 27, no. 3, 2007. "Baclofen suppresses alcohol intake and craving for alcohol in a schizophrenic alcohol-dependence patient: a case report." Agabio, R., Marras, P., Addolorato, G., et al. By permission of Lippincott, Williams & Wilkins, and Wolters Kluwer Heath.

Alcohol and Alcoholism vol. 37, no. 5, pp. 504-508, 2002. "Baclofen efficacy in reducing alcohol craving and intake: a preliminary double-blind randomized controlled study." Giovanni Addolorato, Fabio Caputo, Esmeralda Capristo, Marco Domenicali, Mauro Bernardi, Luigi Janiri, Roberta Agabio, Giancarlo Colombo, Gian Luigi Gessa, and Giovanni Gasbarrini. By permission of the Medical Council on Alcohol and Oxford University Press.

Reprinted from The Lancet, 370(9603) (8 December 2007-14 December 2007), 1915-1922. "Effectiveness and safety of baclofen for maintenance of alcohol abstinence in alcohol-dependent patients with live cirrhosis: randomised, double-blind controlled study." Addolorato G., Leggio L., Ferrulli A., et al. With permission from Elsevier.

American Journal of Psychiatry 146, 353-356, 1989. "Role of gamma-aminobutyric acid in antipanic drug efficacy." Breslow, M. F., Fankhauser, M. P., Potter, R. L., et al. Reprinted with permission from the American Journal of Psychiatry (copyright 1989), American Psychiatric Association.

The Annals of Pharmacotherapy 37, 1177-1181, 2003. "Baclofen treatment for chronic posttraumatic stress disorder." Drake, R. G., Davis, L. L., Cates, M. E., et al. By permission of Harvey Whitney Books Company.

Reprinted from Drug and Alcohol Dependence 33, 157-163, 1993. "Baclofen administration for the treatment of affective disorders in alcoholic patients." Krupitsky, E. M., Burakov. A. M., Ivanov, V. B., et al. With permission from Elsevier.

Psychopharmacology (Berlin) 131, 271-277, 1977. "Baclofen suppression of cocaine self-administration: demonstration using a discrete trials procedure." Roberts, D. C., and Andrews, M. M. With kind permission of Springer Science + Business Media.

The Journal of Pharmacology and Experimental Therapeutics 290, 1369-1374, 1999. "Baclofen inhibits heroin self-administration behavior and mesolimbic dopamine release." Xi, Z. X., and Stein, E. A. By permission of the American Society for Pharmacology and Experimental

Therapeutics.

Psychopharmacology (Berlin) 167, 221-224, 2003. "Baclofen suppresses motivation to consume alcohol in rats." Colombo, G., Vacca, G., Serra, S. et al. With kind permission of Springer Science + Business Media.

Alcohol and Alcoholism 37, 495-498, 22002. "Baclofen antagonizes intravenous self-administration of nicotine in mice and rats." Fattore, L., Cossu, G., Martellotta, M. C. et al. By permission of the Medical Council on Alcohol and Oxford University Press.

Psychopharmacology (Berlin) 177, 409-417, 2005. "Attenuation of d-amphetamine self-administration by baclofen in rat: behavioral and neurochemical correlates." Brebner, K., Ahn, S., and Phillips, A. G. With kind permission of Springer Science + Business Media.

Neurology 41, 1829-1831, 1991. "High-dose oral baclofen: experience in patients with multiple sclerosis." Charles R. Smith, MD; Nicholas G. LaRocca, PhD; Barbara S. Giesser, MD; and Labe C. Scheinberg, MD. By permission of Lippincott, Williams & Wilkins, and Wolters Kluwer Heath.

Archives of General Psychiatry 61, 807-816, 2005. "Prevalence and co-occurrence of substance use disorders and independent mood and anxiety disorders: results from the National Epidemiologic Survey on Alcohol and Related Conditions." Grant, B. F., Stinson, F. S., Dawson, D. A., et al. By permission of The American Medical Association.

Alcohol and Alcoholism vol. 42, no. 5, p. 506, 2007. "Gamma-hydroxybutyrate (GHB)-deficiency in alcohol-dependence?" Ameisen, O. By permission of the Medical Council on Alcohol and Oxford University Press.

The American Journal of Drug and Alcohol Abuse 34 (2), 235-236, 2008. "Are the Effects of Gamma-Hydroxybutyrate (GHB) Treatment Partly Physiological in Alcohol Dependence?" Olivier Ameisen, M.D. Reprinted by permission of the publisher (Taylor & Francis Ltd, http:www.tandf.co.uk/journals).

The American Journal of Drug and Alcohol Abuse 34 (2), 235-236, 2008. "Reply to the letter 'Are the effects of Gamma-Hydroxybutyrate (GHB) Treatment partly physiological in alcohol dependence?'" by Olivier Ameisen. Felice Nava, M.D., Ph.D. Reprinted by permission of the publisher (Taylor & Francis Ltd, http:www.tandf.co.uk/journals).

注

第一章　真実のあらわれるとき

1. K. A. McCormick, N. E. Cochran, A. L. Back, et al., “How primary care providers talk to patients about alcohol: a qualitative study,” Journal of General Internal Medicine 21(9) (2006): 966-972.
2. For physician rates of alcohol and other substance dependence, see J. Brewster, “Prevalence of alcohol and other drug problems among physicians,” Journal of the American Medical Association 255 (1986): 1913-1920; J. Anthony et al., “Psychoactive drug dependence and abuse: more common in some occupations than in others?” Journal of Employee Assistance Research 1 (1992): 148-186; and F. Stinson et al., “Prevalence of DSM-III-R alcohol abuse and/or dependence among selected occupations,” Alcohol Health Research World 16 (1992): 165-172. For rates of alcohol dependence in the general population, see B. F. Grant, “Prevalence and correlates of alcohol use and DSM-IV alcohol dependence in the United States,” Journal of Studies on Alcohol 58 (1997): 464-473. For rates of problem drinking, see “Results from the 2006 National Survey on Drug Use and Health: National Findings,” U. S. Department of Health and Human Services, Substance Abuse and Mental Health Services Administration, Office of Applied Studies, p. 3, www.oas.samhsa.gov/NSDUHlatest.htm <http://www.oas.samhsa.gov/NSDUHlatest.htm>. For rates of liver cirrhosis among physicians, see BBC One’s Real Story with Fiona Bruce, June 16, 2005.

第二章　自己治療の逆効果

1. B. F. Grant et al., “Prevalence and co-occurrence of substance use disorders and independent mood and anxiety disorders: results from the National EpidemiologicalEpidemiological Survey on Alcohol and Related Conditions,” Archives of General Psychiatry 61 (2004): 807-816.
2. R. Yehuda et al., “Maternal, not paternal, PTSD is related to increased risk for PTSD in offspring of Holocaust survivors,” Journal of Psychiatric Research, February 15, 2008, e-publication ahead of print. Regarding genomic imprinting, I am grateful to Jerome B. Posner, M.D., for bringing this phenomenon to my attention as the possible means of transmission of PTSD risk from parent to child and suggesting that it “is probably caused by epigenetic mechanisms, as for example, DNA methylation”; personal communication, August 17, 2008.

第四章　お酒を止めるが気分は最悪

1. For relapse rates after rehab for alcoholism, see J. M. Polich, D. J. Armor, and H. B. Braiker, “Stability and change in drinking patterns,” in The Course of Alcoholism: Four Years After Treatment (New York: John Wiley & Sons, 1981), 159-200. For relapse after rehab for other substance abuse, see W. A. Hunt, L. W. Barnett, and L. G. Branch, “Relapse rates in addictions programs,” Journal of Clinical Psychology 27 (1971): 455- 456, and G. A. Marlatt and J. R. Gordon, “Determinants of relapse: implications of the maintenance of behavior change,” in Behavioral Medicine: Changing Health Lifestyle, ed. P. O. Davidson and S. M. Davidson (New

York: Brunner/Mazel, 1980), 410-452.

第六章　医師の助言に反して、あるいは、その後の生活

1. Linda Carroll, "Genetic Studies Promise a Path to Better Treatment of Addictions," New York Times, November 14, 2000.
2. D. C. Roberts and M. M. Andrews, "Baclofen suppression of cocaine self-administration: demonstration using a discrete trials procedure," Psychopharmacology 131(3) (June 1997): 271–277.
3. B. A. Johnson et al., "Oral topiramate for treatment of alcohol dependence: a randomised clinical trial," Lancet 361 (2003): 1677–1685.

第七章　アルコール渇望の克服へ

1. C. R. Smith et al., "High-dose oral baclofen: experience in patients with multiple sclerosis," Neurology 41 (1991): 1829–1831.
2. R. Gerkin et al., "First-order elimination kinetics following baclofen overdose," Annals of Emergency Medicine 15 (1986): 843–846.
3. B. F. Grant et al., "Prevalence and co-occurrence of substance use disorders and independent mood and anxiety disorders: results from the National Epidemiological Survey on Alcohol and Related Conditions," Archives of General Psychiatry 61 (2004): 807–816.

第八章　本当に依存症が治ったのか？

1. Megan Barnett, "The New Pill Pushers," U.S. News & World Report, April 18, 2004, citing these statistics and quoting Nancy Nielsen, speaker of the American Medical Association board of delegates.
2. O. Ameisen, "Naltrexone treatment for alcohol dependency," Journal of the American Medical Association 294(8): (August 24/31, 2005): 899–900; author reply 900.

第九章　バクロフェンの作用：既知と未知

1. The wording of the criteria is my own, based on American Psychiatric Association, Diagnostic and Statistical Manual of Mental Disorders, Fourth Edition, Text Revision (Washington, D.C.: American Psychiatric Association, 2000), 197.
2. George F. Koob and Michel Le Moal, "Addiction and the brain anti-reward system," Annual Review of Psychology 59 (2008): 29–53, and A. Markou, T. R. Kosten, and G. F. Koob, "Neurobiological similarities in depression and drug dependence: a self-medication hypothesis," Neuropsychopharmacology 18(3) (March 1998): 135–174.
3. O. Ameisen, "Naltrexone treatment for alcohol dependency," Journal of the American Medical Association 294(8) (August 24/31, 2005): 899– 900; author reply 900.
4. For topiramate's association with glaucoma, see G. L. Spaeth and Anand V. Mantravadi, "Topiramate as treatment for alcohol dependence," Journal of the American Medical Association 229(4) (January 30, 2008): 405; for topiramate's effect on suicide risk, see Gardiner Harris and Benedict Carey, "F.D.A. Finds Increase in Suicide for Patients Using Seizure Medications," New

York Times, February 1, 2008.

5. D. T. George et al., "Neurokinin 1 receptor antagonism as a possible therapy for alcoholism," Science 319(5869) (March 14, 2008): 1536– 1539; for the commentary by M. Heilig, see story posted February 14, 2008, at abcnews.go.com/health/drugs/story?id=4291394&page=1 <http://abcnews.go.com/health/drugs/story?id=4291394&page=1>.
6. G. Addolorato et al., "Effectiveness and safety of baclofen for maintenance of alcohol abstinence in alcohol-dependent patients with liver cirrhosis: randomised, double-blind controlled study," Lancet 370(9603) (December 8, 2007): 1884–1885.
7. P. Greene, "Baclofen in the treatment of dystonia," Clinical Neuropharmacology 15(4) (August 1992): 276–288.
8. G. Addolorato et al., "Baclofen efficacy in reducing alcohol craving and intake: a preliminary double-blind randomized controlled study," Alcohol and Alcoholism 37(5) (September–October 2002): 504–508.
9. P. C. Waldmeier et al., "Roles of GABAB receptor subtypes in presynaptic auto- and heteroreceptor function regulating GABA and glutamate release," Journal of Neural Transmission, July 30, 2008, e-publication ahead of print.
10. P. Fadda et al., "Baclofen antagonizes nicotine-, cocaine-, and morphine-induced dopamine release in the nucleus accumbens of rat," Synapse 50(1) (October 2003): 1–6.
11. O. Ameisen, "Are the effects of gamma-hydroxybutyrate (GHB) treatment partly physiological in alcohol dependence?" and F. Nava, "Reply to the letter 'Are the effects of gamma-hydroxybutyrate (GHB) treatment partly physiological in alcohol dependence?' by Olivier Ameisen," American Journal of Drug and Alcohol Abuse, 34(2): 235–238.
12. N. H. Naqvi et al., "Damage to the insula disrupts addiction to cigarette smoking," Science 315(5811) (January 26, 2007): 531–534.
13. H. Harwood, Updating Estimates of the Economic Costs of Alcohol Abuse in the United States: Estimates, Update Methods and Data. National Institute on Alcohol Abuse and Alcoholism. Bethesda, Maryland: National Institutes of Health, 1998.
14. See chapter 1, note 2. 15. Personal communication, February 27, 2008.

最後の一杯
依存症を克服した医師の手記

2022 年 11 月 25 日　第一刷印刷
2022 年 12 月 10 日　第一刷発行

著　者　オリビエ・アメイセン
訳　者　橋本望・橋本信子

発行者　清水一人
発行所　青土社

〒 101-0051　東京都千代田区神田神保町 1-29　市瀬ビル
［電話］03-3291-9831（編集）　03-3294-7829（営業）
［振替］00190-7-192955

印刷・製本　ディグ
装丁　大倉真一郎

ISBN978-4-7917-7503-3　Printed in Japan